内镜黏膜下剥离术
操作技巧

Operational Techniques for Endoscopic Submucosal Dissection

主编 张学彦 吕成倩 崔希威

科学出版社

北京

内 容 简 介

本书由 30 多位消化内科、消化内镜中心及麻醉疼痛科医师、护师,信息中心工程师共同撰写,共十一章,介绍了内镜黏膜下剥离术(ESD)操作步骤、相关常识及 ESD 麻醉管理,深入阐述了消化道各部位 ESD 的操作方法、技巧和详尽的 ESD 各种辅助牵引技术及其护理配合技巧,同时紧跟 ESD 最新发展趋势和前沿,讲解了 ESD 改良操作技术、机器人辅助 ESD、黏膜下注射与抬举技术、创面辅助处理技术、保持镜头清晰的技术、注射与止血技巧及新进展和计算机辅助 ESD 等。

本书有助于读者掌握 ESD 基本技术、关键要点和各种 ESD 辅助操作技巧,提高 ESD 的成功率,可供消化内科、消化内镜中心医师、护士和开展 ESD 的麻醉科医师及从事 ESD 相关研究的研究生、本科生参考阅读,是一本不可多得的 ESD 操作技巧方面的专业参考书。

图书在版编目(CIP)数据

内镜黏膜下剥离术操作技巧 / 张学彦,吕成倩,崔希威主编. -- 北京:科学出版社,2025.6.
ISBN 978-7-03-082319-9

Ⅰ. R735

中国国家版本馆 CIP 数据核字第 2025F12Z50 号

责任编辑:于 哲 / 责任校对:张 娟
责任印制:师艳茹 / 封面设计:龙 岩

科学出版社 出版
北京东黄城根北街 16 号
邮政编码:100717
http://www.sciencep.com

三河市春园印刷有限公司印刷
科学出版社发行 各地新华书店经销

*

2025 年 6 月第 一 版 开本:787×1092 1/16
2025 年 6 月第一次印刷 印张:16 1/4
字数:379 000

定价:158.00 元
(如有印装质量问题,我社负责调换)

编委名单

主　编　张学彦　吕成倩　崔希威

副主编　郭雨栋　李　强　杨玲玲　刘沙沙

编　委（以姓氏汉语拼音为序）

卜　月　哈尔滨医科大学附属第二医院疼痛科

常夏楠　哈尔滨医科大学附属第二医院消化内镜中心

陈　瑞　哈尔滨医科大学第二临床医学院

陈振东　哈尔滨医科大学附属第二医院消化内科

崔希威　哈尔滨医科大学附属第二医院信息中心

耿欣宇　哈尔滨医科大学附属第二医院消化内科

耿雪娇　哈尔滨医科大学附属第二医院消化内科

郭　玮　哈尔滨医科大学附属第二医院消化内科

郭雨栋　黑龙江省医院消化病院消化一科

黄　平　哈尔滨市第一医院消化内一科

孔晨爽　哈尔滨医科大学附属第二医院二部腔镜室

李　强　黑龙江省医院消化病院消化道息肉诊疗中心

李翠华　哈尔滨医科大学附属第二医院消化内镜中心

李万伟　哈尔滨医科大学附属第二医院消化内镜中心

刘丽娜　哈尔滨医科大学附属第二医院消化内镜中心

刘喃喃　哈尔滨医科大学附属第四医院消化内科

刘沙沙　哈尔滨医科大学附属第二医院消化内科

吕成倩　哈尔滨医科大学附属第二医院消化内科

倪　欣　哈尔滨医科大学附属第二医院消化内镜中心

隋　玥　黑龙江省医院消化病院消化一科

王弘利　哈尔滨医科大学第二临床医学院

王权蓉　鹤岗市人民医院消化内科

肖正涵　哈尔滨医科大学附属第二医院消化内科

辛莎莎　黑龙江省森工总医院消化内科

徐睿玲　哈尔滨医科大学附属第二医院消化内科

许鹏伟　哈尔滨医科大学附属第二医院消化内科

杨玲玲　哈尔滨医科大学附属第二医院消化内镜中心

于　森　哈尔滨医科大学第二临床医学院

张　瑞　哈尔滨医科大学附属第二医院消化内科

张学彦　哈尔滨医科大学附属第二医院消化内科

赵雪莹　哈尔滨医科大学附属第二医院消化内科

赵智慧　哈尔滨医科大学附属第二医院消化内科

周利成　大同市第二人民医院（大同市肿瘤医院）消化内科

周　蔓　哈尔滨医科大学附属第一医院群力院区消化内科

前　言

内镜黏膜下剥离术（ESD）可以对早期消化道肿瘤在内镜下进行一次性根治性切除，具有微创、疗效好、痛苦少、费用低等优点，在临床上的应用越来越广泛。但 ESD 技术复杂，操作难度大，操作时间长。由于切除面积较大，ESD 术中发生出血、穿孔等并发症的概率较内镜黏膜切除术（EMR）高，尤其在消化道管壁较薄、视野不好的部位操作更为困难，所以在操作过程中，要求操作者具备较高的操作技巧，才能提高手术效率，降低手术的风险。由此，除了熟练常规操作技术以外，掌握各种 ESD 的操作技巧和辅助操作方法，往往可以在手术中起到事半功倍、高效安全的效果。实践和创新 ESD 辅助操作技巧能够提高 ESD 的剥离效率，有助于难度大的 ESD 手术获得成功。

编写团队对临床工作中 ESD 的操作技巧进行总结，查阅大量文献并结合自身体会，编著本书，不仅介绍 ESD 操作步骤、相关常识及 ESD 麻醉管理，而且深入介绍消化道各部位 ESD 的操作方法、技巧和详尽的 ESD 各种辅助牵引技术及其护理配合技巧，紧跟 ESD 最新发展趋势和前沿，介绍 ESD 操作相关的最新进展，促进读者掌握各种 ESD 辅助操作方法。

本书内容包括 ESD 术中术后的各种操作和处理技巧：ESD 辅助牵引技巧，ESD 改良操作技术（单隧道或多隧道法 ESD、口袋法 ESD、杂交 ESD 技巧等），机器人辅助 ESD，黏膜下注射与抬举技巧，创面辅助封闭技巧，创面修复、促进愈合新技术，保持镜头清晰的技术，止血技巧及计算机技术在 ESD 中的辅助应用等。

第一章介绍了 ESD 常规内容，包括简介、适应证与禁忌证、术前准备、ESD 操作步骤、ESD 麻醉管理、术后处理、并发症及相应处理措施；第二章介绍了掌握 ESD 辅助操作技巧的重要性、消化道各部位 ESD 的主要操作方法和技巧及 ESD 辅助操作技巧的分类；第三章详细介绍了各种 ESD 辅助牵引技术的分类、适应证、禁忌证、操作方法、操作注意事项及效果评价，咽喉部、食管、胃、十二指肠和结直肠在内的消化道各部位 ESD 辅助牵引技术的应用技巧及牵引技术的护理配合；第四章介绍了 ESD 改良操作技术，包括单隧道和双隧道 ESD 技巧、口袋法 ESD 技巧和杂交法 ESD 技巧；第五章介绍了机器人辅助 ESD；第六章介绍了黏膜下注射与抬举技术，包括新型黏膜下液体垫优势和新型黏膜下液体垫制作技巧；第七至十章分别介绍了创面辅助封闭技巧和创面修复、促进愈合新技术，保持镜头清晰的技术，ESD 止血技巧及新进展，计算机辅助 ESD；第十一章进行了总结与展望。

本书中使用了较多的内镜图片和示意图，希望能使操作技巧更容易被读者理解，紧跟计算机和AI新技术在ESD领域的应用，适合学习和从事ESD相关工作的广大医护人员参考。希望大家能从本书介绍的各种 ESD 技巧和辅助牵引技术中有所收获，在 ESD 操作过程中遇到挑战时各种操作技巧和辅助技术可能会帮到我们，从而促进 ESD 安全顺利进行。由于时间较紧，水平和经验有限，本书若有不足之处，恳请广大读者朋友们批评指正。

张学彦

2025 年 3 月

目　录

第一章
内镜黏膜下剥离术

第一节 内镜黏膜下剥离术简介

一、内镜黏膜下剥离术

内镜黏膜下剥离术（endoscopic submucosal dissection，ESD）最早由日本学者于1996年提出。通过顶端带有绝缘陶瓷圆球的电刀对直肠大于2cm的病变进行切除，成功实现了病灶的整块剥离，标志着ESD的诞生。与传统的内镜黏膜切除术（EMR）相比，ESD具有显著优势，特别是在切除较大或深部病变时，ESD能够一次性完整切除病灶，降低复发率，避免了手术切除所带来的创伤和并发症。随着内镜技术和器械的不断进步，ESD逐渐成为治疗早期消化道肿瘤的首选方法。近年来，ESD在治疗胃、食管、结肠等多种消化道病变中得到了广泛应用，尤其在胃癌、食管癌、早期大肠癌等早期肿瘤的治疗中表现出了巨大的临床价值。ESD作为一种微创的治疗手段，不仅具有较高的根治性切除率，而且较少的术后并发症使其成为患者首选的治疗方法之一。

二、ESD的治疗优势

（1）与EMR相比，较大的病灶也能整块切除。

（2）术者易控制病灶的剥离范围。

（3）早期癌变整块切除率高，能提供完整的病理组织学检查，提高诊断病变浸润深度及范围的准确性。

（4）早期癌变黏膜表面有溃疡时仍可进行剥离治疗。

（5）ESD能够解决EMR不完全切除时病灶残留和复发的问题。

（6）ESD能切除情况较复杂的病灶，如溃疡型抬举阴性的肿瘤。

（7）ESD对患者身体造成的创伤小，患者身体恢复速度更快，减少了患者的痛苦和经济负担。

三、ESD难度与风险

与EMR相比，消化道病变ESD治疗手术难度更大，风险更高，手术时间更长，手术并发症发生率更高，对操作者的技术要求也较高。不同手术医师之间存在并发症发生率的差异，临床ESD并发症发生率较高的原因有以下几点。

（1）由于切除面积较大，ESD术中发生出血、穿孔的概率较高。

（2）ESD治疗耗时普遍较长。

（3）ESD操作流程极为繁杂，技术难度颇高，对术者的专业技能和临床经验要求较高。

（4）ESD内镜下剥离器械和黏膜下注射液在实际应用中仍存在一定的局限性。

（5）复杂ESD治疗对团队协作要求高。

随着内镜器械的不断革新及操作技术的持续精进，ESD这一微创内镜技术在临床实践中得到了更为广泛的推广与普及。凭借其独特的临床优势，如能够实现较大病灶的整块切除、提供完整病理组织用于精准诊断、对患者机体创伤小且恢复快等，ESD在早期食管、胃、十二指肠及结肠肿瘤的治疗领域展现出了巨大的潜力。展望未来，随着相关技术的进一步成熟，ESD必将在这些肿瘤的早期诊疗中发挥更为关键的作用，为患者带来更为优质、高效的治疗方案，开辟更为广阔的临床应用前景。

（张学彦　周　蔓）

第二节　ESD的适应证与禁忌证

在消化道疾病的治疗领域，治疗方法的选择至关重要。与传统手术方法相比，内镜黏膜下剥离术（endoscopic submucosal dissection，ESD）具有显著的侵袭性小的特点，这充分彰显了微创治疗的优越性。传统手术往往需要较大的创口，对患者机体损伤较大，术后恢复时间长，且可能伴随较多并发症。而ESD借助内镜，通过人体自然腔道进行操作，无须开腹或开胸，极大地减少了对患者身体的创伤。不仅如此，ESD术后患者疼痛轻，住院时间短，能更快地恢复正常生活和工作，从多个方面提升了患者的治疗体验和康复速度。

相较于单纯的电灼与其他内镜治疗方法，ESD在病理诊断方面优势突出。ESD能够获取完整的病理标本，这对于精准判断肿瘤的各项关键信息极为关键。通过完整的病理标本，医师可以准确明确肿瘤浸润深度、分化程度、血管和淋巴浸润情况。这些信息对于评估患者预后起着决定性作用，医师可以依据这些详细信息，科学地判断患者的病情发展趋势和康复可能性。值得注意的是，内镜下切除病变的基本要求是完整切除，杜绝病变残留。完整切除不仅能提高治疗效果，减少局部复发的风险，还能保证获取的病理标本完整，为准确的病理诊断提供保障。若出现病变残留，可能导致病情复发，需要再次进行治疗，增加患者的痛苦和经济负担。所以，在实施ESD时，术者需严格遵循操作规范，严谨评估患者的适应证和禁忌证，尽可能实现病变的完整切除。

一、ESD的适应证

内镜黏膜下剥离术（ESD）作为一种重要的微创治疗手段，在消化道疾病治疗中发挥着关键作用。然而，由于ESD仅对病灶进行局部切除，无法清扫胃肠周围淋巴结，因此，只有在淋巴结转移风险低且病灶可完整切除的情况下，才适宜实施ESD。准确把握ESD治疗的适应证，对于保障治疗效果、降低患者风险至关重要。

（一）早期食管癌及癌前病变

1. 相关术语定义

（1）早期食管癌：指病变局限于黏膜及黏膜下层，无论有无淋巴结转移。病变仅局限于黏膜层的上皮层，未破坏基底膜的，为 M1 期；病变浸润基底膜，侵入黏膜固有层，为 M2 期；病变浸润黏膜肌层，为 M3 期。癌变浸润黏膜下层的上 1/3 层、中 1/3 层和下 1/3 层，相应分期为 SM1、SM2 和 SM3。

（2）食管的癌前病变：指业已证实与食管癌发生密切相关的病理变化，主要包括鳞状上皮不典型增生等。

2. 适应证

（1）早期食管癌：结合染色、放大和超声内镜（EUS）等检查，判断病变的范围和浸润深度，局限于 M1、M2、M3 或 SM1 且临床没有血管和淋巴管侵犯证据的高、中分化鳞癌。

（2）伴有不典型增生和癌变的 Barrett 食管。

（3）姑息性治疗，适于侵犯深度超过 SM1、低分化食管癌、心肺功能较差不能耐受手术的高龄患者及拒绝手术者，并需结合放疗。

（4）范围大于 3/4 环周，切除后狭窄风险大的病变可视为内镜下切除的相对适应证，应向患者充分告知术后狭窄等风险。

（二）早期胃癌及癌前病变

胃癌按发展阶段大致分为早期胃癌和进展期胃癌，通过内镜筛查发现的早期胃癌可以接受内镜超级微创治疗获得根治，且患者生活质量高、花费少，5 年生存率超过 90%。

1. 相关术语定义

（1）早期胃癌：仅局限于胃黏膜层或黏膜下层，而不论有无淋巴结转移的胃癌。

（2）胃的癌前病变：指已证实与胃癌发生密切相关的病理变化，主要包括胃黏膜上皮内瘤变、肠化生等。

（3）早期胃癌的分型：隆起型（0 - Ⅰ型），表浅病变型（0 - Ⅱ型）和凹陷型（0 - Ⅲ型）。0 - Ⅱ型可分为 3 种亚型，有表浅隆起型（0 - Ⅱa）、平坦型（0 - Ⅱb）和表浅凹陷型（0 - Ⅱc）。

（4）上皮内瘤变（intraepithelial neoplasia，IN）：又称异型增生（dysplasia），指明确的上皮肿瘤性增生，其特征是细胞和结构的异型性改变，但尚无侵袭性证据。分为两个级别，即低级别上皮内瘤变（low grade IN，LGIN）/ 低级别异型增生（low grade dysplasia，LGD）和高级别上皮内瘤变（high grade IN，HGIN）/ 高级别异型增生（high grade dysplasia，HGD）。LGIN/LGD 相当于轻度和中度异型增生，表现为轻微的结构紊乱和仅有轻至中度的细胞学异型性；HGIN/HGD 相当于重度异型增生和原位癌，黏膜改变具有恶性的细胞学和结构特征，但无间质浸润。

2. 适应证　早期胃癌 ESD 适应证在不同国家，基于其自身的医疗体系、临床实践经验以及研究成果，制定了其相应的 ESD 指南。

（1）中国：《中国早期胃癌内镜诊治共识（2023，太原）》建议早期胃癌的内镜下切除适应证如下。

绝对适应证：①无合并溃疡的分化型黏膜内癌（cT1a）；②病灶长径≤3cm、有溃疡的分化型黏膜内癌；③胃黏膜高级别上皮内瘤变。

扩大适应证：①病灶长径≤2cm、无溃疡的未分化型黏膜内癌（cT1a）；②未能完整切除而复发的符合绝对适应证的病变。

（2）日本：日本胃肠内镜学会（JGES）《早期胃癌 ESD 和 EMR 指南（第 2 版）》建议的早期胃癌适应证如下。

绝对适应证：EMR/ESD 的绝对适应证是 UL0 cT1a 分化型癌，长径≤2cm。ESD 的绝对适应证：① UL0 cT1a 分化型癌，长径＞2cm；② UL1 cT1a 分化型癌，长径≤3cm；③ UL0 cT1a 未分化型癌，长径≤2cm（表1-1）。在第 1 版指南中，根据肿瘤相关因素划分为扩大适应证的病变已纳入本指南的绝对适应证。扩大适应证仅适用于分化型癌，前提是绝对适应证病灶初次 ESD/EMR 治疗后达到可治愈性（eCura）C-1 级切除后的局部复发，且为黏膜内癌。

相对适应证：对于不符合内镜治疗绝对适应证或扩大适应证要求的早期胃癌，但是考虑到患者一般状态不建议外科手术，或需在外科术前获得整个病变准确的组织病理学诊断，可行内镜治疗。

表 1-1 日本早期胃癌适应证

溃疡		分化型		未分化型	
cT1a（M）	UL0	≤2cm	＞2cm	≤2cm	＞2cm
		★			
	UL1	≤3cm	＞3cm		
cT1b（SM）					

★ EMR/ESD 绝对适应证	ESD 绝对适应证	相对适应证

cT1a（M）.黏膜内癌（术前诊断）；cT1b（SM）.黏膜下浸润性癌（术前诊断）发现溃疡（或溃疡瘢痕）；UL0.无溃疡和溃疡瘢痕；UL1.有溃疡或溃疡瘢痕

（3）美国：美国胃肠内镜学会（ASGE）在《早期食管癌和胃癌 ESD 指南》中建议，对于良好或中等分化、非溃疡型、肠型早期胃癌且直径小于 20mm 的病变，建议选择 ESD 或 EMR；对于良好或中等分化、直径在 20～30mm（无论有无溃疡）的肠型早期胃癌，建议选择 ESD 而非 EMR；对于任何大小的分化差的病变，建议选择手术切除而非内镜下治疗。

（4）欧洲：欧洲胃肠内镜学会（ESGE）在《内镜黏膜下剥离术治疗胃肠道浅表病变 ESD 指南（2022 年更新版）》中建议，对于临床分期为异型增生或黏膜内癌的分化型胃部病变（若病变无溃疡，无论大小；若病变有溃疡，病变大小需≤30mm），应采用 ESD；对于大小≤10mm、恶性可能性低的巴黎分型 0-Ⅱa 型病变，内镜黏膜切除术（EMR）可作为一种替代方案。对于直径≤30mm、位于黏膜下层（SM1 层）且分化良好的胃腺癌，或者直径≤20mm、位于黏膜内的低分化类型，并且这两种情况均无溃疡表现的胃腺癌，可考虑采用 ESD，不过最终决策应因人而异。

（三）早期结直肠癌及癌前病变

1. 相关术语定义

（1）早期结肠直肠癌：指病变局限于黏膜及黏膜下层的结肠直肠癌，而不论其大小及是否有淋巴结转移。

（2）结肠直肠的癌前病变：指业已证实与结肠直肠癌发生密切相关的病理变化，包括腺瘤、腺瘤病、炎症性肠病相关的异型增生、畸变隐窝灶伴异型增生等。

2. 适应证

（1）非癌：①对于≥6mm 的腺瘤，建议切除。随着病灶大小的增加，SM 浸润率也增加。②对于浅表凹陷型病变（0-Ⅱc），即使病变≤5mm，也建议切除。即使在≤5mm 的范围内也显示一定的癌变率和 SM 浸润率。③在远端结肠出现的典型增生性息肉≤5mm，也许可不予以治疗。≤5mm 的隆起型和浅表隆起型病变的癌变率较低，极不可能发展为 SM 癌。大多数结直肠肿瘤性病灶是腺瘤，可以通过 EMR 或分次 EMR 技术治愈；依据病变部位和病变大小，一些肿瘤行内镜下切除具有挑战性。

（2）癌：在早期结直肠癌（Tis/T1）中，根据大小和位置，对淋巴转移可能性低的病灶是可以整块切除的，推荐内镜下治疗，因为这样的病例被认为是可以治愈的。临床上明显的 T1b 癌建议手术治疗。

二、ESD 的禁忌证

（一）早期食管癌及癌前病变内镜治疗的禁忌证

（1）不能取得患者同意。

（2）患者不能配合。

（3）有出血倾向，正在使用抗凝血药。

（4）严重心肺疾病不能耐受内镜治疗。

（5）生命体征不平稳。

（6）有食管静脉曲张或静脉瘤，无有效的出血预防对策者，可视为相对禁忌；病变位于食管憩室内或波及憩室者，可视为相对禁忌。

（7）术前评估有淋巴结转移的 M3 及 SM1 期癌。

（8）低分化食管鳞癌及未分化食管鳞癌。

（二）早期胃癌及癌前病变内镜治疗的禁忌证

（1）有淋巴结转移或远处转移。

（2）肿瘤侵犯固有肌层。

（3）合并心、肺、肾、脑、血液等重要脏器严重疾病。

（4）有严重出血倾向。

（5）病变浸润深度超过 SM1 则为 ESD 的相对禁忌证。

另外，ESD 的相对手术禁忌证还包括抬举征阴性，即在病灶基底部的黏膜下层注射盐水后局部不能形成隆起，提示病灶基底部的黏膜下层与肌层之间已有粘连，此时行 ESD 治疗发生穿孔的危险性较高。但是随着 ESD 操作技术的熟练，即使抬举征阴性也可以安全地进行 ESD。

（三）结直肠早期癌及癌前病变内镜治疗的禁忌证

（1）不能取得患者同意。

（2）患者不能配合。

（3）有出血倾向，正在使用抗凝血药。

（4）严重心肺疾病不能耐受内镜治疗。

（5）生命体征不平稳。

（6）有可靠证据提示肿瘤已浸润至固有肌层。

（7）怀疑黏膜下深浸润者为内镜下治疗绝对禁忌证。

（8）肿瘤位置不利于内镜下治疗，如内镜控制不充分，在进行内镜治疗时操作较困难，同时对出血、穿孔等并发症的应对处置也困难者，为内镜下治疗的相对禁忌证。

ESD 与 EMR 相比，在肿瘤治疗方面具有显著优势，尤其是对肿瘤的一次性切除率远高于 EMR。然而，ESD 在实施过程中也面临着诸多挑战。其切割和剥离过程技术难度颇高，对术者的操作技巧和经验要求极为严格。由于操作复杂，手术耗时通常相对较长。

在清醒状态下，患者通常难以耐受如此长时间且复杂的手术过程。特别是在手术过程中，上消化道分泌物及胃腔内的血性液体、染色剂等，容易导致患者出现呛咳、误吸甚至窒息等严重并发症。为了保障患者的安全，降低手术风险，一般情况下，ESD 在全身麻醉并气管插管的状态下进行更为安全。全身麻醉不仅可以有效减轻患者的痛苦，避免患者因术中不适而产生的各种意外情况，还能为术者提供一个相对稳定的操作环境，有利于手术的顺利进行。

不过，需要注意的是，对于不具备开展无痛内镜检查条件的医疗单位，由于缺乏相应的麻醉设备和专业的麻醉团队，难以在手术过程中对患者的生命体征进行有效监测和维持，开展 ESD 治疗存在较大风险。此外，对于一般情况较差的患者，如心肺功能严重受损、存在严重基础疾病无法耐受麻醉的患者，也不主张开展 ESD 治疗。因为这类患者在手术和麻醉过程中可能面临更高的风险，容易出现各种严重的并发症，甚至危及生命。

综上所述，在决定是否开展 ESD 治疗时，不仅要考虑该技术本身的优势，还需充分评估医疗单位的设备条件、技术水平及患者的具体身体状况，确保治疗的安全性和有效性。

（郭雨栋　隋　玥）

第三节　ESD 术前患者相应准备

消化道早期癌及癌前病变的精准诊断与微创治疗是消化内镜领域的重要发展方向。相较于传统外科手术，内镜黏膜下剥离术（endoscopic submucosal dissection，ESD）凭借其创伤小、并发症少、恢复快且疗效等同外科手术的优势，已成为国内外指南推荐的首选治疗方式。值得注意的是，ESD 技术的规范实施高度依赖系统化的术前准备体系，现结合《中国消化内镜诊疗相关肠道准备指南》等最新循证依据，对关键环节进行系统性阐述。

一、知情同意

ESD 术前必须通过规范化知情同意程序建立医患共识。知情同意书需明确涵盖以下核心要素：①治疗指征与必要性。用简洁明了的语言向家属介绍 ESD 的基本情况，包括医院在该手术领域的经验和成功率；同时，可以提及医护人员的专业培训背景和相关资质。②操作流程及预期疗效。③详细向患者及其家属解释 ESD 可能面临的各种风险，包括但不限于出血、穿孔、感染、术后狭窄、病变残留或复发等。对于每种风险，要详细解释发生的概率和可能的严重程度。还要说明手术可能出现的意外情况，如麻醉意外（呼吸抑制、心搏骤停等）、心脑血管意外（心肌梗死、脑卒中等），尽管这些情况发生概率较低，但仍需让患者及其家属充分知晓。同时，告知患者术后可能出现的不适症状及应对方法。在沟通中，积极鼓励其家属提出他们的疑问和担忧。可以用"您对于手术过程或者风险还有什么疑问吗？"这样的语句引导家属提问。认真倾听家属的问题，无论问题大小，都要耐心解答，让家属感受到他们的问题被重视。对于家属的期望，要给予理解和回应，同时也要根据实际情况调整家属不切实际的期望。④病灶残留/复发风险及追加外科手术的可能性。⑤向患者及其家属介绍替代治疗方案，即除 ESD 手术外的其他治疗选择，如外科手术切除、内镜黏膜切除术（EMR）、定期随访观察等，并比较各种方案的优缺点。帮助患者及家属根据自身情况权衡利弊，做出合理的治疗决策，确保患者在充分理解的基础上签署知情同意书。需特别强调，对于存在认知障碍或语言沟通困难的患者，应通过专业医学翻译或监护人签署双确认文件。

TIPS：如何提升沟通技巧？

- **使用通俗易懂的语言**

避免使用过多的医学术语，将复杂的医学概念转化为简单易懂的词汇。例如，不要说"病变浸润深度"，而是说"病变在消化道壁里面长进去多深"；不说"内镜黏膜下剥离术"，可以解释为"通过一个带有摄像头的细管子进到消化道里面，把长了东西的那一层组织剥下来"。如果必须使用医学术语，要及时进行解释，确保家属能够理解。

- **倾听技巧**

给予家属充分的时间表达他们的想法和情绪，不要中途打断。在倾听过程中，通过点头、眼神交流等方式表示关注。例如，当家属在讲述他们的担忧时，医护人员可以适时地说"我能理解您的担心，您可以详细地和我说一下您的想法吗？"并且在倾听后，对家属的观点和情绪进行总结和回应。

- **非语言沟通技巧**

注意自己的肢体语言、表情和语气。保持微笑、放松的姿势和温和的语气可以让家属感到舒适和信任。与家属沟通时，眼神要平视对方，身体微微前倾，表示关注。避免双手交叉在胸前或者身体后倾等可能给人带来距离感的姿势。例如，在传达好消息时，可以微笑着和家属说；而在传达不好的消息时，表情要严肃但不失温和，语气要沉稳。

二、术前诊断评估

ESD 的适应证选择需基于患者病情进行个体化评估，具体实施要点包括以下几种。

（一）病史采集

详细询问患者既往病史，包括治疗过程和治疗效果、手术史，尤其是上腹部手术。例如，对于有胃溃疡病史的患者，要明确溃疡的部位、大小、是否有出血或穿孔史，因为这些因素可能影响 ESD 的难度和风险。全面评估患者的心肺功能、凝血功能，对于高龄、心肺功能较差或存在凝血功能障碍的患者，需在术前进行积极的纠正和优化，以确保患者能够耐受手术。

（二）理化实验室检查

消化道 ESD 通常需要在全身麻醉或深度镇静下进行，术前建议通过心电图、心脏超声、肺功能检查等评估患者的心肺功能。对于慢性阻塞性肺疾病或冠心病的患者，需要在术前进行相应的治疗和优化，以确保能够耐受手术。检查患者的凝血功能指标，如凝血酶原时间（PT）、活化部分凝血活酶时间（APTT）、血小板计数等。凝血功能异常可能导致术中及术后出血风险增加，如有异常，需要在术前进行纠正。

（三）组织病理学评估

通过活检标本明确病变性质，需特别注意未分化型癌与高级别上皮内瘤变的鉴别诊断。

（四）病灶形态学特征

1. *尺寸测定*　结合内镜下测量（如开瓣活检钳标尺法）与术后病理测量进行交叉验证。

2. *溃疡特征*　通过白光内镜联合靛胭脂染色鉴别活动性溃疡与瘢痕性溃疡，其中伴有溃疡形成的病变需谨慎评估浸润深度。

（五）浸润深度分层

采用分层诊断策略：首选高分辨率白光内镜联合电子染色技术（如 NBI/BLI）进行初步判断；对可疑黏膜下层浸润病例，需追加超声内镜（EUS）或磁共振内镜（EMR）进行微浸润深度评估。

（六）边界界定

常规应用电子染色内镜（如 FICE/LCI）联合虚拟染色技术进行边界标记，对未分化型或侧向发育型病变，建议采用扩大活检（距病变边缘 5mm 处多点取样）进行病理学确认。

（七）淋巴结转移风险评估

对存在黏膜下层浸润（SM1/SM2）或脉管侵犯的病例，需行增强 CT 或 PET-CT 排除区域淋巴结转移。

三、围手术期管理

（一）抗凝药物管理——依据患者的病情制订个体化方案

常用抗凝药物包括华法林、达比加群酯等。常见的抗血小板药物主要包括阿司匹林、噻吩吡啶类（如氯吡格雷）、非噻吩吡啶类（如替格瑞洛）、其他抗血小板药物（如西洛他唑）等。

我国《胃黏膜病变内镜黏膜下剥离术围手术期用药专家建议》中指出，低危血栓栓塞风险患者行胃 ESD，服用华法林者，一般术前停用 5d，并使国际标准化比值（international normalized ratio，INR）降低至 1.5 以下；服用抗血小板药物者术前应至少停用 5d。服用华法林的患者如存在较高血栓栓塞风险，建议使用肝素（普通肝素或低分子量肝素）替代治疗，但应密切关注迟发出血风险；高危血栓栓塞风险患者的围手术期抗栓用药调整需要多学科（心血管科、神经科、血液科和消化内镜科等）会诊，选择优化治疗策略，决策须充分个体化。

英国胃肠病学会（British Society of Gastroenterology，BSG）和欧洲胃肠内镜学会（European Society of Gastrointestinal Endoscopy，ESGE）2021 年联合发布的《抗血小板或抗凝治疗患者的内镜检查及治疗（更新版）指南》中，停用阿司匹林指征只保留了内镜下壶腹部切开术，其余手术均建议继续使用阿司匹林。对于低风险手术 [如诊断内镜和（或）活检]，建议继续单药或双联抗血小板治疗。对于高风险手术（如 ESD），建议术前 7d 停用 P2Y12 受体拮抗剂（如氯吡格雷、替格瑞洛），如患者正在行双联抗血小板治疗，均建议继续使用阿司匹林；在停用抗凝类药物方面，手术前 5d 停用华法林，直接口服抗凝血药（如达比加群酯、利伐沙班）术前 3d 服用最后一剂，对于肌酐清除率在 30 ~ 50ml/min 的口服达比加群的患者，最后一剂口服药物时限为术前 5d。

美国胃肠病学会 - 加拿大胃肠病协会联合发布的《急性胃肠道出血及内镜检查围手术期抗凝和抗血小板药物管理临床实践指南》中提到，接受可能导致手术出血风险较高的高级内镜手术（如 ESD），暂停华法林 5d，且建议不进行桥接抗凝治疗，但对于机械瓣膜患者、$CHADS_2$ 评分 > 5 的心房颤动（以下简称房颤）患者、中断期间有血栓栓塞史的患者或接受某些类型手术（如心脏瓣膜置换术、颈动脉内膜切除术和大血管手术）的患者，围手术期桥接治疗可能是合适的，建议这些血栓栓塞高风险患者咨询心脏病专家和血液科专家的意见；对于正在使用直接口服抗凝血药的患者，建议术前暂停用药 1 ~ 2d；对于正在接受双联抗血小板治疗用于心血管二级预防的患者，建议暂时中断 P2Y12 抑制剂的使用，同时继续服用阿司匹林；对于正在接受 P2Y12 抑制剂单药抗血小板治疗且正在接受择期胃肠道内镜手术的患者，无法就是否暂时中断 P2Y12 抑制剂的使用给出建议；对于正在服用 81 ~ 325mg/d 阿司匹林（单药治疗）用于心血管二级预防的患者，建议不中断阿司匹林的使用。上述建议不包括血栓栓塞事件高风险的患者，对于这类患者，应推迟择期手术。不同国家关于内镜术前抗栓药物停药建议的比较见表 1-2。

表 1-2 不同国家关于内镜术前抗栓药物停药的建议

指南发布机构	抗凝血药停药建议	抗血小板药物停药建议	特殊情况及其他说明
中华医学会消化内镜学分会	低危血栓栓塞风险患者术前华法林停用 5d，使 INR 降至 1.5 以下；高血栓栓塞风险者，建议用肝素替代治疗，关注迟发出血风险	低危血栓栓塞风险患者术前至少停用 5d	高危血栓栓塞风险患者围手术期抗栓用药调整需多学科会诊，个体化决策

续表

指南发布机构	抗凝血药停药建议	抗血小板药物停药建议	特殊情况及其他说明
英国胃肠病学会-欧洲胃肠内镜学会	华法林术前5d停用；术前3d服最后一剂直接口服抗凝血药	停用阿司匹林指征仅保留内镜下壶腹部切开术，其余手术建议继续使用；低风险手术[诊断内镜和（或）活检]继续单药或双联抗血小板治疗；高风险手术（如ESD）术前7d停用P2Y12受体拮抗剂，双联抗血小板治疗者继续用阿司匹林	肌酐清除率30～50ml/min的口服达比加群酯患者，最后一剂口服药物时限为术前5d
美国胃肠病学会-加拿大胃肠病协会	术前华法林暂停5d，建议不桥接抗凝治疗；机械瓣膜患者、CHADS$_2$评分＞5分的心房颤动患者等血栓栓塞高风险患者围手术期桥接治疗可能合适，需咨询专科医师意见；正在使用直接口服抗凝血药的患者，建议术前暂停用药1～2d	正在接受双联抗血小板治疗用于心血管二级预防的患者，暂时中断P2Y12抑制剂，继续服用阿司匹林；正在接受P2Y12抑制剂单药抗血小板治疗且接受择期胃肠道内镜手术，无法给出是否中断建议；正在服用81～325mg/d阿司匹林（单药治疗）用于心血管二级预防的患者，建议不中断	上述建议不包括血栓栓塞事件高风险患者，此类患者应推迟择期手术

（二）凝血功能优化

术前必查指标包括PT/APTT、血小板计数。对INR＞1.5或血小板＜$50×10^9$/L者，需输注新鲜冰冻血浆或血小板纠正。

四、消化道准备标准化流程

（一）上消化道ESD准备

1. **术前评估** 重点排查食管狭窄、胃排空障碍等影响操作安全的因素，对胃潴留患者需延长禁食时间至12h。

2. **黏膜清洁方案** 术前30min口服链霉蛋白酶（2万U）＋西甲硅油（3ml）混合液，联合体位变换（左侧卧位→仰卧位→右侧卧位）实现全胃黏膜清洁。

3. **麻醉管理** 推荐采用丙泊酚靶控输注（TCI）联合瑞芬太尼的镇静方案，维持BIS值在60～80区间。

（二）结直肠ESD准备

1. **饮食控制** 采用低残渣饮食3d→清流质饮食1d的渐进式方案，糖尿病患者需专用营养制剂维持血糖稳定。

2. 肠道清洁剂 首选分剂量聚乙二醇方案（检查前夜 1 ~ 2L + 检查日晨 1 ~ 2L），对老年人或肾功能不全者改用匹可硫酸钠制剂。

3. 清洁度评估 采用 Boston 肠道准备量表（BBPS）进行量化评分，要求各肠段评分 ≥ 2 分且总分 ≥ 6 分。

（三）特殊人群管理

1. 高血压患者 术前晨服长效钙通道阻滞剂（CCB）类降压药，避免血管紧张素转化酶抑制剂（ACEI）/ 血管紧张素受体阻滞药（ARB）类药物诱发低血压。

2. 糖尿病患者 检查日停用口服降糖药，胰岛素剂量调整为常规量的 50%。

3. 慢性肾脏病者 选择等渗性肠道准备剂（如聚乙二醇电解质散），密切监测电解质平衡。

（郭雨栋 周利成）

第四节 内镜黏膜下剥离术器械及药物准备

ESD 的成功实施高度依赖于精准的器械选择和规范的药物准备体系。本节基于国际最新共识，系统阐述 ESD 相关器械与药物的选择标准及临床应用要点。

一、内镜系统

超声内镜（EUS）在术前评估中具有不可替代的作用，可通过高分辨率成像明确病变浸润深度及周围组织结构（详见相关章节）。ESD 操作内镜的优选需遵循以下原则。

（一）图像增强技术

推荐配备窄带成像（narrow band imaging，NBI）、蓝激光成像或联动成像的高清内镜系统。研究表明，NBI 联合放大内镜对早期癌边界的识别准确率显著优于传统白光内镜。

（二）钳道设计

鉴于高频电刀外径（2.6 ~ 3.2mm）与吸引效率的关联性，建议选用钳道 ≥ 3.2mm 的单通道或双通道治疗内镜。双通道设计可同步实现吸引、注水及器械操作，尤其适用于复杂病变。

（三）副送水功能

标配副送水系统（如 Olympus GIF-Q260J 的 Water Jet 功能）可快速清除术野黏液及渗血，提升视野清晰度。最新一代内镜（如 Pentax EG-2990Zi）已整合脉冲式冲洗技术，冲洗效率大大提升。

（四）患者舒适度优化

对非全身麻醉患者，建议采用超细经鼻内镜（外径 ≤ 5.9mm），可显著降低咽部刺激及术中不适感。

二、高频电切系统

ESD 电切系统由高频电发生器（如 ERBE VIO 3D）、氩等离子体凝固器（APC）、智能供水模块及一体化控制平台构成（图 1-1）。最新设备整合以下创新功能。①智能电流调节（ICC）：根据组织阻抗实时调整输出功率，降低穿孔风险；②双极电凝模式：适用于薄壁器官（如结肠）的精细止血；③ CO_2 自动灌注：替代传统空气注气，减少术后气腹发生率。

三、高频电刀分类及选择策略

根据刀头设计特征，高频电刀可分为绝缘型与非绝缘型两类（表 1-3）。目前市场上各种功能的黏膜切开刀不断推陈出新，一方面方便了术者对不同特点病变及术中各种情况的灵活处理，另一方面也对初学者造成了一定困扰。日本专家上堂文也认为，如果熟悉了操作方法，使用任何刀都可以获得同样的效果（恰当的切断和凝固），与其尝试各种新刀，不如充分掌握一种刀的操作方法并用其他类型的刀来弥补这种刀的不足。刀具选择需结合病变部位、操作阶段及术者经验综合决策。

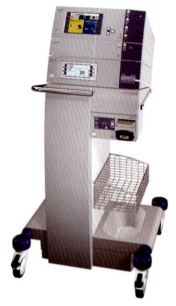

图 1-1　ESD 电切系统

表 1-3　高频电刀分类及选择

类型	代表器械	优势	局限性	推荐场景
非绝缘型				
针状刀	Olympus KD-1L	灵活标记及精细切割	穿孔风险高，需高年资医师操作	食管表浅病变
Hook 刀	Olympus KD-620LR	钩切技术适合纤维化组织处理	操作角度受限	胃窦部溃疡性病变
Dual 刀	Olympus KD-650U	半球形刀头降低出血风险	切割效率较低	直肠侧向发育型肿瘤
绝缘型				
IT nano 刀	Olympus KD-611L	绝缘帽设计提升结肠操作安全性	横向切开效率不足	结直肠早癌
Flush BT 刀	Fujifilm FG-47XR-1	注水功能一体化，减少器械更换	刀头易黏附碳化组织	胃体大面积病变
HybridKnife	ERBE Jet2	水射流黏膜下剥离技术（Hybrid 技术）	学习曲线陡峭	食管胃结合部病变

四、辅助器械

（一）黏膜下注射针

推荐使用 23G 可旋转注射针，其侧孔设计可减少黏膜下注射压力，避免水垫快速消散。

（二）止血器械

1. 热凝钳　选择双极止血钳降低深层组织损伤。

2. 止血夹　新一代可旋转夹可实现多角度释放，提升困难位置止血成功率。

（三）内镜附件

1. 透明帽　优选带侧向排水槽设计，避免液体潴留影响视野。

2. 二氧化碳灌注系统　大量研究显示 CO_2 注气可使穿孔相关并发症显著降低。

五、术前用药

（一）祛泡剂和黏液祛除剂

可按需使用小于 50ml 的黏膜清洁剂，推荐术前联合使用祛泡剂（如西甲硅油、二甲硅油）和祛黏液剂（如链霉蛋白酶、N-乙酰半胱氨酸）清洗，术前 15～30min 使用，能够改善胃 ESD 手术视野的可视性，减少术中水的冲洗，从而缩短手术时间。

（二）解痉药

胃 ESD 黏膜下注射和剥离等操作可能刺激胃壁蠕动，而且操作时间相对较长，建议使用解痉药维持相对稳定的内镜操作环境。可予静脉或肌内注射解痉药（东莨菪碱、丁溴东莨菪碱），抑制胃肠蠕动和幽门口收缩，减少唾液、胃液的产生，同时还可以减少呛咳的发生。伴严重心脏病、胃肠道机械性狭窄、重症肌无力、青光眼、前列腺增生的患者禁用解痉药。国外有报道喷洒薄荷油和 L-薄荷醇可有效抑制 ESD 期间的胃肠蠕动，且药物不良反应少。

（三）预防性使用抗生素

不推荐胃 ESD 围手术期常规预防性使用抗菌药物。建议对于术前评估切除范围大、操作时间长、消化道穿孔高危患者，以及高龄、伴有糖尿病、免疫功能低下（尤其是接受器官移植者）、营养不良等感染高危因素时，可酌情考虑预防性使用抗菌药物。根据患者情况和手术类型，如患者存在心脏瓣膜病、人工关节置换等情况，或者手术预计时间较长、涉及范围较大，可能需要在术前预防性使用抗生素，以预防感染。参照卫健委抗菌药物使用原则，围手术期建议选用第 1 代或第 2 代头孢菌素，酌情加用硝基咪唑类药物。

（四）抑制胃酸分泌药物

对于术前使用 PPI 的高质量研究还较少，样本量也有限，目前尚存在争议。

六、黏膜下层局部注射药物

（一）传统注射剂

1. 等渗溶液（如生理盐水）　虽具备无组织损伤、成本低廉的优势，但黏膜下隆起维持时间仅 5～10min，需反复注射，导致操作时间延长及穿孔风险增加。

2. 高渗溶液（如 50% 葡萄糖）　虽可通过渗透压差延长隆起时间至 20～30min，但动物实验证实其可诱发局部组织坏死及炎性反应（GIE 2022），且高血糖环境可能影响术后创面愈合。

3. 透明质酸衍生物　尽管 0.4% 透明质酸钠溶液的隆起时间可达 30～45min 且组织损

伤轻微，但其高昂成本（约为生理盐水的 50 倍）及严格的低温保存要求（2～8℃）限制了基层医院的应用。

（二）新型注射剂

1. 智能响应型水凝胶

（1）温敏型聚合物（如 iDEEp）：在体温下自发形成三维网络结构，隆起时间可控（60～120min），术后通过酶解作用安全降解。

（2）光交联壳聚糖：通过内镜下蓝光照射实现原位固化，剥离完成后可通过调节 pH 触发溶解，避免异物残留风险。

2. 功能复合制剂

（1）海藻酸钠 / 纳米银复合物：兼具机械支撑与抗菌功能，可降低术后感染发生率。

（2）载药微球系统：将止血药物（如凝血酶）包埋于 PLGA 微球中，实现术中按需释放，减少二次止血操作。

（三）气体辅助技术

1. CO_2 微泡溶液　联合超声内镜可实现精准黏膜下层分离，气泡吸收后不留痕迹，特别适用于困难部位（如十二指肠）操作。

2. 空气夹层技术　通过双通道内镜同步注入液体与气体，形成"液体 - 气体"双垫层，提升大面积病变的剥离效率。

（耿雪娇　李　强）

第五节　内镜黏膜下剥离术的麻醉管理

内镜黏膜下剥离术（ESD）是一种微创的内镜技术，广泛应用于消化道早期肿瘤的治疗。麻醉管理在 ESD 中至关重要，确保患者安全、舒适，并促进术后快速恢复。其核心挑战主要源于手术特点、患者群体特殊性及术中生理干扰。

一、ESD 麻醉管理的核心挑战

ESD 的麻醉管理需在微创手术的复杂性与患者安全之间取得平衡，其核心挑战主要源于手术特点、患者群体特殊性及术中生理干扰。以下是关键挑战的详细分析及应对策略。

（一）手术相关挑战

1. 手术时间长（1～4h）

（1）挑战：麻醉药物累积风险（如丙泊酚输注综合征、阿片类药物导致的呼吸抑制），长时间体位固定导致压疮、神经损伤（如截石位致腓总神经麻痹）。

（2）对策：①药物选择。短效药物（丙泊酚靶控输注＋瑞芬太尼）减少蓄积。②体位管理。定期调整受压部位，使用凝胶垫保护骨突处。

2. 术中绝对制动需求

（1）挑战：患者体动（咳嗽、吞咽）可导致黏膜撕裂、穿孔或出血。镇静过浅易引发体动，过深则增加循环呼吸抑制风险。

（2）对策：①肌松药使用。中短效肌松药（罗库溴铵）维持适度肌松 [TOF(1 ～ 2)/4]。②深度监测。BIS/ 熵指数维持 40 ～ 60，结合 $ETCO_2$ 避免过度镇静。

3. CO_2 注气的生理干扰

（1）挑战：①呼吸系统。注气量过大导致高碳酸血症 [$ETCO_2$(呼气末二氧化碳) ＞ 50mmHg]、气道压升高。②循环系统。腹腔内压升高减少静脉回流，引发低血压、反射性心动过速。

（2）对策：①通气调整。增加呼吸频率（RR12 ～ 18 次 / 分），低潮气量（6 ～ 8ml/kg），允许性高碳酸血症（pH ＞ 7.20）。②循环支持。小剂量去甲肾上腺素 [0.05 ～ 0.1μg/（kg•min）] 维持灌注压。

（二）患者群体特殊性

1. 老年患者（＞ 65 岁占比高）

（1）挑战：①器官功能衰退。肝肾功能下降延长药物代谢（如咪达唑仑半衰期加倍）。②合并症多，如冠心病、慢性阻塞性肺疾病（COPD）、糖尿病，增加围手术期风险。

（2）对策：①药物减量。丙泊酚起始剂量降低 30%，避免长效苯二氮䓬类药物。②循环保护。维持 MAP（平均动脉压）＞ 65mmHg，避免血压剧烈波动诱发心肌缺血。

2. 抗凝 / 抗血小板治疗普遍

（1）挑战：停药导致血栓风险（如冠状动脉支架内血栓）；继续用药增加出血风险；急诊 ESD 需快速逆转抗凝 [如华法林患者使用凝血酶原复合物（PCC）]。

（2）对策：①多学科决策。结合内镜医师、心内科意见制订个体化方案。②监测凝血。术中血栓弹力图（TEG）动态评估凝血状态。

3. 肥胖与阻塞性睡眠呼吸暂停（OSA）

（1）挑战：困难气道风险高，术后呼吸抑制概率增加，腹内压升高加剧通气困难。

（2）对策：①气道预案。备视频喉镜、喉罩，术后头高位 +CPAP（持续气道正压通气）辅助通气。②通气策略。压力控制通气（PCV）降低肺气压伤风险。

（三）术中并发症的即时应对

1. 穿孔（发生率 2% ～ 5%）

（1）识别：$ETCO_2$ 骤升，皮下气肿，膈下游离气体（X 线检查）。

（2）处理：停止注气，胃肠减压，头高位减少膈肌刺激。外科夹闭或覆膜支架置入，抗生素覆盖革兰阴性菌及厌氧菌。

2. 气体栓塞（罕见但致命）

（1）识别：$ETCO_2$ 急剧下降，SpO_2 骤降，循环崩溃。

（2）处理：左侧卧位（Durant 体位）减少气体进入肺动脉。纯氧通气、液体复苏，必要时高压氧舱治疗。

3. 大出血（发生率 1% ～ 3%）

（1）识别：血红蛋白（Hb）进行性下降，创面渗血影响术野。

（2）处理：内镜下电凝 / 夹闭止血，输注红细胞及凝血因子（如纤维蛋白原）。维持循环稳定：去甲肾上腺素联合限制性补液（避免肺水肿）。

（四）术后管理难点

1. 苏醒期呛咳与出血风险

策略：深麻醉下拔管（丙泊酚靶浓度 1 ~ 2μg/ml），但需备好吸引器防误吸。

2. 术后镇痛与加速康复外科（ERAS）平衡

（1）挑战：阿片类可能抑制肠功能，非甾体抗炎药（NSAID）增加出血风险。

（2）方案：切口局部麻醉药浸润（0.5% 罗哌卡因）。非阿片类镇痛：帕瑞昔布 + 对乙酰氨基酚（肝功能正常者）。

3. 老年人术后谵妄（POCD）预防

措施：避免苯二氮䓬类药物，维持昼夜节律。多模式阵痛减少应激，早期活动促进认知恢复。

二、ESD 麻醉的病理生理学基础

ESD 的麻醉管理需基于手术操作对患者生理功能的复杂影响。其病理生理学基础主要涉及 CO_2 注气引发的呼吸循环改变、老年及合并症患者的代偿能力下降，以及长时间手术对麻醉药物的药代动力学影响。以下从核心机制分述。

（一）CO_2 注气的病理生理影响

1. 呼吸系统　高碳酸血症与呼吸性酸中毒。

（1）机制：术中持续向消化道腔内注入 CO_2（压力 10 ~ 15mmHg）以维持术野，部分 CO_2 通过黏膜吸收进入血液，导致 $PaCO_2$ 升高（正常 35 ~ 45mmHg → 可升至 50 ~ 60mmHg）。

（2）代偿：健康患者可通过增加分钟通气量（呼吸频率上升、潮气量上升）加速 CO_2 排出，但老年或 COPD 患者代偿能力有限，易发展为失代偿性酸中毒（pH < 7.35）。

（3）气道压力升高：CO_2 注气使胃 / 肠腔扩张，膈肌上抬，限制肺膨胀，导致气道峰压升高（尤其肥胖或 OSA 患者），增加气压伤风险（如气胸）。

2. 循环系统　静脉回流减少与低血压。

（1）腹腔或胸腔内压升高（如胃注气后）压迫下腔静脉，减少回心血量→心排血量下降→低血压（收缩压 < 90mmHg）。

（2）反射性代偿：交感兴奋致心率增快（心动过速），但老年患者可能因 β 受体敏感性下降而反应不足。

（3）冠状动脉窃血风险：高碳酸血症扩张外周血管（如皮肤、肌肉），可能减少冠状动脉灌注（尤其冠心病患者），诱发心肌缺血。

（二）老年患者的生理特点与麻醉风险

1. 药代动力学改变

（1）分布容积增加：老年人体脂比例升高，脂溶性药物（如丙泊酚）分布容积增大，需调整剂量避免过量。

（2）代谢清除率下降：肝酶活性降低（如 CYP3A4）、肾小球滤过率（GFR）下降→瑞芬太尼、罗库溴铵等依赖肝肾代谢的药物半衰期延长。

2. 心肺储备功能下降

(1) 心脏：β 受体密度减少、心肌纤维化→对儿茶酚胺反应减弱，易出现顽固性低血压。

(2) 肺：肺泡弹性降低、闭合容量增加→通气/血流比例失调，加重高碳酸血症及低氧血症。

3. 神经系统脆弱性 血脑屏障通透性增高，镇静药物易透过→术后谵妄（POD）风险增加。

（三）抗凝/抗血小板治疗的病理生理影响

1. 停药风险 抗血小板药（如阿司匹林、氯吡格雷）停药后血小板功能恢复需 5～7d，期间血栓事件风险升高（如支架内血栓）。

2. 持续用药风险 增加术中出血量（ESD 创面渗血）及止血难度（电凝效果下降）。

3. 急诊逆转的生理代价 使用凝血酶原复合物（PCC）或新鲜冰冻血浆（FFP）逆转抗凝时，可能引发高凝状态或容量超负荷（老年心功能不全者）。

（四）肥胖与 OSA 的病理生理挑战

1. 呼吸力学改变 ①胸壁顺应性下降：脂肪堆积限制胸廓扩张，术中需更高气道压维持通气→气压伤风险；②闭合容量增加：小气道早期闭合→肺不张、低氧血症（$SpO_2 < 90\%$）。

2. 术后呼吸抑制风险 OSA 患者上气道塌陷倾向＋阿片类药物残留效应→术后阻塞性呼吸暂停、低通气综合征。

（五）术中并发症的病理生理机制

1. 穿孔相关气腹与纵隔气肿

(1) CO_2 扩散：消化道穿孔后，CO_2 进入腹腔或纵隔→膈肌刺激（肩部放射痛）、皮下气肿（触诊捻发音）。

(2) 炎症反应：腹腔内细菌污染引发全身炎症反应综合征（SIRS），需早期抗生素覆盖。

2. 气体栓塞

(1) 气体入血途径：黏膜下大静脉破损后，高压 CO_2 进入循环→右心室气体滞留→肺动脉栓塞。

(2) 血流动力学崩溃：气体阻塞肺动脉→右心后负荷骤增→左心前负荷减少→心排血量急剧下降（"空气锁"效应）。

（六）麻醉药物的病理生理相互作用

1. 丙泊酚与循环抑制 抑制交感神经活性→血管扩张、心肌收缩力下降→加重 CO_2 注气相关的低血压。

2. 肌松药的残留效应 罗库溴铵代谢依赖肝酶，老年或肝功能不全者术后肌松残留风险高→呼吸肌无力、低通气。

3. 阿片类药物与肠功能抑制 瑞芬太尼 μ 受体激动→胃肠蠕动减弱→术后肠麻痹，延迟 ERAS（加速康复外科）进程。

ESD 麻醉的病理生理学核心在于 CO_2 吸收、老年生理衰退及药物代谢改变的叠加效应。麻醉医师需通过动态监测［如 ETCO$_2$、BIS（脑电双频指数）、TEG（血栓弹力图）］预判风险，并基于病理机制调整通气、循环支持及药物选择，以实现精准化管理。

三、术前访视和麻醉准备

（一）术前评估

麻醉前评估主要包括 3 个方面——病史、体格检查和实验室检查。

（1）重点判别患者是否存在困难气道。

（2）是否存在未控制的高血压、心律失常和心力衰竭等可能导致围手术期严重心血管事件的情况。

（3）是否有阻塞性睡眠性呼吸暂停、急性上呼吸道感染、肥胖、哮喘、吸烟和未禁食等可能导致围手术期严重呼吸系统事件的情况。

（4）是否有胃肠道潴留、活动性出血、反流或梗阻等可能导致反流误吸的情况。

（5）重点关注心血管和呼吸系统功能，特别是对于合并心脑血管疾病且正在服用抗血小板或抗凝血药的患者，需严格评估手术紧迫性并调整用药。

（二）禁食禁饮

术前禁食至少 8h，术前禁饮至少 2h；可于术前 30min 按需服用适量的黏膜清洁液，以改善手术视野。如患者存在胃排空功能障碍或胃潴留，应适当延长禁食和禁水时间，必要时行气管内插管以保护气道。术前须禁食禁饮，术前 30min 可按需服用 50 ～ 100ml 的黏膜清洁剂以改善手术视野。

（三）抗胆碱能药物

如格隆溴铵，可酌情使用以减少分泌物和痉挛性疼痛。质子泵抑制剂（PPI）：减少胃酸分泌，预防误吸性肺炎及术后溃疡。

（四）抗凝管理

对服用抗血小板 / 抗凝血药的患者，需权衡出血与血栓风险，按指南调整用药（如 ESD 属于高风险操作）。

四、麻醉方法

（一）上消化道 ESD 的麻醉

上消化道 ESD 手术出血和冲洗会增加误吸的风险，建议首选气管插管全身麻醉。对于发生反流误吸风险大的患者，可采用快速顺序诱导加环状软骨压迫法行气管插管。少数 ESD 手术时间短、操作不复杂，在患者能耐受的情况下可考虑在中度镇静下由有经验的医师完成，但应时刻保持警惕。此时患者处于松弛状态，胃镜应在视野清楚的情况下，轻贴咽后壁滑行进入食管，尽量避免因胃镜刺激咽后壁引起严重的恶心、呕吐。上消化道 ESD 深度镇静 / 麻醉发生误吸的风险较大，而且对麻醉医师而言，上消化道 ESD 气道控制困难，一旦手术时间过长或者出血、冲洗量较大对循环和呼吸功能会有较大影响，发生误吸。

（二）下消化道 ESD 的麻醉

下消化道 ESD 一般可在深度镇静 / 麻醉或者中度镇静下完成。由于操作不涉及呼吸道，安全性高于上消化道 ESD。当肠管被牵拉、膨胀，甚至发生痉挛时，下消化道 ESD 可导致患者出现疼痛、恶心，甚至无法耐受而发生体动。适当的镇静 / 麻醉下会使肠管松弛、蠕动消失，使 ESD 镜下操作相对容易。在自主呼吸下充分给氧去氮，术前行咪达唑仑（0.02mg/kg）减轻焦虑，诱导与维持：丙泊酚 [1.5 ～ 2mg/kg 诱导或依托咪酯 0.2 ～ 0.3mg/kg，4 ～ 6mg/(kg·h) 维持] 联合短效阿片类（如芬太尼 30 ～ 50μg 或舒芬太尼 3 ～ 5μg），为了预防肌阵挛的发生，宜在应用咪达唑仑、芬太尼或舒芬太尼 1.5 ～ 2min 后给予依托咪酯。根据诊疗时间、操作刺激强度及患者体征变化，追加芬太尼和（或）丙泊酚，也可持续泵入丙泊酚和（或）瑞芬太尼维持，直至理想的镇静水平。密切观察患者呼吸系统和循环系统变化，并在麻醉维持过程中对患者的意识水平进行评估。对于手术创伤较大、手术复杂且时间较长、操作体位明显影响呼吸的下消化道 ESD，可酌情使用喉罩或气管插管全身麻醉，以维持患者呼吸、循环系统稳定。

（三）复杂 ESD 的麻醉

对于一些复杂的 ESD 操作，内镜医师或许会选择辅助牵引技术行 ESD。该方法可能会导致操作过程中进镜次数增加。如果病灶位于上消化道，反复置入内镜对患者刺激更大，防止发生呛咳、误吸及喉痉挛等并发症也最为关键。另外，复杂的病变会导致操作时间延长，甚至有时还需变换体位，由此导致的牵拉、疼痛等刺激强度也加大。因此，尤其是上消化道的辅助牵引技术行 ESD，仍建议选择气管插管全身麻醉并严密监测；中度镇静适用于手术时间短，患者依从性良好的情况，但会导致部分患者无法耐受或者发生迷走反射；深度镇静麻醉易导致呼吸抑制，仍需谨慎选择。对于全身状态稳定且呼吸功能储备良好、侧卧位下手术且手术时间较短的情况下，可由有经验的麻醉医师在完善的辅助通气条件下谨慎实施，但需准备好紧急气管插管设备和药物。在麻醉诱导和维持过程中，需维持良好的镇静/麻醉深度，以确保患者生命体征平稳，无知觉和体动，直至操作结束。

五、ESD 手术术中监测与管理

（一）基础检测标准

1. 循环监测

（1）血压监测：一般患者应选择无创血压监测（间隔≤ 3min）。特殊患者，例如存在严重心肺疾病，血流动力学不稳定的危重患者必要时需有创动脉血压监测。

（2）连续心电监测（Ⅱ导联 +V_5 导联）：密切监测患者心率及心律的变化。一旦发现异常，及时进行处置。

（3）脉搏氧饱和度（指端 + 趾端双监测）：密切监测患者的临床体征（如呼吸频率、呼吸幅度、有无气道梗阻等）和脉搏血氧饱和度（SpO_2）。实施 ESD 镇静/麻醉前即应监测 SpO_2，并持续监测直至手术结束患者完全清醒。

2. 呼吸监测：气管插管全身麻醉患者必须监测

（1）呼气末二氧化碳（波形 + 数值）。

（2）气道压力 [P_{peak}（气道峰压）< 30cmH_2O]。

（3）潮气量（6 ～ 8ml/kg 理想体重）。根据患者情况及手术时间考虑特殊监测：①食管压监测（BMI > 35kg/m²）；②电阻抗成像（术中顽固性低氧）。非气管插管患者可利用鼻罩、面罩、鼻导管、鼻咽通气道监测 $PETCO_2$ 及其图形变化，$PETCO_2$ 能够在患者 SpO_2

下降前发现窒息和低通气状态。

(二) 通气管理策略

1.参数设置原则

(1) 潮气量：6ml/kg PBW (预测体重)，P_{plat} (气道平台压) > 25cmH$_2$O 时递减。

(2) 呼吸频率：12 ~ 16 次/分，ETCO$_2$ 每增加 5mmHg，呼吸频率增加 2 次。

(3) PEEP：5 ~ 8cmH$_2$O，FiO$_2$ > 60% 时递增。

(4) 吸呼比：1 : (1.5 ~ 2.0)，COPD 患者延长至 1 : 3。

2.CO$_2$ 注气管理流程

A (开始注气) → B (ETCO$_2$ 变化)

B → C[基线值 (35 ~ 45mmHg)]

C → D (升高 1 ~ 5mmHg) → E (继续手术)

C → F (升高 6 ~ 10mmHg) → G (增加 RR 2 次/分)

C → H (升高 > 10mmHg) → I (暂停注气 30s)

C → J (骤降 > 5mmHg) → K (手动膨肺 3 次)

(三) 循环管理方案

1.血压控制目标

(1) 基础目标：MAP ≥ 65mmHg (普通患者)；MAP ≥ 75mmHg (脑血管狭窄患者)。

(2) 分级处理：下降 10% ~ 20%，减浅麻醉；下降 > 20%，血管活性药物。

2.液体管理策略

(1) 晶体液：1 ~ 2ml/ (kg·h)。

(2) 出血量补偿：出血量 ≤ 500ml，晶体 1 : 1.5；出血量 500 ~ 1000ml，加用胶体；出血量 > 1000ml，启动大量输血 (MTP) 方案。

3.危机处理预案

(1) 穿孔应急响应：时间关键路径如下。① 0 ~ 1min：停止注气 + 胃肠减压；② 1 ~ 3min：纯氧通气 + 头高位；③ 3 ~ 5min：超声评估气腹；④ 5 ~ 10min：外科会诊决策。

(2) 大出血处理流程：①识别出血→容量复苏→血管活性药→成分输血；②容量复苏→晶体→胶体→血制品；③血管活性药→去甲肾上腺素 0.1μg/ (kg·min)。

4.特殊人群管理

(1) 老年患者 (> 75 岁)：①药物调整方案：丙泊酚剂量 =2mg/kg × (140 − 年龄) /100；瑞芬太尼速率 =0.1μg/ (kg·min) × CrCl (肌酐清除率) /80；②循环管理：MAP 波动范围 < 基础值 20%；尿量维持 > 0.3ml/ (kg·h)。

(2) 病态肥胖患者：①通气策略：PEEP=8+BMI × 0.2 (cmH$_2$O)；②驱动压 < 12cmH$_2$O；③拔管标准：斜坡试验阴性 (头高位 30° > 3min)，MIP (最大吸气负压) > 25cmH$_2$O。

六、ESD 围手术期并发症的识别与处理

ESD 麻醉相关并发症的影响因素很多，包括患者年龄、基础疾病、不同类型的麻醉药

物及给药剂量等。

（一）急性并发症管理

1. 穿孔 发生率 2% ～ 5%。

（1）识别要点：术中，$ETCO_2$ 突然上升 > 10mmHg、皮下捻发音、膈下游离气体（X 线检查）；术后，突发腹痛 + 发热（> 38℃）、腹肌紧张。

（2）处理流程：A（疑似穿孔）→ B（立即停止注气）

B → C（胃肠减压）

C → D（影像学确认）

D → E（穿孔大小）

E → 穿孔大小 < 1cm → F（内镜夹闭）

E → 穿孔大小 ≥ 1cm → G（外科会诊）

（3）关键措施

1）抗生素：头孢三代（如头孢曲松 2g 静脉推注）+ 甲硝唑 500mg 每 8 小时 1 次。

2）禁食时间：夹闭成功者 24h，手术修补者 72h。

2. 出血 即刻出血率 3% ～ 8%，迟发出血 1% ～ 3%。

大量输血（MTP）方案启动标准：3h 内出血 > 1000ml；Hb 下降 > 30g/L 或 < 70g/L。

3. 气体栓塞 罕见，但致死率 > 80%。

（1）诊断三联征：① $ETCO_2$ 骤降 > 50%；② SpO_2 < 85% 且对氧疗无反应；③循环衰竭 [中心静脉压（CVP）升高、血压骤降]。

（2）抢救流程：第一步，左侧卧位（Durant 体位）；第二步，中心静脉抽气（右颈内静脉置管）；第三步，高压氧治疗（HBO）指征：意识障碍 +PaO_2 < 60mmHg。

（二）呼吸系统并发症

1. 高碳酸血症 发生率 15% ～ 30%。

（1）危险分层：$PaCO_2$（mmHg）50 ～ 60mmHg，增加呼吸频率 20%；$PaCO_2$ 60 ～ 70mmHg，PCV 模式 +THAM 纠正；$PaCO_2$ > 70mmHg，暂停手术。

（2）机械通气调整：目标 pH > 7.25；允许性高碳酸血症上限为 $PaCO_2$ 80mmHg（无颅内病变者）。

2. 术后肺不张 肥胖患者发生率 12%。

（1）预防措施：术中每小时肺复张（PEEP 递增法：5cmH_2O → 15cmH_2O → 20cmH_2O，维持 30s）。

（2）术后激励式肺量计训练（目标：≥ 10 次 / 小时）。

3. 循环系统并发症

（1）心律失常 老年患者发生率 8%。

常见类型与处理：①房颤。胺碘酮 150mg 静脉推注（10min）。②室性心动过速。利多卡因 1mg/kg 静脉推注。③窦性心动过缓。阿托品 0.5mg 静脉推注（最大 2mg）。

（2）心肌缺血 冠心病患者风险升高 3 倍。

1）监测方案：连续 ST 段分析（Ⅱ +V_5 导联）；肌钙蛋白 I（术后 3h+12h）。

2）处理原则：硝酸甘油 0.5μg/(kg·min)；维持血细胞比容（HCT）> 28%。

4. 其他情况

（1）反流与误吸：多发生在非气管插管行 ESD 的患者。一旦发生，应快速吸引、清理口腔及气道异物。给予充分的呼吸支持，必要时进行气管插管，在纤维支气管镜引导下进行吸引，根据情况必要时行肺灌洗治疗。

（2）呼吸抑制和低氧血症：通常发生在非气管插管行 ESD 的患者。高危因素有高龄、肥胖及阻塞性睡眠呼吸暂停综合征等。高龄患者大多心肺功能较差，如推注药物过快或者剂量过大，极易发生呼吸抑制。因此，应密切监测患者的氧合和通气情况，以便及时进行辅助呼吸或控制呼吸；如考虑舌后坠导致的上呼吸道梗阻引起的低氧血症，可采用托下颌手法，必要时放置鼻咽或口咽通气道。上述措施无效时，立即进行辅助呼吸或控制呼吸，必要时进行气管插管机械通气。消化内镜专用面罩或鼻咽/口咽通气道的使用可有效降低低氧血症的发生；喉痉挛多见于麻醉过浅的非气管插管的 ESD 患者，常因咽喉部受到刺激时诱发。一旦发生，应尽快去除口咽部分泌物刺激，加压给氧，面罩辅助通气，加深麻醉；当初步处理无效时，可静脉给予骨骼肌松弛药后行气管插管控制呼吸。

（3）循环系统相关并发症：血压下降时，可适当加快输液速度，必要时可根据情况给予去氧肾上腺素或去甲肾上腺素。显著窦性心动过缓合并低血压时，可酌情静脉注射麻黄碱。循环系统疾病、内镜操作本身对自主神经的刺激、ESD 手术过程中血容量的丢失以及镇静/麻醉药物的作用都可能导致心律失常的发生。如心率慢于 50 次/分，应酌情静脉注射阿托品 0.2～0.5mg；必要时静脉给予肾上腺素 0.02～0.1mg。无论是否采用镇静/麻醉，ESD 操作本身可诱发或加重心肌缺血，尤其是心血管系统不稳定的患者。因此，应严密监测，维持良好的心肌氧供与氧耗平衡。

七、术后管理

（一）麻醉恢复室

ESD 术后患者均需要转入麻醉恢复室（post-anesthesia care unit，PACU），给予面罩吸氧、保持呼吸道通畅、进一步监测生命体征并进行保护性约束。观察患者血压、心率、呼吸、SpO_2 及神志状态。待患者生命体征平稳，定向力恢复，经麻醉医师判断后方可转运至病房。建议采用改良的 Aldrete 评分作为评估离开 PACU 的标准。危重患者必要时需送往重症监护室行进一步治疗。

（二）疼痛管理

对于麻醉后出现的恶心、呕吐，给予对症处理。ESD 术后疼痛常见于腹腔积气、胃肠胀气、胃肠持续痉挛等，轻中度疼痛可选用非甾体抗炎镇痛药物辅助镇痛。抗胆碱药物可缓解痉挛性疼痛。根据术后疼痛情况必要时选用阿片类药物。

（三）复杂的 ESD 术后管理

与普通 ESD 相同，患者需进入 PACU 进行复苏观察。尤其对于一些高龄、手术时间长、手术难度大的患者，更应通过 PACU 严密监测生命体征，观察并及时处理可能发生的麻醉术后并发症，加强麻醉苏醒期的安全防护。待患者意识清醒、定向力恢复、生命体征平稳，经麻醉医师综合评判后转运回病房。

（卜　月）

第六节　内镜黏膜下剥离术的基本步骤及操作要点

ESD 操作前顺序进行常规内镜检查，了解病灶的部位、大小、形态，结合染色和放大内镜检查，确定病灶的范围、性质和浸润深度，明确病变是否是 ESD 的适应证，并做好相应术前准备。病变位于上消化道的患者一般采用全身静脉麻醉；病变位于下消化道且操作时间短的患者，可以不麻醉或只给予适当镇静，便于在术中变换体位。

一、基本操作步骤

如图 1-2，ESD 的步骤通常分为标记、抬起（黏膜下注射）、切开、剥离和创面处理等。

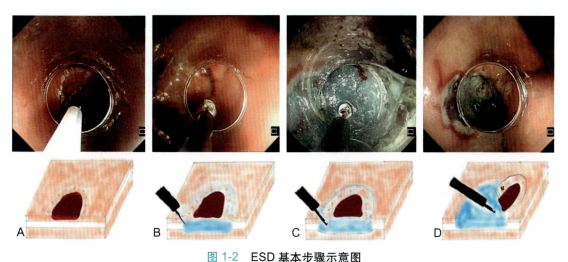

图 1-2　ESD 基本步骤示意图
A. 标记；B. 抬起（黏膜下注射）；C. 环周切开术；D. 剥离和创面处理

（一）标记

ESD 操作的核心基础在于对病灶进行精准标记（marking），这是确保病变完整切除的关键前提。对于边界清晰的扁平型病变（如 Paris Ⅱa 型），可直接使用 ESD 治疗器械（如 Dual 刀或 Hook 刀）进行电凝标记；而对于边界模糊的病变，需结合染色技术（如 1.5% 卢戈液）或窄带成像（NBI）明确肿瘤范围后再行标记。

具体操作时，应根据病变部位及形态选择适宜的高频电刀，为优化操作视野，建议将病灶调整至内镜视野的 6 点钟方向。需特别关注食管及结肠等管壁较薄部位，推荐采用低功率电凝模式，并严格控制单次通电时间（≤ 0.5s），以避免深层组织热损伤。

1. 标记要点

（1）可用 Hook 刀或 Dual 刀，刀头缩回刀鞘内，标记顺序一般是由远及近，先低位后高位，这样是为了避免标记后出血影响对其他病变边界的观察。标记点一般距病变边缘 0.5cm，如果是未分化癌在阴性活检外 1.0cm，两标记点之间的距离为 0.5cm，以确保预切开过程中下一个标记点在视野内。标记时不要依据病变形状进行标记，一般标记成圆弧形。标记结束后，在标记圈内紧邻标记点且没有病变处标记 2 点、进行肛侧或口侧的双标记，以便后续标本的处理。如果除口侧或肛侧外，进行病变两侧标记，更易于对病理及内镜还原识别。

（2）如何确定 0.5cm 呢？可根据刀头外鞘直径 0.3cm，一般两点之间间隔约 1 个单位刀头即可。

（3）对于初学者或者食管病变碘染色后，可先标记出预切开弧形轮廓的主要几个点，然后再做补充，以免标记时间长碘染褪色。

2. 标记功率

（1）食管、十二指肠：柔和电凝，效率 6，功率 80W。

（2）结肠、直肠：柔和电凝，效率 3 或 4，功率 80W。

（3）贲门、胃：强力电凝，效率 3，功率 50W。

3. 标记技巧　标记时将标记区域置于镜下视野 5 ～ 7 点位方向，调整好刀头距离，右手持镜身，将刀头抵在黏膜上，然后 up 大螺旋、抵住黏膜上，右手再略送镜，为了进一步抵在黏膜，如果还是标记不清，可以在标记同时略吸气，使刀头与标记处黏膜垂直。对于难以接近的部位（如贲门翻转标记时），可以把刀头伸长一点抵住黏膜进行标记。

4. 标记中注意事项

（1）水和黏液会影响刀通电，标记前将病变表面的水和黏液处理干净，擦干净刀头再进行标记。

（2）标记时一般不带透明帽，因透明帽会影响对病变的观察。如出现食管痉挛或者结直肠病变位于皱襞处暴露不清病变范围时，可带透明帽进行标记。

（3）食管、结肠的病变范围通过白光和色素内镜比较明确，在病变外缘 0.5cm 进行标记能保证安全的侧切缘。但对于胃的未分化癌，往往不能依据白光内镜、放大内镜及色素内镜确定边界。对于未分化癌行 ESD 时，建议对病变周围做阴性活检，ESD 治疗时在阴性活检范围外 1cm 进行标记。

（4）大多数专家认为结直肠病变不需要标记，因为病变边界清楚，黏膜薄，标记有引起出血或穿孔的可能。但对于初学者，为确切保证术后标本侧切缘阴性，肠道 ESD 操作可以像上消化道 ESD 一样做标记。

（二）黏膜下注射

在完成病灶标记后，需精准穿刺注射针至标记点外侧区域进行黏膜下注射（submucosal injection）。为确保注射效果和安全性，推荐采用多点注射法，每点间隔 5 ～ 8mm，以使病灶充分隆起，并与固有肌层形成安全的分离平面。这一操作有助于降低剥离过程中肌层损伤的风险，并为病理评估提供完整的层次结构。注射剂的选择需兼顾隆起维持时间与组织相容性，注射点在邻近标记点外侧进行，使标记点外侧隆起最高。注射方向由远及近，先低位后高位，保证下一针注射面向隆起，而非隆起背侧，即后一针在前一针的"山脚"进针。黏膜下注射后要保证标记点外为同一高度、同一平面，尤其口侧是预切开关键起点位置，因此口侧黏膜下注射不能出现凹陷。食管的病变，注射过高，食管腔变窄，影响预切开运刀过程，所以应适可而止。具体方案如下。

1. **基础注射剂** 推荐使用改良甘油果糖复合液（200ml甘油果糖＋肾上腺素0.5mg+0.2% 靛胭脂5ml），该配方可使黏膜下隆起维持时间延长至15～20min。需特别注意的是，肾上腺素浓度应严格控制在0.002 5%～0.005%（即1∶400 000～1∶200 000稀释度），高血压患者建议采用无肾上腺素配方，见表1-4。

表1-4　基础注射剂注射量及压力控制建议

部位	单点注射量	压力控制	循证依据
食管	0.5～1ml	≤15mmHg	注射量＞1ml增加纵隔气肿风险
胃窦	1～2ml	20～25mmHg	维持隆起高度≥5mm达20min
直肠	2～3ml	自动压力泵调控	避免过度注射导致肠腔塌陷

2. **纤维化病变专用制剂** 对于存在黏膜下层纤维化的病变（如瘢痕期溃疡旁病变），推荐使用0.4%透明质酸钠溶液。注射前需通过预注射试验（0.5ml甘油果糖）确认有效隆起始点，随后在该点注入透明质酸溶液，可显著提高纤维化区域的剥离效率。

3. **解剖特异性注射规范** 操作中需动态监测黏膜隆起形态，采用电子染色内镜（如BLI/Linked Color Imaging）评估液体扩散均匀性。对于管腔狭窄部位（如食管狭窄段），建议联合CO_2注气维持腔道开放，同时采用超声内镜实时监测注射深度（黏膜下层厚度≥1mm为安全阈值）。术后需记录总注射量及液体分布特征，为病理医师提供黏膜下浸润深度评估依据。

（三）切开

顺利切开（incision）病灶边缘是ESD治疗的关键步骤。通常，预切开首先在病变的远侧端进行。对于空间有限的部位（如食管），从近端开始切开将会使操作过程中确认切开程度变得困难，因此建议先行预切开，再进行全周切开操作。操作时，应选择合适的高频刀，在标记外侧5mm左右处进行1～2mm的小切开，使高频刀能够插入黏膜下层。需特别注意，由于针状刀的先端不绝缘，在进行预切开时应避免穿孔的发生。随后，沿标记点或其外侧缘进行切开，深入切开黏膜下层，确保剥离过程中黏膜下层的结缔组织充分暴露。若局部切除困难，且在空间允许的情况下，可使用翻转内镜的技术方法。切开深度应足够以使黏膜下层的结缔组织暴露，否则会增加剥离难度。切开过程中若出现出血，应暂停操作并冲洗创面，明确出血点后再进行电凝止血处理。具体步骤如下。

（1）预切开前：根据病变部位对ESD整个过程先进行整体设计，不是所有病变都要全周预切开。一般原则：首先从位置比较低、易积水及比较难切的地方开始，同时考虑重力效应，保证充分预切开。预切开使用非绝缘型刀时，尽量避免由远端向近端退镜或往回拉刀的切除方向（贲门、胃底部病变，翻转位操作除外），因为这种情况会让刀向肌层靠近，如控镜或控刀不稳，容易导致穿孔。

（2）初步预切开：黏膜层完全切开，黏膜下血管裸露；深度预切开：处理黏膜下血管后，充分切开黏膜下组织，使剥离区域与非剥离区域黏膜充分分离，并保留固有肌层筋膜完整。

（3）预切开范围与病变大小、位置和术者的操作水平有关。

（4）黏膜下注射后或设计好切除策略后，对于初学者，在预切开前，先按设计的弧线走一遍内镜，找一下手感。

（5）预切开过程中，对于明确的血管出血，应积极处理；对于黏膜面的出血，如不影响视野，暂不处理，重点在于液体垫消失前完成深度预切开，在深度预切开完成后再处理出血点。

（6）在运刀过程中，刀走，脚踩踏板；刀不动，不要踩踏板。避免刀固定在一个位置一直处于切除的过程，从而避免穿孔。

（7）脚踏和附送水踏板位置是固定好的，对于 ESD 以 mm 计算的精细动作，一个低头或伸腿够脚踏的动作会导致镜下移位。所以，在准备切开前，要固定好踏板位置，放在一个适合自己的位置，做到不看踏板能准确地在电切和电凝踏板上移动。附送水踏板也是如此。

切开的时机一定是局部注射液在黏膜下层保持最多的时候。成功切开黏膜的技巧是刀刃在合适的角度和深度切割。环形切开可从病变的一端开始，沿标记点外侧缘逐步向另一端推进，也可选择病变最易操作的部位先行切开，然后向两侧延伸，如图 1-3。

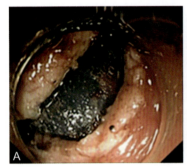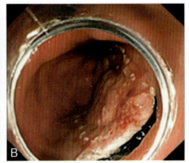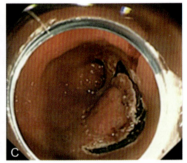

图 1-3　胃窦大弯侧偏后壁病变环形切开
A. 从病变的口侧端开始切开；B、C. 沿标记点外侧缘向两侧延伸

黏膜切开过程中势必需要突破一次血管和脂肪，在黏膜切开后用凝固模式进行切开缘的修整非常重要。尤其是对于开始剥离的部位要彻底修整好。切开缘进行像描图一样的修整，处理了血管网和脂肪，需要剥离的层就容易展开，更容易调节剥离的深度。另外通过充分的切开及修整，病变与周围部分的黏膜下层被隔断，病变部分的局部注射液不会弥散到周围，容易保持隆起。

ESD 手术中，出血是使胃肿瘤手术技术具有挑战性的因素之一，尤其是在胃体的前后壁，由于血管丰富，经常发生出血。口袋创建法（pocket creation method，PCM）是一种减少黏膜切开和修整过程中出血的有效策略。在病变近端创建口袋后，向病变远端进行黏膜下剥离，在口袋内，穿透血管很容易被识别，并在扩大黏膜下口袋的同时用刀凝固这些血管，当黏膜下口袋到达病变下方的远端时，在切开其余边缘之前，由于 PCM 期间凝固了穿透血管，减少了流向黏膜的血流，黏膜下层的分支血管明显收缩，此时进行切开，虽然有少量出血，但很容易用刀控制。

在切开过程中，如果被刀拉着的黏膜还没有被切开，不要再用力，而是在原地再踩一次脚踏板。不是一直用力一直切下去，要在切完的时候将刀的前端停止在终点。要切到黏膜肌层被确实切开的深度，切开后要确认黏膜肌层是否被切断，如果发现黏膜肌层有白色纤维一样的残留要追加切开。确切地切到黏膜肌层后，黏膜由于丧失了黏膜肌层的收缩力，切开线像开口样圆形延展开。通过内镜的放大和斜视功能，清晰辨别黏膜下层与肌层的界限，确保切割始终在黏膜下层进行。

在切不开的时候首先要思考是不是出现以下情况：刀的牵拉力量不够，刀鞘进入过深，没有切断的黏膜接触的是非通电部位，出血、黏液、注射液等存留在需切开的部位导致电流密度下降，切开的黏膜和刀不垂直接触，黏膜挑成皱褶导致接触面积过大电流上不去等。

应边切边观察组织层次和血管分布，遇到血管时及时进行电凝止血处理，防止出血影响手术视野。黏膜肌层下方有丰富的脂肪和血管网，因此在追加切开黏膜肌层时，有时候能看到血管，要用凝固电流像描图一样地切开黏膜肌层以防止出血。这时可以反方向回刀切开，也可以再次在相同的方向像描图一样切开。即使是发生了出血，由于已经剥离了一部分黏膜下层，还是可以明确出血点的。如果犹豫不决、切得表浅造成出血，究竟哪里在出血也看不清楚，就会出现双重困难。

Endo Cut 的设计理念是 Auto Cut 和 Soft Coag 交替输出模式，Endo Cut 通过持续时间（Duration）设定 Auto Cut 的输出时间，通过效果（Effect）设定 Soft Coag 的输出功率，通过间隔（Interval）设定整个周期的时间。有很多内镜医师在 Endo Cut 模式下采用断续踩下脚踏板的方式进行剥离，如果采用持续踩脚踏板的方式，将间隔时间缩短也可以增加单位时间 Auto Cut 的输出频率，增加切割量。

（四）黏膜下剥离

在进行黏膜下剥离（submucosal dissection）前，需判断病灶的抬举情况。随着时间的延长，黏膜下注射的液体会被逐渐吸收，必要时应追加注射液体以维持病灶的充分抬举。在剥离过程中，按照病灶的具体情况选择合适的治疗内镜和附件。如果肿瘤暴露始终困难，可以利用透明帽推开黏膜下层的结缔组织，从而更好地暴露剥离视野。

在 ESD 过程中，术中出血不可避免，因此预防出血要比止血更为重要。术中应及时发现裸露血管，并进行处理。对于小型黏膜下层血管，可以使用高频刀或氩等离子体凝固术（APC）进行直接电凝；对于较粗的血管，则应使用热活检钳钳夹并进行电凝止血。对于术中出现的出血，应暂停剥离操作并及时冲洗创面，确保视野清晰，必要时可通过调整体位来获得更好的视野。一旦明确出血点，使用高频刀、热凝钳或止血夹等进行止血处理。

根据不同的病变部位和术者的操作习惯，可选择不同的刀具进行剥离。剥离过程中，建议使用拉镜或旋镜沿病变基底的切线方向进行操作，力的方向应与管壁平行，以减少穿孔的风险。以下是剥离操作的注意要点。

（1）剥离时要形成弧度，尽量贴近固有肌层，对遇到的血管要进行预处理。

（2）两侧带动中央，呈 V 字形剥离，逐步把两侧的黏膜剥离，使剥离区域宽度变窄（即逐步将 V 字缩窄、缩小的过程），最终达到一刀就能把剩余剥离区域完成。

（3）在两侧剥离时，优先剥离低位侧，低位剥离至透明帽能自由进入的程度。

（4）剥离过程充分利用重力作用，通过适当改变体位，利用重力的影响，使病变组织得到自重牵引，避免水下浸泡，进而改善 ESD 操作视野，便于切开和剥离。尤其对于肠道的病变，应及时更换体位，暴露更好的视野。

（5）剥离手法。镜带刀：右手控镜，刀头固定，靠左手和右手旋转内镜进行；刀带镜：右手控刀，靠左手旋转进行。

（五）创面处理

创面处理（wound management）包括病灶剥离后的血管处理及边缘检查。剥离后，创面上所有可见血管需要进行预防性止血处理。对于可能发生渗血的部位，可以使用止血钳（图 1-4）、热凝钳、APC 等进行处理，必要时还可以使用金属夹夹闭。对于剥离较深或肌层出现裂隙的部位，需使用金属夹进行夹闭以防止穿孔。操作要点如下。

（1）剥离时要形成弧度，尽量贴近固有肌层，对遇到的血管要进行预处理。

（2）两侧带动中央，呈 V 字形剥离，逐步把两侧的黏膜剥离，使剥离区域宽度变窄（即逐步将 V 字缩窄、缩小的过程），最终达到一刀就能把剩余剥离区域完成。

（3）在两侧剥离时，优先剥离低位侧，低位剥离至透明帽能自由进入的程度。

（4）剥离过程充分利用重力作用，尤其对于肠道的病变，应及时更换体位，暴露更好的视野。

（5）剥离手法。镜带刀：右手控镜，刀头固定，靠左手和右手旋转内镜进行；刀带镜：右手控刀，靠左手旋转进行。

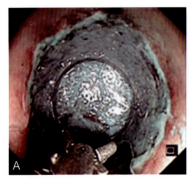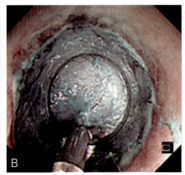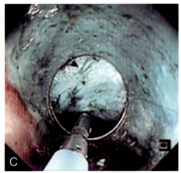

图 1-4　对可见血管，可以使用止血钳预防性电凝
A. 创面可见血管；B. 止血钳夹住血管；C. 电凝

（六）操作注意事项

ESD 的切割和剥离过程使用的器械较为复杂，手术时间较长，且患者在清醒状态下难以忍受。因此，建议大多数手术在全身麻醉气管插管的状态下进行，这样可以保证手术的安全性。对不具备麻醉条件的单位或患者，不建议进行 ESD 治疗。

对于来源于黏膜层、黏膜肌层及黏膜下层的病变，通常可以通过 ESD 进行完整剥离。然而，以下两类病变较为困难：①异位胰腺，通常位于黏膜下层并与固有肌层紧密结合，剥离较为困难；② EMR 术后复发的患者，由于黏膜下层形成大量瘢痕组织，剥离同样困难。

胃黏膜病变 ESD 治疗较为常见且操作难度相对较低，直肠病变次之，食管和结肠黏膜病变 ESD 治疗最具挑战性。胃的不同部位操作难度不同：胃窦部较易操作，胃体适中，胃底部最难；小弯侧操作最易，前后壁次之，大弯侧最难。病变越大，操作难度越高，带有瘢痕的病变也更难治疗。初学者应从简单病例开始，逐步提升操作难度。

二、术后处理

（一）病理标本

如图 1-5，病理标本应用大头针固定四周，测量病灶最大长径和与之垂直的短径，4% 甲醛固定后送病理检查，确定病变性质及病灶切缘和基底有无病变累及。

（二）饮食

术后第 1 天，患者应严格禁食，并进行常规补液，同时给予质子泵抑制剂（PPI）和黏膜保护剂治疗，观察腹部体征。如有需要，可进行胃肠减压，并监测是否出现消化道出血。若发生出血，适当加用抗生素和止血药物。术后第 2 天，若无出血和腹痛等异常表现，可逐步恢复流质饮食；术后第 3 天可进软食。对于迟发性出血的情况，应尽早在内镜下进行紧急止血处理。

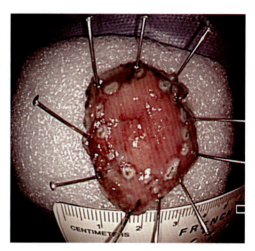

图 1-5　**标本固定**
用大头针四周固定病灶标本

（三）围手术期用药

胃 ESD 围手术期用药旨在为手术操作提供最佳环境、保障操作安全、防治并发症及促进术后溃疡愈合。常用的药物包括祛泡剂、黏液祛除剂、解痉药等。

1. *祛泡剂和黏液祛除剂*　这类药物有助于改善胃 ESD 的视野，推荐在手术前 10 ～ 30min 口服。常见药物包括链霉蛋白酶、二甲硅油（西甲硅油）及碳酸氢钠，通常与 50 ～ 100ml 的饮用水混合使用。患者服药后应尽量变换体位，以发挥药物的最大效用。对于接受镇静或麻醉的患者，可按需服用小剂量的黏膜清洁剂。

2. *解痉药*　解痉药如丁溴东莨菪碱可帮助维持相对稳定的内镜操作环境。建议术前 3 分钟给予 10 ～ 20mg 的缓慢静脉注射，特别对于手术时间较长的患者，可以适量追加。此类药物禁用于伴有严重心脏病、胃肠道机械性狭窄、重症肌无力、青光眼或前列腺增生的患者。

（郭雨栋　张学彦）

第七节　ESD 术后处理

一、ESD 术后药物治疗

ESD 术后的药物治疗在促进创面愈合、预防并发症及减轻患者症状方面起着至关重要的作用。不同药物在术后不同阶段的应用可有效减少复发、出血和感染等风险。

（一）预防术后并发症用药

1. 抑酸药　质子泵抑制剂（PPI）是胃 ESD 术后预防出血及促进人工溃疡愈合的首选药物。研究建议从手术当天起使用静脉注射 PPI（如泮托拉唑 40mg，每 12 小时 1 次），2～3d 后可改为口服常规剂量（如泮托拉唑 40mg，每日 1 次），疗程通常为 4～8 周。对于具有迟发性出血风险的患者，建议延长 PPI 疗程至 8 周。与 H_2 受体拮抗剂（H_2RA）相比，PPI 在预防出血和促进溃疡愈合方面具有明显优势。

2. 抗酸药及胃黏膜保护剂　抗酸药（如氢氧化铝、铝碳酸镁）具有中和胃酸的作用，建议与 PPI 联合使用以提高治疗效果。胃黏膜保护剂，如瑞巴派特（100mg/ 次，每日 3 次），与 PPI 联合使用能够显著改善术后溃疡的愈合质量，尤其适用于存在延迟愈合风险的患者。

3. 止血药物　目前尚无证据支持止血药物在胃 ESD 术后出血的预防或治疗中作为一线药物使用。部分药物具有致血栓的潜在风险，因此不推荐广泛使用。对于无凝血功能障碍的患者，应避免滥用此类药物；对于有血栓栓塞风险的患者，应慎用或禁用。

4. 围手术期抗菌药物　围手术期不推荐常规使用抗菌药物，但对于术前评估切除范围大、操作时间长或消化道穿孔高危的患者，尤其是高龄、糖尿病、免疫功能低下等感染高风险患者，可考虑预防性使用抗菌药物。术后抗菌药物的使用时间一般不超过 72h，选用第 1 代或第 2 代头孢菌素，酌情加用硝基咪唑类药物。

（二）术后迟发性出血辅助用药

对于术后迟发性出血，首选方法是内镜下止血。大剂量静脉应用 PPI 有助于迅速提高胃内 pH 至 6 以上，促进血小板聚集并防止血凝块溶解，从而有助于止血并预防再出血。

（三）围手术期根除幽门螺杆菌（*Hp*）治疗

对于接受胃 ESD 治疗的早期胃癌患者，推荐根除幽门螺杆菌（*Hp*）以预防异时性胃癌的发生。根除 *Hp* 不仅有助于减少胃癌的发生，也对术后患者的胃癌预防具有重要作用。

（四）特殊人群的围手术期用药

对于服用抗栓药物的患者，围手术期用药调整应综合考虑出血与血栓栓塞的风险。胃 ESD 属于高风险出血操作，需根据患者的血栓栓塞风险和出血风险制订个体化的治疗方案。高危血栓栓塞风险患者应进行多学科会诊，并根据评估结果选择合适的抗栓药物调整方案。对于低危血栓栓塞风险患者，建议术前停用抗栓药物，抗血小板药物停用至少 5d，华法林停用 5d，并确保术前国际标准化比值（INR）降至 1.5 以下。停药过长可能增加血栓风险，术后应尽快恢复抗栓治疗，并在术后 12～24h 密切监测出血征象。此外，老年人、肝硬化患者和慢性肾脏病患者应根据个体风险评估采取适当的预防措施，以确保围手术期的安全。

总之，ESD 术后的药物治疗应根据患者的具体情况进行个性化选择，并注重不同药物间的联合应用，以确保治疗效果并降低并发症的发生。

二、ESD 术后复查及随访

ESD 术后的随访至关重要，目的是监测术后病变的局部复发情况，并确保患者获得长期的临床康复。通常，在术后第 1 年进行 3 次复查，分别为术后 3 个月、6 个月及 12 个月，之后每年进行一次内镜复查。若术后两年内未见局部复发，通常可认为患者已经治愈。对于胃癌患者，国内的早期胃癌内镜下切除治愈性评估，主要参照日本消化内镜协会 2016年制定的早期胃癌内镜下切除指南。此外，对于结直肠的腺瘤或早期癌症，若内镜切除后肿瘤边界不清晰或治愈性难以准确评估，建议术后 6 个月内进行复查，并参照日本消化内镜协会 2019 年版的结直肠 ESD/EMR 指南。

如果随访过程中发现局部复发，可以考虑再次进行 ESD 治疗，但若发现黏膜下层已有浸润，可能需要考虑外科手术。对于完全切除的肿瘤，术后每年进行一次内镜复查即可，主要目的是检查是否有新的病变，局部复发率通常较低。对于那些未能完全切除或切缘不清晰的肿瘤，若未出现局部淋巴结转移，术后前 3 年每 6 个月需要进行复查内镜检查，以便尽早发现局部复发。同时，结合 CT 检查以及肿瘤标志物（如 CEA、CA19-9 等）的辅助检测，可帮助评估病变的进展情况，并排除其他部位的远处转移。

通过这些循序渐进、系统性的随访措施，不仅能够确保早期发现复发病变，还能够为患者提供更好的长期管理和治疗方案，从而有效降低 ESD 治疗后的复发风险，并提高患者的生存质量。

（郭雨栋　王权蓉）

第八节　ESD 并发症及相应处理措施

内镜黏膜下剥离术（ESD）是一项高精度、高风险的治疗技术。尽管其治疗效果显著，但在临床应用过程中，不可避免地会出现一定的并发症。出血、穿孔、狭窄等并发症是 ESD 治疗中较为常见且具有挑战性的难题。为确保患者的安全与治疗效果，及时识别和妥善处理这些并发症至关重要。ESD 手术可能出现治疗失败及其他并发症（如部分患者可能会因治疗前应用的相关药物出现头晕、皮疹、哮喘等过敏反应，极少数患者还可能会出现心律失常、心肌梗死、脑卒中、低氧血症或肺炎等并发症，尤其是高龄或存在危险因素患者更应该提高警惕）。治疗过程中如发生消化道穿孔或持续出血，或通过内镜难以完全切除病变，或考虑并发症的发生风险较高时，则可能需要及时调整治疗方案变更治疗方法。

一、出血

出血是 ESD 常见的并发症之一，包括术中出血和术后迟发性出血。

（一）术中出血

1. 术中出血定义及危险因素　术中出血可分为急性少量出血和急性大量出血。急性少量出血通常表现为创面渗血或喷射性出血，持续时间不超过 1min，可通过内镜下止血成功止血；而急性大量出血则表现为持续性活动性渗血或喷射性出血，内镜下止血困难，通常需要中断手术或进行输血治疗，并且术后血红蛋白（Hb）较术前下降超过 20g/L。

其危险因素主要包括以下方面。

（1）病变位置：病变位于贲门、胃体上 2/3 部位时，因该区域黏膜下层血供丰富，发生出血的概率较高。

（2）病变大小：病变直径大于 4cm 时，出血风险显著增加，尤其是胃黏膜下肿瘤。

（3）特殊病变：例如异位胰腺，由于其具有固有肌层来源的交通支动脉血供，容易导致术中出血。

2. 处理措施　ESD 术中的出血大多数通过内镜下止血或内科治疗可有效止血。术中快速、精准地定位出血点并采取恰当的止血措施至关重要，常用的止血方法包括以下几种。

（1）药物止血：使用去甲肾上腺素 + 冰盐水溶液冲洗可有效控制少量渗血。需要特别注意的是，对于高龄及合并心血管疾病的患者，应谨慎使用。

（2）电凝：对于小血管，电凝可直接处理，而较大血管可使用热活检钳进行烧灼。但反复、多次使用电凝可能会引起组织损伤，甚至导致穿孔等并发症，因此应避免过度使用。

（3）氩等离子体凝固术：通过喷洒氩气使组织凝固，常用于病灶剥离后对创面血管的止血。其优点是非接触式操作，但缺点是无法有效止搏动性出血，且在操作中可能产生大量烟雾，需频繁吸除。

（4）止血夹：止血夹适用于严重出血，能够有效控制创面出血，且不会引起明显的组织损伤。需注意，使用止血夹可能会影响剥离操作，并阻碍视野，应谨慎使用。

（5）外科手术：对于内镜及内科治疗无法控制的严重出血，应中止手术，转为外科手术并考虑输血治疗。

（6）预防性止血：术前充分评估，通过 CT 等辅助检查手段明确大血管所在位置，在合适的黏膜下层层面进行剥离，在切开或剥离过程中，发现裸露血管，及时电凝处理，遇到可见的动脉血管应先予电热活检钳电凝止血或金属夹夹闭止血，一旦发生动脉性出血，容易发生血管残端回缩而导致内镜下止血失败，必要时转外科手术。除此以外还可反复行黏膜下注射，黏膜下注射可将病灶充分抬起，与肌层分离，有利于 ESD 完整地切除病灶，而不容易损伤固有肌层，减少出血、穿孔等并发症的发生。常用的注射剂有生理盐水（含少量肾上腺素和靛胭脂）、甘油果糖、透明质酸等。

（二）术后迟发性出血

1. 定义及危险因素　术后迟发性出血指内镜治疗术后出血且需要再次行内镜下止血的情况。一般具备以下至少 2 项者，即可诊断：①症状：呕血、黑粪、头晕等症状；②内镜治疗前后血红蛋白下降 > 20g/L；③内镜下治疗前后血压下降 > 20mmHg（1mmHg = 0.133kPa）或心率增加 > 20 次 / 分；④胃镜检查提示 ESD 术后溃疡出血。

危险因素包括以下方面。①病变位置：胃中下部和盲肠的病变比其他部位更容易发生迟发性出血；病变大小和形态：病变直径 ≥ 4cm，扁平型病变发生迟发性出血的概率较高。②病理类型：癌变组织出血的风险高于非典型增生。③手术时间和年龄：手术时间较长（> 75min）及患者年龄超过 80 岁为高危因素。④既往服用抗血小板药物。⑤长期使用抗血小板药物的患者，术后出血风险较高。⑥操作者经验：从事 ESD 工作少于 5 年的操作者，操作过程中可能更容易发生出血。

2. 迟发性出血的处理　治疗方案包括内科治疗、内镜治疗和外科治疗。

（1）内科保守治疗：适用于生命体征稳定、出血量不大的患者，采取禁食、静脉营养、抑酸、抗炎、止血药物等措施。

（2）内镜治疗：常用电热活检钳或钛夹进行止血，方法与术中出血相似。

（3）外科或介入治疗：对于内镜治疗无效或出血反复的患者，可以考虑外科手术或介入治疗。

（4）预防迟发性出血：术后可使用质子泵抑制剂（PPI）进行预防性治疗，同时术中要仔细处理裸露的血管，进行电凝止血。

二、穿孔

穿孔是 ESD 最严重的并发症之一，通常可分为术中穿孔和术后迟发性穿孔。

（一）术中穿孔

1. 定义及危险因素　术中穿孔指在手术过程中通过内镜直视发现的穿孔，通常伴有腹膜刺激征或术后 X 线 /CT 影像学表现。术中穿孔的危险因素包括以下几种。①病变位置：贲门胃底的病变易导致穿孔；②病变直径：大于 2cm 的病变增加穿孔的风险；③黏膜下浸润深度：深层浸润或有溃疡瘢痕的病变易导致穿孔；④手术时间：手术时间较长（＞ 2h）增加穿孔风险。

2. 处理　术中穿孔的处理原则如下。

（1）穿孔较小（通常≤ 1cm），且无大量腔内容物溢漏至纵隔、腹腔和腹膜后时，可通过止血夹或其他设备夹闭穿孔。

（2）当穿孔较大且有大量空气进入腹腔时，应尽快用空针经皮穿刺抽气，缓解腹腔内压力，金属夹夹闭穿孔后，需术后进行胃肠减压，注意关注引流液的性状和量，必要时抗生素预防感染，经以上保守治疗，一般可避免外科手术。当大的穿孔出现大量气腹时，可能出现生命体征异常，应根据不同情况中止 ESD，改为 EMR 快速切除后进行修补，必要时转外科手术。

（3）避免发生穿孔最重要的一点是要在 ESD 过程中始终保持操作视野清晰，其中反复多次的黏膜下注射，使黏膜层抬高，与固有肌层分离，有效保持清晰的术野。此外，术前超声内镜检查，明确病变位置及形态，手术中在易穿孔部位的谨慎操作都有助于预防穿孔发生。

（二）术后迟发性穿孔

1. 定义　术后迟发性穿孔通常发生在术后 1 ～ 2d，原因多为烧灼或坏死组织脱落引起。若穿孔较小且无严重腹膜炎，可以通过保守治疗如禁食、抗生素治疗等进行处理；若未能愈合或腹膜炎症状明显，需进行外科治疗。

2. 处理　如若发现早、穿孔较小，且未发生严重纵隔炎或广泛性腹膜炎，可保守治疗，采用包括放置鼻胃管、禁食、静脉给予抗菌药物等保守治疗，上消化道 ESD 可应用 PPI。虽然少部分患者通过保守治疗和密切随访可成功治疗迟发性穿孔，但是如果穿孔未能闭合或者怀疑出现腹膜炎征象，应当请外科医师参与评估是否需要外科治疗。

三、术后消化道狭窄

ESD 术后，出现吞咽困难和恶心等临床症状，内镜检查出现常规内镜不能通过，即可确定发生了 ESD 术后狭窄。狭窄可发生于 ESD 术后几周的溃疡愈合期间，其原因是内镜治疗形成的人工溃疡愈合形成瘢痕，瘢痕皱缩引起消化道管腔变窄，从而影响通过。狭窄是 ESD 术后的一种严重迟发性并发症，可导致进食不顺或梗阻，会明显降低患者生活质量。ESD 术后狭窄主要发生于食管，胃与结直肠 ESD 引起的狭窄并不常见，主要发生在贲门、幽门或胃窦有大病变的患者。超过 3/4 的环向黏膜切除、组织浸润深度达黏膜固有层和＞5cm 的纵向黏膜切除是 ESD 术后狭窄的危险因素。

内镜球囊扩张是一种有效的治疗方法，多数患者通过多次内镜球囊扩张，症状可得到有效缓解。推荐在具有狭窄危险因素的患者中，进行定期内镜随访，建议在狭窄真正形成前开始进行内镜球囊扩张治疗。预防性应用内镜球囊扩张，可避免狭窄区域压力过高，从而减少并发症发生。需要注意的是，内镜球囊扩张可能会引起穿孔。对于高危穿孔患者，球囊扩张期间进行早期干预可避免穿孔的发生。若狭窄不适合内镜治疗，则可进行手术治疗。此外，有研究显示胃 ESD 术后应用糖皮质激素可预防和治疗狭窄，但还有待进一步验证。

四、术后电凝综合征

术后电凝综合征是指术后出现腹痛、发热等症状，可能由于电凝时对肌层的热损伤或腹膜炎引起。大多数病例通过保守治疗可以得到缓解。

五、其他少见并发症

①一过性菌血症：其发生率及危险性均较低，且绝大多数经抗生素经验治疗及保守治疗可获得缓解；②蜂窝织炎：是一种严重且罕见的并发症，大多数经抗生素针对治疗可缓解。

此外，严格掌握 ESD 的适应证和禁忌证，术前进行完善的检查，尤其是对于凝血功能及超声内镜检查，重视并开展内镜黏膜下剥离术的规范化操作，进行规范化的术后管理，采取预防并发症发生的有效措施，尽量避免和减少 ESD 术后并发症，发现并发症及时对其采取高效的处理措施，这样可大大促进 ESD 在临床的应用并提高其治疗效果，保证 ESD 医疗安全。

（郭雨栋　周　蔓）

第九节　ESD 难题与应对策略

内镜黏膜下剥离术（ESD）作为一种微创治疗技术，在早期消化道肿瘤的治疗中展现出显著优势，能够实现病变的整块切除（en-bloc resection），避免传统开腹手术带来的创伤及器官功能丧失。然而，ESD 在临床应用中仍面临诸多挑战，包括技术复杂性、并发症风险及患者接受度等问题。以下从多个维度对 ESD 的挑战进行系统性分析。

一、患者接受度与心理障碍

ESD 作为一种新兴的内镜治疗技术，患者对其认知度较低，尤其是在面对消化道早期癌变时，部分患者对 ESD 的根治性存疑，更倾向于选择传统外科手术。这种现象在临床中并不罕见，尤其是在符合 ESD 绝对适应证（如局限于黏膜层的早期胃癌或结直肠癌）的患者中。因此，内镜医师需加强患者教育，通过多学科协作（multidisciplinary team，MDT）与外科医师充分沟通，确保患者获得基于循证医学的最佳治疗方案。

二、术前病变评估的复杂性

ESD 的成功实施依赖于对病变性质的精准评估。内镜医师需结合多种内镜成像技术，包括白光内镜（white light endoscopy，WLE）、染色内镜（chromoendoscopy）、窄带成像（narrow band imaging，NBI）及放大内镜（magnifying endoscopy），对病变的形态学特征及微血管结构进行细致观察。此外，超声内镜（endoscopic ultrasound，EUS）可进一步评估病变浸润深度（T 分期），以明确是否符合 ESD 适应证。这一过程对医师的经验及技术要求较高，且需结合病理学检查结果进行综合判断。

三、操作技术难度与时间消耗

ESD 相较于传统内镜下黏膜切除术（endoscopic mucosal resection，EMR）具有更高的技术复杂性。对于直径超过 3cm 的病变，完整剥离（complete resection）的难度显著增加，尤其是在消化道管壁较薄（如食管或直肠）或解剖结构复杂的区域（如结肠肝曲）。此外，血运丰富的病变在 ESD 术中易发生出血，导致视物模糊，需反复进行止血及冲洗，进一步延长手术时间。研究表明，ESD 的平均操作时间显著长于 EMR，且与病变大小、位置及术者经验密切相关。

四、并发症风险与术中管理

ESD 术中及术后并发症的发生率较高，主要包括出血、穿孔及术后狭窄等。术中出血是 ESD 最常见的并发症，尤其是在黏膜下层血管丰富的区域（如胃体或直肠）。穿孔的发生率虽较低，但一旦发生，在内科处理无效时，可能需紧急外科干预。此外，术后狭窄多见于食管或幽门部位的 ESD 术后，需通过球囊扩张或支架置入等进行治疗。这些并发症不仅增加了手术风险，也对术者的心理压力及技术能力提出了更高要求。

五、技术创新与辅助技术的应用

为降低 ESD 的操作难度及并发症风险，近年来涌现出多种辅助技术。其中，牵引辅助技术（traction-assisted ESD）通过改善手术视野暴露，显著提高了 ESD 的安全性和效率。此外，透明帽（transparent cap）的应用可部分缓解视野受限的问题，但在复杂病变中仍存在局限性。未来，随着人工智能（AI）辅助诊断系统及机器人辅助内镜等新技术的进一步发展，ESD 的精准性和安全性有望进一步提升。

　　综上所述，ESD 作为一种高难度的内镜治疗技术，在早期消化道肿瘤的治疗中具有重要价值，但其技术复杂，操作难度大，并且受病变的位置、大小及周围组织的影响，操作时间长，出现出血、穿孔等并发症的可能性较大，临床应用仍面临诸多挑战。在操作过程中，ESD 操作者需要对黏膜下层有一个清晰的认识，操作者能够清楚辨识病灶的黏膜下层并将其剥离，只有充分暴露病变组织的剥离层面，才能降低穿孔与出血的风险。通过加强患者教育、优化术前评估、提升操作技术及引入创新辅助手段，可显著提高 ESD 的成功率并降低并发症风险。未来，不断推进多学科协作及技术创新将是推动 ESD 发展的关键方向。

（张学彦　李　强）

参 考 文 献

北京市科委重大项目《早期胃癌治疗规范研究》专家组 ,2019. 早期胃癌内镜下规范化切除的专家共识意见（2018, 北京)[J]. 中华消化内镜杂志 , 36(6):381-392.

北京市科委重大项目《早期胃癌治疗规范研究》专家组 , 柴宁莉 , 翟亚奇 , 等 , 2018. 早期胃癌内镜下规范化切除的专家共识意见 (2018, 北京)[J]. 中华胃肠内镜电子杂志 , 5(2):49-60.

常虹 ,2011. 电子胃镜检查术的护理配合 [C]. 中华医学会继续教育部 . 全国医学发展中护理新理论、新进展研讨会暨护理管理、临床教学与心理护理学术交流会论文集 , 112-113.

程芮 , 李鹏 , 2017. 胃内镜黏膜下剥离术围术期指南 [J]. 中国医刊 , 52(12):12-24.

大圃研 , 港洋平 , 2019. 大圃流 ESD 手术技巧 [M]. 林香春 , 译 . 沈阳 : 辽宁科学技术出版社 .

杜静 , 韩勇 , 吴伟权 , 等 , 2017. 内镜黏膜下剥离术治疗消化道早期癌及癌前病变长期疗效的单中心回顾性队列分析 [J]. 中国内镜杂志 , 23(8):13-17.

杜奕奇 , 汪鹏 , 王邦茂 , 等 , 2013. 中国消化内镜诊疗相关肠道准备指南 (草案)[J]. 中国实用内科杂志 , 33(9):705-707.

范志宁 , 2014. 内镜下黏膜下剥术并发症处理的最新进展 [J]. 中国医疗器械信息 , 6:9-17.

郭曲练 , 程智刚 , 2016. 中华医学会麻醉学分会 . 日间手术麻醉专家共识 [J]. 临床麻醉学杂志 , 32(10):1017-1022.

国家消化内镜质控中心 , 国家麻醉质控中心 , 2019. 中国消化内镜诊疗镇静 / 麻醉操作技术规范 [J]. 临床麻醉学杂志 , 35(1):81-84.

国家消化系统疾病临床医学研究中心 , 中华医学会消化内镜学分会 , 中国医师协会消化医师分会 , 2017. 胃内镜黏膜下剥离术围术期指南 [J]. 中国医刊 , 52(12):12-24.

国家消化系统疾病临床医学研究中心 , 中华医学会消化内镜学分会 , 中国医师协会消化医师分会 , 2018. 胃内镜黏膜下剥离术围术期指南 [J]. 中国实用内科杂志 , 37(12):1055-1068.

何祎 , 陆薇 , 童珠红 , 2016. 早期结直肠癌及癌前病变患者经内镜下黏膜切除术与黏膜剥离术治疗的疗效比较 [J]. 中国内镜杂志 , 22(10):66-69.

赖圳宾 , 何洁 , 罗忠金 , 等 , 2015. 内镜黏膜下剥离术治疗胃黏膜下肿瘤的并发症与安全性分析 [J]. 实用临床医学 , 16(10):4-10.

刘枫 , 李兆申 , 2012. 内镜黏膜下剥离治疗器械的发展现状 [J]. 中华消化内镜杂志 , 29(12):661-664.

刘莉 , 史维 , 2014. ESD 术后并发及处置 [J]. 现代消化及介入诊疗 , 19(4):247-251.

刘姚江 , 林辉 , 樊超强 , 等 , 2018. 内镜黏膜下剥离术治疗食管早癌及癌前病变 384 例临床分析 [J]. 第三军医大学学报 , 40(11):1022-1027.

刘勇 , 王贵齐 , 2017. 内镜黏下剥离术治疗消化道早癌并发症的处理 [J]. 临床荟萃 , 32(11):921-924.

内镜黏膜下剥离术专家协组 , 2012. 消化道黏膜病变内镜黏膜下剥离术治疗专家共识 [J]. 中华胃肠外科杂志 , 15(10):1083-1086.

日本消化内镜学会 , 2014. 消化内镜指南 [M]. 第 3 版 . 汪旭 , 译 . 沈阳 : 辽宁科学技术出版社 :238-286.

王贵齐，张月明，2019. 消化道早癌内镜黏膜下剥离术 [M]. 北京：人民卫生出版社 .

吴贺华，董俊，张鸣青，等，2019. ESD 治疗消化道早癌及癌前病变的临床疗效及对患者生活质量的影响 [J]. 现代消化及介入诊疗，24(9):996-998.

吴文明，魏志，孙自勤，2016. 内镜下黏膜剥离术相关辅助牵引技术研究进展 [J]. 中华胃肠外科杂志，19(1):109-112.

姚礼庆，周平红，2009. 内镜下黏膜剥离术 [M]. 上海：复旦大学出版社，119-123.

张静，顾志菊，2019. 老年慢性功能性便秘肠镜检查中不同肠道准备方式的效果比较 [J]. 现代消化及介入诊疗，24(11):1307-1311.

张蓉，徐国良，2009. 内镜黏膜下剥离术治疗早期胃肠道肿瘤并发症及其处理 [J]. 中华肿瘤防治杂志，16(13):1036-1039.

张澍田，2017. 电子内镜 BLI 及 CLI 技术原理 [M]. 消化道早癌蓝激光成像技术诊断图谱 . 北京：人民卫生出版社 :1-6.

中华医学会消化内镜学分会，2015. 胃黏膜病变内镜黏膜下剥离术围手术期用药专家建议 [J]. 中华内科杂志，54(10):905-908.

中华医学会消化内镜学分会，2024. 中国早期胃癌内镜诊治共识 (2023，太原)[J]. 中华消化内镜杂志，41(6):421-442.

中华医学会消化内镜学分会，中国抗癌协会肿瘤内镜学专业委员会，2014．中国早期胃癌筛查及内镜诊治共识意见 (2014 年 4 月·长沙)[J]．中华消化内镜杂志，31(7):361-377.

中华医学会消化内镜学分会肠道学组，2008. 中国早期大肠癌内镜诊治共识意见 [J]. 中华消化内镜杂志，25(12):617-620.

中华医学会消化内镜学分会麻醉协作组，2019. 常见消化内镜手术麻醉管理专家共识 [J]. 临床麻醉学杂志，35(2):177-185.

中华医学会消化内镜学会消化系早癌内镜诊断与治疗协作组，2015. 中国早期结直肠癌及癌前病变筛查与诊治共识 (2014 年 11 月 1 日重庆)[J]. 中国医刊，50(2):14-30.

周平红，蔡明琰，姚礼庆 (整理)，2012. 消化道黏膜病变内镜黏膜下剥离术治疗专家共识 [J]. 中华胃肠外科杂志，15(10):1083-1086.

周平红，蔡明琰，姚礼庆，2012. 消化道黏膜病变内镜黏膜下剥离术的专家共识意见 [J]. 诊断学理论与实践，11(5):531-535.

周平红，姚礼庆，2012. 消化内镜切除术 [M]. 上海：复旦大学出版社 :242-303.

AJANI JA, D'AMICO TA, ALM HANNA K, et al., 2016. Gastric cancer, version 3.2016, NCCN clinical practice guidelines in oncology[J]. J Natl Compr Canc Netw, 14(10):1286-1312.

AKAGI T, YASUDA K, TAJIMA M, et al., 2011. Sodium alginate as an ideal submucosal injection material for endoscopic submucosal resection preliminary experimental and clinical study[J]．Gastrointest Endosc, 74(5):1026-1032.

ASGE STANDARDS OF PRACTICE COMMITTEE, KHASHAB MA, CHITHADI KV. et al., 2015. Antibiotic prophylaxis for GI endoscopy[J]. Gastrointest Endosc, 81(1):81-89.

ASGE TECHNOLOGY COMMITTEE, MAPLE JT, ABU DAYYEH BK, et al., 2015. Endoscopic submucosal dissection[J]. Gastrointest Endosc, 81(6):1311-1325.

BRAUNSTEIN ED, ROSENBERG R, GRESS F, 2014. Development and validation of a clinical prediction score(the SCOPE score)to predict sedation outcomes in patients undergoing endoscopic procedures[J]. Aliment Pharmacol Ther. 40(1):72-82.

FUJISHIRO M, YAHAGI N, KASHIMURA K, et al., 2004. Comparison of various submucosal injection solutions for maintaining mucosal elevation during endoscopic mucosal resection[J]. Endoscopy, 36(7):579-583.

GOUDRA B, SINGH PM, 2017. Airway management during upper GI endoscopic procedures:state of the art review[J]. Dig Dis Sci, 62(1):45-53.

JAPANESE GASTRIC CANCER ASSOCIATION, 2017.Japanese Gastric Cancer treatment guidelines 2014(ver.4)[J]. Gastric Canc, 20(1):1-19.

KIKUCHI D, IIZUKA T, HOTEYA S, et al., 2011. Usefulness of endoscopic ultrasound for the prediction of intraoperative bleeding of endoscopic submucosal dissection for gastric neoplasms[J]. J Gastroenterol Hepatol, 26(1):68-72.

KIM SI, JIN YJ, LEE SH, et al., 2015. Conscious sedation using midazolam and sequential flumazenil in cirrhotic patients for prophylactic endoscopic variceal ligation[J]. Digestion, 92(4):220-226.

LEE J U, PARK MS, YUN SH, et al., 2016. Risk factors and management for pyloric stenosis occurred after endoscopic submucosal dissection adjacent to pylorus[J]. Medicine(Baltimore), 95(50):e5633.

LIBANIO D, COSTA MN, PIMENTEL-NUNES P, et al., 2016. Risk factors for bleeding after gastric endoscopic submucosal dissection:a systematic review and meta-analysis[J]. Gastrointest Endosc, 84(4):572-586.

MENG F S, ZHANG ZH, WANG YM, et al., 2016. Comparison of endoscopic resection and gastrectomy for the treatment of early gastric cancer:a meta-analysis[J]. Surg Endosc, 30(9):3673-3683.

MOCHIZUKLI Y, SAITO Y, TANAKA T, et al., 2012. Endoscopic submucosal dissection combined with the placement of biodegradable stents for recurrent esophageal cancer after chemoradio therapy[J]. Gastrointest Cancer, 43(2):324-328.

OBARA K, HARUMA K, IRISAWA A, et al., 2015. Guidelines for sedation in gastroenterological endoscopy[J]. Dig Endosc, 27(4):435-449.

ONO H, YAO K, FUJISHIRO M, et al., 2016. Guidelines for endoscopic submucosal dissection and endoscopic mucosal resection for early gastric cancer[J]. Dig Endosc, 28(1):3-15.

PIMENTEL-NUNES P, DINIS-RIBEIRO M, PONCHON T, et al., 2015. Endoscopic submucosal dissection:European Society of Gastrointestinal Endoscopy(ESGE) guideline[J]. Endoscopy, 47(9):829-854.

SUMIYOSHI T, KONDO H, MINAGAWA T, et al., 2017. Risk factors and management for gastric stenosis after endoscopic submucosal dissection for gastric epithelial neoplasm[J]. Gastric Canc, 20(4):690-698.

SUZUKI H, ODA I, SEKIGUCHI M, et al., 2015. Management and associated factors of delayed perforation after gastricendoscopic submucosal dissection[J]. World J Gastroenterol, 21(44):12635-12643.

TANAKA S, KASHIDA H, SAITO Y, et al., 2020. Japan Gastroenterological Endoscopy Society Guidelines for colorectal endoscopic submucosal dissection/endoscopic mucosal resection[J]. Dig Endosc, 32(2):219-239.

TRAN T, RALMER M, TANG S J, et al., 2012．Injectable drug-eluting elastomeric polymer:a novel submucosal injection material[J]．Gastrointest Endosc, 75(5):1092-1097.

VAN DE VEN S, LELIVELD L, KLIMEK M, et al., 2019. Propofol sedation without endotracheal intubation is safe for endoscopic submucosal dissection in the esophagus and stomach[J]. United European Gastroenterol J. 7(3):405-411.

VEITH AM, VANBIERVLIET G, GERSHLICK AH, et al., 2016. Endoscopy in patients on antiplatelet or anticoagulant therapy, including direct oral anticoagulants:British Society of Gastroenterology(BSG)and European Society of Gastrointestinal Endoscopy(ESGE) guidelines[J]. Endoscopy, 48(4):385-402.

YAMAGUCHI D, YAMAGUCHIi N, TAKEUCHI Y, et al., 2017. Comparison of sedation between the endoscopy room and operation room during endoscopic submucosal dissection for neoplasms in the upper gastrointestinal tract[J]. BMC Gastroenterol. 17(1):127.

YAO K, NAGAHAMA T, MATSUI T, et al., 2013. Detection and characterization of early gastric cancer for curative endoscopic submucosal dissection[J]. Dig Endosc, 25:44-54.

ZHOU Y, Li X B, 2015. Endoscopic prediction of tumor margin and invasive depth in early Gastric Cancer[J]. J Dig Dis, 16(6):303-310.

第二章
ESD 操作技巧总论

第一节　掌握 ESD 辅助操作技巧的重要性

1974 年日本首先使用内镜息肉切除术治疗有蒂或亚蒂的早期胃癌，1994 年日本学者 Hosokawa 等应用 IT 刀治疗消化道早癌，开创了内镜黏膜下剥离术（endoscopic submucosal dissection，ESD），2006 年 ESD 传入我国后被视为内镜下的顶尖治疗技术。ESD 作为一种微创治疗手段，在保留器官结构完整性的基础上切除病变，以最小的创伤达到治愈疾病的目的，应用 ESD 治疗消化道肿瘤的临床报告呈逐年递增趋势。然而，ESD 操作复杂，对术者的技术水平和经验要求极高。掌握精湛的 ESD 技巧，是确保手术成功、减少并发症以及提升患者预后的核心要素。本节内容将结合国内外研究及临床实际病例深入探讨 ESD 的手术策略及技巧。ESD 作为治疗消化道早期肿瘤的核心技术，其成功依赖于对病变组织张力与术野暴露的精准控制。辅助操作技巧，尤其是牵引技术的应用，是提高 ESD 安全性、有效性和效率的关键环节。以下结合文献进展，从多角度阐述其重要性。

一、优化术野暴露，提高操作精准性

ESD 的核心挑战在于如何在狭窄的管腔内维持黏膜下层的清晰视野，辅助牵引技术通过物理牵拉或重力调整，显著改善术野暴露。例如：

（1）重力与体位调整：通过调整患者体位（如胃体后壁病变采用右侧卧位），利用重力自然牵拉黏膜，减少盲区。

（2）牵引装置辅助：金属夹联合丝线、弹力圈或磁力锚等装置可主动牵拉病变组织，形成稳定的张力平面。例如，金属夹丝线联合牵引技术通过"滑轮组"效应，可向肛侧方向施力，改善剥离视野。

（3）内镜辅助附件应用：透明帽或双通道内镜通过机械推拉或协同操作，直接辅助黏膜下层的可视化。

二、降低术中并发症风险

ESD 术中出血与穿孔的风险与术野暴露不足密切相关。辅助牵引技术通过以下机制降低风险。

（1）减少血管误伤：牵引使黏膜下血管走行更清晰，便于术中对裸露血管进行预防性止血（如热凝或止血钳处理）。

（2）避免过度电凝：良好的视野可减少盲目剥离导致的肌层损伤，降低穿孔风险。研究显示，牵引技术可使胃 ESD 的穿孔率降至 1.8% ～ 5%。

（3）缩短手术时间：牵引减少黏膜下反复注射次数，缩短操作时间（如金属夹弹力圈技术可节省约 30% 的时间），间接降低长时间操作引发的并发症。

三、适应复杂解剖部位的挑战

不同消化道部位（如食管、胃窦、结肠肝曲）的解剖差异要求灵活选择牵引策略如下。

（1）食管相对狭窄段：采用隧道 ESD 或磁力锚牵引技术，避免管腔塌陷。

（2）胃体大弯侧：因重力作用有限，需依赖外部牵引装置（如双夹子线牵引）或内镜机器人辅助。

（3）结直肠皱襞区：口袋法（pocket-creation method）结合牵引装置，可减少肠壁折叠对视野的干扰。

四、提升手术效率与学习曲线

ESD 学习曲线长（50 ～ 80 例），牵引技术的规范化应用可加速术者技能提升。

（1）标准化操作流程：例如，ESGE 推荐食管和胃 ESD 中常规使用牵引装置（强推荐，高质量证据）。

（2）降低技术难度：牵引技术简化了深部剥离步骤，使初学者更易掌握平面识别与器械操控。

五、综合文献进展与未来方向

根据 ESD 技术性综述及多中心研究，牵引技术的选择需结合病变特征与资源可及性。

（1）优先推荐技术：食管与结直肠 ESD 中，牵引装置（如夹子线牵引）被列为强推荐。

（2）创新技术探索：磁力锚系统与内镜机器人（如 MASTER 系统）通过多角度牵引与触觉反馈，进一步优化操作精度，但仍需临床验证。

（3）成本效益考量：简易装置（如牙线联合金属夹）在基层医院更具实用性，而高成本设备需权衡效益。

辅助牵引技术是 ESD 手术成功的基石，其合理应用可显著提升病变切除率、减少并发症，并推动技术普及。未来需进一步开展多中心研究，优化牵引装置的设计与适应证选择，以实现个体化精准治疗。

下文将系统介绍消化道各部位 ESD 的主要操作方法和技巧。

（张学彦　李　强）

第二节　食管 ESD 注意事项及操作技巧

一、食管非全周 ESD 注意事项

（1）标记及注射时，由肛测向口侧标记，先低位后高位。

（2）黏膜下注射：沿标记点外侧缘，由肛侧向口侧、由低位向高位进行黏膜下注射。注意：黏膜下注射一般由远及近，保证下一针注射面向隆起。黏膜下注射后要保证标记点外为同一高度、同一平面。

（3）预切开

1）优先切开低位，为相对困难部位，再切开高位，要充分地预切开，尤其是肛侧。

2）完成预切开后要深度预切开，使正常黏膜与病变侧黏膜充分分离，一定在完成一侧深度预切开后，再进行下一步的预切开。

3）如果速度够快，一次性完成全周预切开。如果不能短时间内完成预切开，先将最低位的一半完成，然后再将高位的一半黏膜完成预切开。要注意如液体垫消失，追加注射后再行下一步的预切开。

4）剥离：完成深度预切开后，优先进行口侧的剥离，将透明帽伸入黏膜下层，形成"天使之窗"；剥离时，优先剥离低位侧，剥离线保持 V 字形。

二、食管前壁具体操作步骤及注意事项

（1）确定病变范围：NBI 放大 + 碘染色可以确定病灶范围。

（2）标记：在病变边缘 0.5cm，由肛侧向口侧、先低位后高位进行标记，同时在标记范围内且没有病变的区域进行双标记。

（3）黏膜下注射：沿标记点外侧缘，由肛侧向口侧、由低位向高位进行黏膜下注射。

（4）预切开：先由口侧向低位（左侧壁）及肛侧预切开，同时深度预切开。再由口侧向高位（右侧壁）及肛侧预切开，完成环周预切开，同时深度预切开。

（5）剥离：由口侧向肛侧，由低位向高位进行 V 字形剥离。

（6）术后创面止血、酌情夹闭。

（7）术后标本：用大头针展平标本，可碘染色观察侧切缘未见阳性病灶。标记肛侧、口侧，拍照，固定。

三、食管右侧壁具体操作步骤及注意事项

（1）确定病变范围：NBI 放大 + 碘染色可以确定病灶范围。

（2）标记：在病变边缘 0.5cm，由肛侧向口侧、先低位后高位进行标记，同时在标记范围内且没有病变的区域进行双标记。

（3）黏膜下注射：沿标记点外侧缘、由肛侧向口侧，由低位向高位进行黏膜下注射。

（4）预切开：先由口侧向低位侧（后壁）及肛侧预切开，同时深度预切开。再由口侧

向高位（右侧壁）及肛侧预切开，完成环周预切开，同时深度预切开。

（5）剥离：优先剥离口侧，使透明帽能够钻入黏膜下层，打开"天使之窗"；然后由口侧向肛侧，由低位向高位进行剥离。

（6）术后创面止血、酌情夹闭。

（7）术后标本：用大头针展平标本，碘染色观察侧切缘未见阳性病灶。标记肛侧、口侧，拍照，固定。

四、食管后壁具体操作步骤及注意事项

（1）确定病变范围。

（2）标记：标记时将病变转至 6 点位方向，在病变外缘 0.5cm，由肛侧向口侧、先低位再高位进行标记，同时在标记范围内且没有病变的区域进行双标记。

（3）黏膜下注射：沿标记点外侧缘，由肛侧向口侧注射。

（4）预切开：先由口侧向低位（左侧壁）和肛侧预切开，同时深度预切开，将黏膜下层充分预切开，固有肌层暴露。再由口侧向高位（右侧壁）预切开，同时深度预切开。

（5）剥离：剥离口侧，使透明帽能够钻入黏膜下层，打开"天使之窗"。剥离方向由口侧向肛侧，由低位向高位进行。

（6）术后创面止血、酌情夹闭。

（7）术后标本：用大头针展平标本，碘染色观察侧切缘未见阳性病灶。标记肛侧、口侧，拍照，固定。

五、食管左侧壁具体操作步骤及注意事项

（1）确定病变范围。

（2）标记：标记时将病变转至 6 点位方向，在病变外缘 0.5cm，由肛侧向口侧，先低位再高位进行标记，同时在标记范围内且没有病变的区域进行双标记。

（3）黏膜下注射：沿标记点外侧缘注射，由肛侧向口侧注射。

（4）预切开：先由口侧向后壁及肛侧预切开，同时深度预切开；再由口侧向前壁及肛侧预切开，同时完成深度预切开。

（5）剥离：剥离口侧，使透明帽能够钻入黏膜下层，打开"天使之窗"剥离方向由口侧向肛侧，由低位向高位进行。

（6）术后创面止血、酌情夹闭。

（7）术后标本：用大头针展平标本，碘染色观察侧切缘未见阳性病灶。标记肛侧、口侧，拍照，固定。

六、食管右后壁具体操作步骤及注意事项

（1）确定病变范围。

（2）标记：标记时将病变转至 6 点位方向，在病变外缘 0.5cm，由肛侧向口侧，先低位再高位进行标记，同时在标记范围内且没有病变的区域进行双标记。

（3）黏膜下注射：沿标记点外侧缘，由肛侧向口侧注射。

（4）预切开：先由口侧向后壁及肛侧预切开，切至肛侧中线水平，同时完成深度预切开。再由口侧向右侧壁及肛侧预切开，同时完成深度预切开。

（5）剥离：剥离口侧，使透明帽能够钻入黏膜下层，打开"天使之窗"。剥离方向由口侧向肛侧，由低位向高位进行。

（6）术后创面止血、酌情夹闭。

（7）术后标本：用大头针展平标本，碘染色观察侧切缘未见阳性病灶。标记肛侧、口侧，拍照，固定。

七、食管全周病变 ESD

（一）双隧道法

1. 适应证 食管中下段全周病变。

2. 具体操作过程

（1）确定病变范围：NBI 放大 + 碘染色可以确定病灶范围。

（2）标记：在病变外缘 0.5cm，分别全周标记口侧及肛侧。

3. 黏膜下注射 沿标记点 0.5cm 外侧缘，对拟预切开范围进行黏膜下注射。

4. 预切开、双隧道建议及剥离 第一隧道建立：隧道向两侧剥离，要超过预切开半周的范围，剥离接近至肛侧时，将肛侧进行预切开。肛侧全周预切开，将第一隧道剩余的黏膜进行剥离，与肛侧贯通。第二隧道建立：预切开时，保留 6 点位及 12 点位黏膜做牵引作用，两隧道尽早相通，将剩余黏膜的全部完成剥离。最后切开口侧 6 点位及 12 点位剩余黏膜，将起牵拉作用的 6 点和 12 点位黏膜切开，完成全部剥离过程。

5. 术后 创面止血，酌情夹闭。

6. 术后标本 碘染色观察侧切缘未见阳性病灶。标记肛侧、口侧，拍照，固定。

（二）非隧道法

1. 适应证 颈段食管全周或近全周病变，这个部位没有足够空间，无法做隧道法，因此选用非隧道法。首先将左侧壁最低点进行预切开，随后优先向左侧壁剥离（低位），打开"天使窗口"，完成左侧壁剥离后，逐步向前壁、右侧壁、后壁边预切开边剥离，逐步完成剥离，即以左侧壁最低点为起点顺时针旋转一周剥离过程。

2. 具体操作步骤

（1）确定病变范围。

（2）标记：在病变肛侧及口侧外缘 0.5cm 进行全周标记。

（3）黏膜下注射：由肛侧向口侧注射。

（4）预切开 + 剥离：首先预切开口侧部分左侧壁，之后纵行切开至肛侧，再横行切开部分肛侧左侧壁，并完成深度预切开，口侧预切开至 3/4 周，保留右侧壁（高位）1/4 黏膜作为牵拉。由口侧向肛侧剥离至肛侧预切开终点，继续肛侧预切开，保留高位（右侧壁）一条黏膜不做预切开及剥离，将口侧剩余黏膜全部预切开，由口侧向肛侧将剩余黏膜全部剥离。

（5）术后创面止血、酌情夹闭。

（6）术后标本：碘染色观察侧切缘未见阳性病灶。标记肛侧、口侧，拍照，固定。

（吕成倩　张学彦）

第三节　胃 ESD 操作技巧

ESD 对医师内镜操作技能、解剖知识及手术经验要求极高，操作不当易致出血、穿孔、病变残留等并发症。解决之道在于强化医师培训体系，构建标准化培训课程与考核机制，涵盖理论知识、模拟操作、临床实践及并发症处理等环节；搭建手术经验交流平台，定期研讨疑难病例与手术技巧，加速医师成长，提升技术熟练度与稳定性。

对于初次施行上消化道 ESD 时应选择的病例呢？建议：胃 ESD 技术上的难易度根据病变部位、肿瘤大小、是否伴有溃疡有很大的差别。如图 2-1、图 2-2，先从治疗路径和控制出血容易、穿孔风险低的胃窦部（小弯以外）开始，逐渐按照胃窦小弯、胃体小弯、胃体前后壁、胃体大弯的顺序进阶治疗。

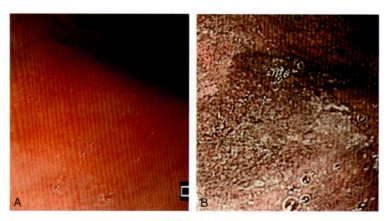

图 2-1　胃体上部大弯侧早期胃癌

A. 白光胃镜下于胃体上部大弯侧见黏膜片状发红的微隆起性病灶；B. NBI 及放大内镜检查发现病灶与周围组织黏膜之间有清晰边界，胃小凹粗大，排列紊乱

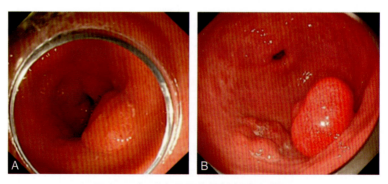

图 2-2　相对容易操作的胃部病变举例

A. 胃窦大弯侧偏后壁病变；B. 胃窦大弯侧相邻两处病变

一、胃 ESD 切开技巧

ESD 手术中，出血是使胃肿瘤手术技术具有挑战性的因素之一，尤其是在胃体的前后壁，由于血管丰富，经常发生出血。口袋创建法（pocket creation method，PCM）是一种减少黏膜切开和修整过程中出血的有效策略。在病变近端创建口袋后，向病变远端进行黏膜下剥离，在口袋内，穿透血管很容易被识别，并在扩大黏膜下口袋的同时用刀凝固这些血管。当黏膜下口袋到达病变下方的远端时，在切开其余边缘之前，由于 PCM 期间凝固了穿透血管，减少了流向黏膜的血流，黏膜下层的分支血管明显收缩，此时进行切开，虽然有少量出血，但很容易用刀控制。

在切开过程中，如果被刀拉着的黏膜还没有被切开，不要再用力，而是在原地再踩一次脚踏板。不是一直用力一直切下去，要在切完的时候将刀的前端停止在终点。要切到黏膜肌层被确实切开的深度，切开后要确认黏膜肌层是否被切断，如果发现黏膜肌层有白色纤维一样的残留要追加切开。确切地切到黏膜肌层后，黏膜由于丧失了黏膜肌层的收缩力，切开线像开口样圆形延展开。通过内镜的放大和斜视功能，清晰辨别黏膜下层与肌层的界限，确保切割始终在黏膜下层进行。

在切不开的时候首先要思考是不是出现以下情况：刀的牵拉力量不够，刀鞘进入过深，没有切断的黏膜接触的是非通电部位，出血、黏液、注射液等存留在需切开的部位导致电流密度下降，切开的黏膜和刀不垂直接触，黏膜挑成皱褶导致接触面积过大电流上不去等。

应边切边观察组织层次和血管分布，遇到血管时及时进行电凝止血处理，防止出血影响手术视野。黏膜肌层下方有丰富的脂肪和血管网，因此在追加切开黏膜肌层时，有时候能看到血管，要用凝固电流像描图一样地切开黏膜肌层以防止出血。这时可以反方向回刀切开，也可以再次在相同的方向像描图一样切开。即使是发生了出血，由于已经剥离了一部分黏膜下层，还是可以明确出血点的。如果犹豫不决，切得表浅造成出血，究竟哪里在出血也看不清楚，就会出现双重困难。

Endo Cut 的设计理念是 Auto Cut 和 Soft Coag 交替输出模式，Endo Cut 通过持续时间（Duration）设定 Auto Cut 的输出时间，通过效果（Effect）设定 Soft Coag 的输出功率，通过间隔（Interval）设定整个周期的时间。有很多内镜医师在 Endo Cut 模式下采用断续踩下脚踏板的方式进行剥离，如果采用持续踩脚踏板的方式，将间隔时间缩短也可以增加单位时间 Auto Cut 的输出频率，增加切割量。

二、胃 ESD 剥离技巧

在环形切开后，沿着黏膜下层与肌层之间的疏松结缔组织层面进行剥离。如何钻入黏膜下层是 ESD 的关键。如果不能钻入黏膜下层，可以用刀翻起黏膜到一定程度后用透明帽撑开观察被牵拉纤维的部位，就可以在直视下确认被牵拉的纤维并切断。一定存在妨碍钻入黏膜下层的关键纤维，盲目地剥离很难钻入黏膜下层，要找出那些纤维并定点处理，简单的判定方法是寻找"纤维成角的地方"，把该处剥离一下会出现新的成角的纤维，顺着这些纤维依次剥离就可以了，要垂直于每根纤维切。另外，在切开时如果没有充分牵拉要切的部位，有可能不会切断重要的纤维。这时候推荐用透明帽压着近端的黏膜并稍微拉向近端，这样做就能把纤维拉紧后伸出刀切断，使剥离空间豁然开朗。还可以尝试吸气，通过吸气使管腔松弛下来，创造钻进去的空间。但是吸气会使管腔变窄，需要把周围管腔内过多的水分吸引干净。通过吸气可以看到纤维，确认妨碍剥离的纤维并进行处理。此外，向胃内注入生理盐水，并使用水射流功能产生的主动水压（water pressure method，WPM），可以克服重力导致的水和血液干扰，有助于插入黏膜瓣下方和剥离黏膜下层，特别是病变的侧边缘；水和空气中的光折射不同，还能够放大视野。

还没有形成充分的空间却试图将内镜钻入黏膜下层，看起来是把内镜钻到了黏膜下层，其实内镜还是朝向肌层方向，没有钻进去。在这种状态下，内镜是垂直于肌层的方向，会有穿孔的危险。如果把黏膜下层剥离到一定程度，内镜与肌层呈平行状态，就能够钻到黏膜下层，因此充分剥离后再钻进去是重要的。当内镜钻到黏膜下层后，就用注气来调节与黏膜下层的距离。持续注气下剥离能够在保持内镜与黏膜下层距离的同时拉紧纤维，提高剥离效率。

剥离黏膜下层时，重要的是明确想剥离区域的起点和终点及识别其间肌层的走向。在胃镜中，从钳道插入的刀是从 7 点方向伸出，视野的右侧空间更开放，因此从左向右的剥离更容易识别肌层的走向，而从右向左的黏膜下层剥离会使左侧成为盲区，难以识别肌层的走行方向。可以将刀伸出得稍微长一些，更容易识别肌层的走行和观察全貌。有时候刀会直接对着肌层，有时候难以钻入黏膜下层。在这样的情况下要下决心尝试改变一下内镜操作轴。ESD 时基本的视野是将病变放到 6 点方向治疗，如果改变内镜轴将病变放到 12 点方向，这样钳道就偏向一侧（下方），就可以用刀向远离肌层的方向安全地切除。当右手的内镜操作和体外内镜襻等的调整出现困难时，将切开（剥离）线放到 12 ～ 6 点的方向也是一个选择。另外，中央部分在什么时候都较易剥离，首先要尽力处理边缘部分。

顺着病变与正常组织间隙推进，遇到血管及时电凝或夹闭止血。胃体（尤其是前壁侧）的血管比胃窦丰富，因此剥离黏膜下层时控制出血是很重要的。胃体黏膜下层有来自固有肌层的粗大血管（穿通支），这些血管在黏膜下层浅层形成分支。黏膜下层浅层由于有分支血管形成的血管网及血管周围的纤维化，剥离操作较为困难，而且也容易发生难以控制的出血。而固有肌层上方血管和纤维组织稀疏的层次适合剥离，因此以能够透见肌层为标准，保持在靠近肌层的层次内进行剥离，从根部离断血管非常重要。另外，如果在血管和脂肪多的黏膜下层浅层剥离，会更多使用凝固模式电流，造成剥离的黏膜热变性而短缩，导致内镜不容易钻入黏膜下层。

剥离过程中发生出血时，第一步是确认出血点。内镜靠近出血部位后用水泵冲洗，精确地识别出血点。在大出血时这些是必需的，但用水泵会出现水量多及水压高，反倒看不清楚，用最少的水量判断出血点是最佳的。在少量出血的情况下建议利用镜头注水功能来寻找出血部位。如果单用注水功能看不到出血点，也可以合用注气功能。通过持续注气可以看到明确的出血点，并用钳子直接止血。另外，注水冲洗会使水与血液快速混合，难以保证视野清晰，日本已有研究证明了凝胶浸泡法在 ESD 术中出血时可改善视野，便于止血。

确认出血点后，对于细小的血管或者渗血可以尝试使用 ESD 刀凝固止血。通电数次仍不能止血时，不要犹豫，改用止血钳。使用止血钳时，先夹持血管确认不出血后，稍微提拉被夹持的部位后，再用 SoftCoag 模式凝固止血。夹持血管电凝时需要特别注意的是，既要避免过多带入血管周围组织影响电凝效果，又要避免血管夹闭不完全而导致迟发性出血，注意仔细观察电凝后血管是否呈白色碳化样改变。

用凝固模式剥离时，如果刀与组织的接触面积大，就不能使温度急剧上升，因此要一直保持刀与组织的接触面积较少。刀的移动速度越快，剥离面的凝固层越少。在凝固模式下进行电凝时，可以选择增加刀与组织的接触面积或者稍微离开组织以增大电阻，抑制温度上升。另外，增加刀的通电时间，缓慢移动刀可以使凝固层增多，加强止血效果。

使用前端型刀进行黏膜下层剥离时，与刀的切割锋利度问题比起来，出血更容易成为问题，因此从止血优先的角度考虑，会更多地使用 Forced Coag。但是如果感觉焦痂过多、切断不够锋利，也可以切换为 Swift Coag。此外即使是在 Forced Coag 模式下，将电压提高到足够高并提高效果（Effect）的设定值、减小前端的接触面积也是有效的。

充分的黏膜下层暴露能够有效提高剥离效率和治疗安全性，多项研究结果显示，在早期胃癌 ESD 治疗中，应用内镜下牵引技术能够有效缩短手术操作时间。常规操作建议充分考虑重力和利用透明帽，有意识地进行牵引剥离。用透明帽将黏膜拨向两侧，拉起黏膜下层的纤维束的方法不仅可以进行剥离，还可以保持与肌层的距离，达到安全剥离的目的。另外，近年来不断出现内镜下牵引技术和牵引装置的创新，如图 2-3。

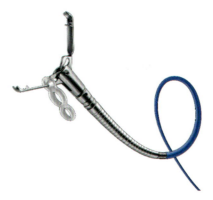

图 2-3　牵引夹

牵引夹可以为 ESD 提供术中自体牵引，改善手术视野

目前报道研究较多的牵引方法主要有金属夹 - 牙线法、磁力牵引法、八字环法、弹簧圈 - 金属夹法等。带线组织夹牵引法由于易获得和操作简单，在临床上应用较为广泛。

带线组织夹牵引法牵引部位：胃在顺镜方向时为口侧，反转内镜时为肛侧。牵引使病变被抬举，能更好地暴露黏膜下层，剥离会更顺畅，特别是在容易受重力影响的上部和中部大弯侧。使用带线夹的时机越早越好，不需要牵引力时只要放松线的张力，就可以在没有牵引的情况下操作。在完成全周切开、修整及剥离部分黏膜下层到可以安装带线组织夹的程度后，安装带线组织夹。带线组织夹是在稍微剥离黏膜下层后使用，注意千万不要夹到肌层。在刚开始牵引时，有时候黏膜下层不会露出太多，可以尽可能剥离组织夹正下方即使很少量的纤维，这样黏膜下层就会展开。牵引时需注意牵引角度，过度牵引有可能牵拉肌层角度过大而造成剥离时穿孔。后文将结合具体病变部位举例介绍牵引法要点。

三、重度纤维化病变的 ESD 技巧

制订治疗策略时遵循"先切开、剥离不好做的部位"的原则。但是，有时由于病变的部位伴有纤维化等原因，无论如何也难以切开、剥离时，有日本专家建议，如果范围比较小，

可以先将容易做的部分充分剥离，直到病变被剥得"晃来晃去"的程度后，难剥离的部分就会很好切了。此环节考验医师技术与经验，需平衡切除彻底性与组织安全性，避免过度追求整块切除增加并发症风险。

日本有研究报道利用主动水压法辅助 ESD 剥离伴有严重纤维化的早期胃癌。水压法利用内镜工作通道的水流辅助手术，除了具备水下 ESD 的漂浮力和放大效果外，还能便于翻转黏膜瓣并精准识别需要剥离的黏膜下层和侧缘，能提高手术中剥离层的可视性，从而实现安全、精确的黏膜下剥离。不过在非全身麻醉下使用该方法存在误吸风险。

为了避开纤维化部分进行标记，有时候标记的范围可能比病变大很多，也可以直接在瘢痕上标记。这种情况下可以先在没有纤维化的部分开始黏膜切开及修整，接着在已经修整好的部分钩住有纤维化的部分继续黏膜切开。在纤维化部分操作无论如何都会使切开线变浅，因此在全周切开后观察黏膜张开的程度，然后修整使切开部分黏膜张开到一定程度。

在没有纤维化的部分确认合适的剥离线（靠近固有肌层的黏膜下层），先在没有纤维化的部分进行剥离。如果没有纤维化，局部注射液能够注射到黏膜下层，可以识别黏膜下层与固有肌层的界限，就可以沿着这条线剥离。这时候重要的是要识别靠近固有肌层的层面。重度纤维化区域整体会变为白色，如图 2-4，只观察纤维化部分不能分出黏膜下层和固有肌层的界限，这种情况下可以在附近很明确的黏膜下层行局部注射，在确认周围的黏膜下层位置后，剥离该部位并确定肌层表面，就像将容易剥离的层面连接起来一样剥离困难部位，如图 2-5。在剥离纤维化部分时，多在近距离的视野下进行。如果纤维化范围广，有时候在近距离视野下会迷失前进的方向，因此剥离到能确认剥离线后，在俯瞰的视野下再次确认剥离线。切开线是假想的，因此判断错误的可能性也是有的，所以每次要进行短距离的切开，一边确认没有问题一边推进剥离，这点是非常重要的。这样做，即使万一切入黏膜侧或者切深了，也可以在伤口较小的阶段修正假想的剥离线。

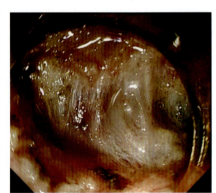

图 2-4　重度纤维化区域
可见变为白色的重度纤维化区域

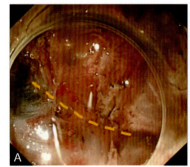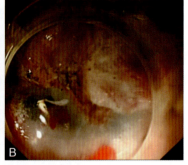

图 2-5　黏膜下纤维化区域剥离
A. 确认周围的黏膜下层位置，假想切开线；B. 按假想线切开后显示黏膜下层

　　另外，纤维化部分自身比较硬，很多时候刀被弹开导致剥离变浅，因此要点是应切得略深一些。越是硬的纤维化部位越要更明确剥离层（容易识别剥离部位两端的边缘），因此，除非有明确的血管，一般都用切开模式剥离。一般来说，切开功能按照 Swift Coag → Endo Cut → Dry Cut 的顺序逐渐增强（相应的止血能力逐渐下降），因此可以按照这个顺序变更模式。切不动时一直剥离下去只会使组织碳化，更难以剥离。因此，在感觉到剥离困难的时候要迅速更换高频电装置的模式。前端型刀的电流密度大、切开能力强，如果按照 IT 型刀的切开要领去切，切开程度会比想象的大，因此要稍微慢一些切。前端型刀的优点是以点而不是以线剥离，因此对于因纤维化而粘连的部分（近端凸起），可以用刀头接触纤维后通过放电一点点地完成剥离。剥离中最重要的是保持良好的视野，把刀放在最佳的位置，以适当的张力和合适的方向剥离，而不是去细微调整高频电装置的设定值。

　　另外，内镜难以接近病变时，通过更换为双弯曲内镜基本上都可以接近病变。尤其是对于伴有瘢痕的病变，需要进行近距离的精细操作，可以准备双弯曲内镜。

四、胃 ESD 创面处理技巧

（一）预防性止血

　　肿瘤切除后，采用电凝、氩等离子体凝固术（APC）或金属夹夹闭大血管进行预防性止血。止血采用温和方式如 APC（通常采用 1.8L/min 流量、45W 功率）或低功率电凝，减少对肌层影响。

（二）缝合技巧

　　胃 ESD 术后创面通常可选择旷置，对于评估需要缝合的面积较大的创面，直接使用开口较小的金属夹常难以有效地闭合。另外，基于夹子的技术由于夹子本身的闭合强度有限，可能不适合用于长期闭合。Hideki Kobara 等 2022 年发表于 *Digestive Endoscopy* 的综述回顾了过去 10 年内关于 ESD 术后创面内镜封闭技术的临床和技术成果，9 项涉及 349 名患者的研究对胃部闭合技术进行了评估。所有研究中的平均完全闭合率为 83.0%±15.0%。金属夹的完全闭合率为 61.7%；内镜下荷包缝合术（EPSS）的完全闭合率在不同研究中分别为 61.5%、86.3%；内镜下圈套夹（OTSC）的完全闭合率为 91.7%；内镜下手缝合（EHS）的完全闭合率为 100%；OverStitch 的完全闭合率为 100%。

　　双联抗血小板治疗 / 多种抗栓药物治疗通常会在术后 7d 及以后引发出血，因此至少维持 7d 的持续闭合可能至关重要。在愈合过程中，缺损周围的组织会发生硬化，导致夹子容易脱落。日本一项前瞻性单臂研究探讨了内镜下手缝合（EHS）对接受抗栓治疗的患者胃 ESD 术后出血的预防作用，证明了 EHS 在该类患者中应用的有效性和安全性，但 EHS 也存在耗时久、对特定位置病变操作困难、技术要求高及可能改变胃形态等缺点。

　　此外，研究人员还在不断开发各种简单且有前景创新缝合方法，如夹子阻挡闭合法（CSC）、带锚定夹的线夹缝合法（SCSM-A）等。如图 2-6 所示，为笔者采用牙线牵引金属夹技术缝合创面。

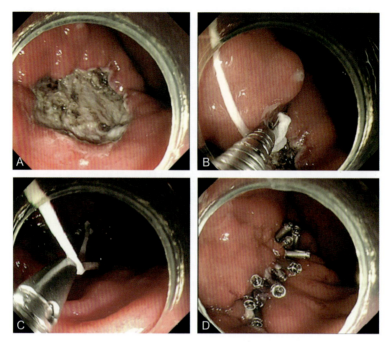

图 2-6　胃 ESD 术后创面牙线牵引金属夹缝合

A. ESD 术后大小约 5cm×5cm 创面；B. 在创面一侧边缘留置带线金属夹；C. 在对侧压住牙线留置另一枚金属夹后，收紧牙线缩小创面；D. 依次留置金属夹至创面完全闭合

五、困难部位的操作基本策略及技巧

（一）胃食管交界处

胃食管交界处空间狭小，食管到胃的走行角度变化大，容易受呼吸的影响，贲门口的病变难以接近，存在食管裂孔疝时，空气容易溢出，使内镜操作不稳定。

比较大的病变，无论顺镜还是反转都不能观察到病变全貌时，需要从顺镜及反转内镜两个方向治疗。具体策略为：①反转内镜下处理胃侧，再在顺镜下处理食管侧；②顺镜下处理食管侧，再在反转内镜下处理胃侧。这两种方法都是可以的，在顺镜下剥离时的注意事项是从食管到胃的剥离层的角度会发生变化，将肌层放在 6 点方向剥离时，食管侧的肌层可能垂直于内镜方向，容易损伤肌层。而在胃侧，由于剥离角度的急剧变化，剥离层次容易变浅。

如果小病变在顺镜状态下可以观察到病变的全貌，可以和食管 ESD 一样在顺镜下操作。但是，和食管病变相比，胃食管交界处的小病变需要更多的在向下镜角下的操作，另外吸出胃内空气很重要。而在反转内镜下更能观察到病变全貌时，以反转内镜下的操作为主更好。这时候要将食管侧彻底切开、修整好，使病变移向胃侧，再在反转内镜下切开、剥离，这样操作的效率高。

（二）胃底贲门部

该部位解剖结构复杂，血管丰富，操作空间相对狭小，需更加精细地调整内镜角度，确保剥离方向准确无误，避免误入肌层或损伤周围重要结构。由于贲门的空间较小，要避免影响视野的状况发生。对于这些病变，如果从空间较大部位开始切开、剥离，病变会向空间较小的贲门移动，就会难以识别黏膜下层的边缘及肌层的走向，因此先完成贲门的切开和剥离很重要。

（三）胃底穹窿部

内镜难以接近胃底，解剖学特点决定内镜容易垂直于肌层，肌层薄而走行交错，因此进行胃底部的 ESD 操作时容易发生穿孔。胃底部被认为是 ESD 最难操作的部位。在治疗前，需要充分掌握知识并做好面对困难的准备。一定要在掌握了胃 ESD 基本技术的基础上开始胃底部病变的治疗，医院要具备应对紧急情况的能力及设备。千万不要勉强开展治疗，可以考虑将相关病例转诊至其他更专业的医院进行治疗。

反转内镜操作时要在最远的部位进行预切开。由于容易穿孔，全周切开的深度要稍微浅一些，然后用 IT 型刀在切开处的黏膜下层像描图一样进行黏膜下层的修整。如果在顺镜下能够操作，就可以继续顺镜下的操作。在充分的全周切开后，继续从肛侧剥离黏膜下层，剥离到有夹闭组织夹的空间后，用带线组织夹夹闭病变肛侧，向口侧（贲门侧）牵引。这时候在离贲门最远的肛侧将组织夹闭合往往会获得良好的牵引效果。用手牵拉线更容易确保黏膜下层的视野，避免视野不清造成内镜操作困难。另外，在穹窿部重力方向指向大弯侧，组织夹牵引可以避免由于病变覆盖而丧失视野的情况。治疗某些大的病变时，随着剥离的推进，第一次夹闭的组织夹和剥离下来的组织会卡在贲门处而失去牵引作用，或牵引角度不合适，这时可以适当追加带线组织夹以作牵引，如图 2-7。

此外，来自瑞典斯德哥尔摩的卡罗琳斯卡大学医院的 Francisco Baldaque-Silva 博士等报道了一项新技术——Topflight ESD，为胃底大病变的切除提供了一种新的方法。在食管远端距胃食管交界约 3cm 处进行黏膜切口，创建隧道，在胃底和近端胃体中广泛剥离黏膜下间隙，将肿瘤与周围组织分离，当病变下方的黏膜下层完全剥离时，从腔内进行黏膜切口，实现整块切除并取出标本。

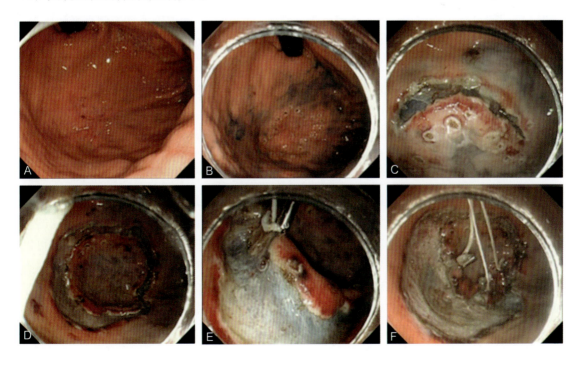

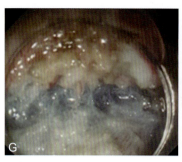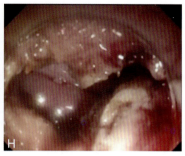

图 2-7   胃底穹窿部早期胃癌多线夹牵引法辅助剥离

A. 胃底穹窿部一处大小约 4cm×4cm Ⅱ b+ Ⅱ c 型病变；B. 标记；C. 远端切开；D. 环周切开；E. 带线金属夹夹闭病变肛侧，向口侧（贲门侧）牵引；F. 追加带线组织夹牵引；G. 固有肌层被向上牵拉；H. 因肌层走行判断失误，垂直向前剥离后穿孔

（四）胃角小弯

对于胃角小弯的病变，为了和病变保持合适的距离、获得良好的视野，调整空气量很重要，尤其是治疗前壁侧的病变时。在做标记的时候接近病变已经很困难，为了将刀确实贴近黏膜标记，不得不将刀鞘伸出较长，但是有时候会由于呼吸和蠕动的影响，无论如何附件的前端都会偏离。此时要用吸气将内镜靠近黏膜侧标记，并不仅仅是靠伸出附件这一种方法。有学者建议，吸气后仍难以接近病变时，可以尝试压迫腹部，以及变换体位。压迫腹部主要是通过按压内镜支点（大弯侧）来压住内镜前端，这样有可能接近病变。另外，治疗胃角病变时主要以反转内镜操作为主，在推进内镜和反转状态下适度吸出空气并稍微拔出内镜或者在略微俯视状态下操作，以在最佳的内镜视野下进行治疗。如图 2-8，为笔者对一例胃角中部早癌进行的 ESD 治疗。

黏膜切开从难以接近的前壁侧开始，接近困难时，首先要充分吸出胃内的空气来尝试接近。通过吸气接近病变后，由于黏膜松弛、打弯，难以用 IT 型刀给予黏膜侧合适的张力，有时不易进行黏膜切开。这时可以在黏膜打弯的部位追加注射以形成充分的隆起，减轻黏膜打弯的情况，然后在此基础上完成黏膜切开。对于病变肛侧小弯前壁的病变，推进内镜有可能造成内镜远离病变，可以在病变肛侧追加预切开，在内镜略微俯视的视野下，一边退内镜一边从肛侧向口侧拉着切开黏膜。

从难以接近的部位开始修整。使用 IT 型刀时，用刀刃钩住左右两侧（边缘）进行剥离，因此要修整到靠近肌层的合适层次。尤其是口侧的修整会成为后续剥离黏膜下层时确认边缘难易度的关键。另外，适当结合顺镜下的操作也很重要。日本国立癌症研究中心东病院消化内镜科的专家介绍，他们的常规做法是在修整后，在肛侧夹闭带线组织夹后，一边牵引一边剥离黏膜下层。使用带线组织夹可以确保良好的视野，使黏膜下层具有一定的张力，完成高效率的剥离。选择在病变肛侧最远端或者略偏后壁处夹闭组织夹，这样就可以朝向贲门呈直线牵拉，从而获得良好的牵引效果。如图 2-9 所示，为笔者利用带线金属夹牵引辅助剥离一例胃角后壁早癌。另外，胃角正对着镜头，因此在局部注射和剥离时，要确认肌层的方向并谨慎处理。要经常确认后壁侧的剥离边缘及靠近肌层的剥离线，在合适的深度剥离。

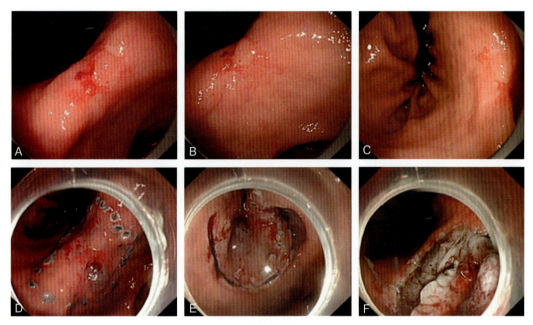

图 2-8　反转内镜操作进行胃角早癌剥离

A. 胃角正中一处大小约 1.5cm×2cm Ⅱa+Ⅱc 型病变；B. 病变的胃窦侧；C. 病变的胃体小弯侧；D. 标记；
E. 肛侧端切开；F. 口侧端切开

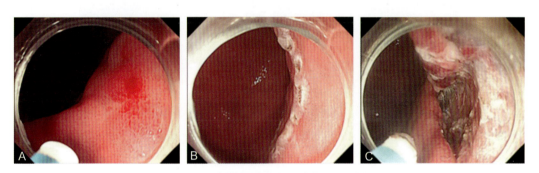

图 2-9　胃角后壁早癌夹线牵引法剥离

A. 胃角后壁一处大小约 4mm×8mm Ⅱb 型病变；B. 标记；C. 在肛侧夹闭带线组织夹，向贲门牵拉以确保
良好的视野

（五）胃体上部大弯

胃体上部大弯受重力的影响容易出现储水、病变被水淹没、难以接近病变等问题，因此该部位 ESD 的操作难度很高。另外，从解剖学上看，由于该处血管和脂肪较多、出血会造成视野不清，胃体上部大弯也是止血困难的部位。

有专家建议，在治疗前的内镜检查时需要事先确认病变部位的储水程度。如果采取基本的左侧卧位姿势时病变被完全淹没，则左侧卧位下的治疗是困难的，需要更换为右侧卧位。更换为右侧卧位可以改变重力方向，获得良好的视野，而且可以从切线方向接近大弯侧。需要注意的是，在右侧卧位下水会光潴留在小弯侧，胃内容物反流有可能造成吸入性肺炎，因此需要插入外套管或者实施全身麻醉下的 ESD。

　　另外，前文已提到，牵引法对于胃体上部大弯侧的操作也是有帮助的，病变要尽早完成全周切开，因为需要用带线组织夹牵引。在全周切开后，为了确保有夹闭组织夹的空间，先剥离图像近端的黏膜下层。一般大弯侧剥离是最需要时间的，为了最大限度地发挥带线组织夹的作用，安装时要从大弯向贲门侧牵引。

（六）胃体下部大弯

　　针对胃体下部大弯病变实施的 ESD，如果在顺镜下操作，内镜会受呼吸的影响而不稳定，而且刀会垂直于切除面。反转内镜操作可以从切线位接近病变，但是内镜的操作性差。为了避免擦伤病变，先从口侧标记，在直镜下的操作，需要配合呼吸节奏。首先要做出口侧的黏膜瓣。需注意，在大弯由于局部注射液容易弥散，不容易维持住隆起。大弯侧黏膜肌层下方富有血管和脂肪，先做表浅的切开，切至刚刚到黏膜肌层，然后处理黏膜肌层下方的脂肪和血管。充分剥离近端后就开始周边的切开。黏膜下层的修整可以在切开黏膜层的过程中或者黏膜切开完成后进行。对胃体大弯病变，修整到靠近肌层的理想的层次是非常重要的。在直镜状态下从口侧剥离，在剥离的过程中内镜难免会变为推进状态，不能很好地接近病变，还是要吸气维持距离。图 2-10 为笔者利用带线金属夹牵引辅助剥离一例胃体下部大弯侧早癌。

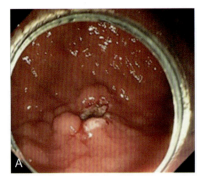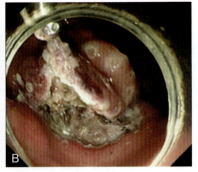

图 2-10　夹线牵引辅助剥离胃体下部大弯侧早癌

A. 胃体下部大弯一处大小约 2cm×3cm 隆起型病变，表面溃疡形成（曾行 ESD 治疗）；B. 环周切开后，病变口侧留置带线金属夹，向贲门牵拉以确保良好的视野

（七）胃体上部后壁

　　胃体上部后壁有从固有肌层发出丰富的血管和纤维，脂肪也丰富，因此有必要处理血管，识别正确的剥离层。如果没有在正确深度下处理而进入脂肪和血管层，可能会迷路。为了避免剐蹭黏膜，在反转操作下先从近端（肛侧）标记。对胃体上部后壁口侧标记时，由于内镜的接近会因内镜和刀造成划伤，可以选择在顺镜状态下标记。但是顺镜下呼吸运动的影响较大，需要很好地配合呼吸。从肛侧切开建立黏膜瓣。胃体后壁预测有丰富的血管及脂肪，先浅切至刚刚到黏膜肌层，然后用凝固模式修整剥离过程中出血多的血管及脂肪层。大弯侧容易残留冲洗液及出血造成病变被淹没的可能，因此先剥离大弯侧（重力侧）。大弯侧充分剥离后行环周切开。重力的作用要一直利用到最后，小弯侧留下哪怕一点儿黏

膜也好，要一直留到不需要为止。另外，也可以尝试顺镜下的操作。将病变旋至 6 点位，剥离时需下压镜角。如图 2-11 所示，为笔者在反转内镜状态下操作，利用夹线牵拉辅助黏膜下剥离。

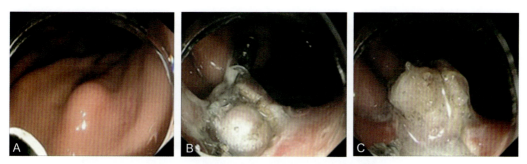

图 2-11　胃体上部大弯偏后壁黏膜下肿物剥离

A. 胃体上部大弯偏后壁一处大小约 8mm×8mm 半球形隆起，表面黏膜光滑；B. 反转内镜，肛侧端留置带线金属夹，向贲门侧牵拉；C. 牵拉作用获得良好视野

六、其他部位的操作基本策略

（一）胃底前壁

如图 2-12 所示，笔者通常选择在环周切开病变后，从口侧向肛侧顺着重力方向剥离。也有专家建议从重力侧（肛侧）切开，逆重力方向剥离，剥离全程可充分利用重力的牵引作用，并可防止剥离下的黏膜遮挡肛侧标记点。

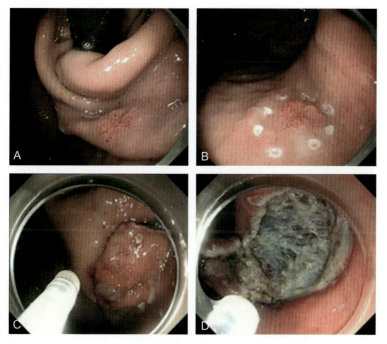

图 2-12　胃底近贲门病变顺重力方向剥离

A. 胃底近贲门前壁一处 10mm×10mm Ⅱa+Ⅱc 型病变；B. 标记；C. 环周切开；D. 由口侧向肛侧剥离

（二）胃体小弯

既可按常规方法反转镜身从肛侧向口侧端剥离，也可以如图 2-13 所示，顺镜从口侧向肛侧端剥离。顺镜时内镜钻入黏膜下层可保持镜身稳定，且出刀方向背离肌层。

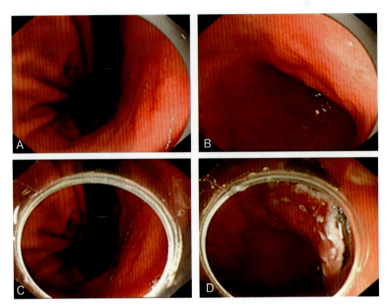

图 2-13　胃体小弯侧早癌顺镜剥离

A. 胃体下部小弯侧一处大小约 1.5cm×2.5cm Ⅱa+Ⅱc 型病变；B. 顺镜观察；C. 标记；D. 顺镜下口侧端切开，由口侧向肛侧剥离

（三）幽门前区

由于幽门管的空间较小，要避免影响视野的状况发生。为避免切开的部分病变向空间较小的幽门移动，要先完成幽门侧的切开和剥离。如图 2-14、图 2-15 为胃窦近幽门的病变先进行幽门侧切开。

七、胃 ESD 手术并发症处理技巧

胃 ESD 手术可能出现多种并发症，如出血、穿孔、治疗失败及其他并发症（如部分患者可能会因治疗前应用的相关药物出现头晕、皮疹、哮喘等过敏反应，极少数患者还可能出现心律失常、心肌梗死、脑卒中、低氧血症或肺炎等并发症，尤其是高龄或存在危险因素患者更应该提高警惕）。治疗过程中如发生消化道穿孔或持续出血，或通过内镜难以完全切除病变，或考虑并发症的发生风险较高时，则可能需要及时调整治疗方案变更治疗方法。

（一）出血

出血是早期胃癌内镜下切除的主要并发症之一，可分为术中急性出血和迟发性出血，其整体发生率为 2.9%～22.2%。

1. 急性出血的危险因素　胃部 ESD 术中出血的危险因素包括病灶位于胃部中上 2/3 和病灶直径＞30mm。胃部上 2/3 的黏膜下血管密度和直径较下 1/3 大，因此位于胃上 2/3 的黏膜病变行 ESD 时，术中急性出血的风险显著高于下 1/3 的黏膜病变。

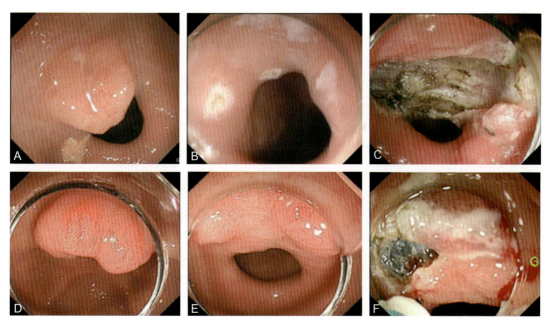

图 2-14 紧邻幽门管小弯侧病变

A. 胃窦近幽门小弯侧见既往内镜治疗术后病变处局限性隆起，与周围黏膜无明确界限，范围约 2.0cm×1.5cm；B. 标记；C. 从幽门侧切开、剥离；D. 胃窦近幽门小弯侧一处大小约 2.5cm×2.0cm 隆起型病变；E. 病变幽门侧；F. 先行幽门侧切开

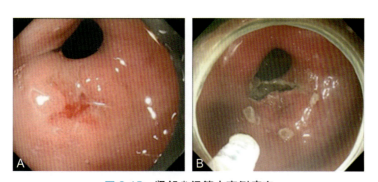

图 2-15 紧邻幽门管大弯侧病变

A. 胃窦紧邻幽门大弯侧一处大小约 1.0cm×0.8cm Ⅱc 型病变；B. 病变标记后先行幽门侧切开

2. **急性出血的处理** 在 ESD 操作中，预防出血比止血更重要，剥离过程中对发现的裸露的血管进行预防性止血是减少出血的重要手段。内镜下止血的方法包括电凝、钳夹封闭（止血钳或金属夹）、黏膜下注射等。对较小的黏膜下层血管，可用各种切开刀电凝，对于较粗的血管，用止血钳钳夹后电凝。夹持血管电凝时需要特别注意的是，既要避免过多带入血管周围组织影响电凝效果，又要避免血管夹闭不完全而导致迟发性出血，注意仔细观察电凝后血管是否呈白色碳化样改变。

3. **迟发性出血危险因素及预防** 病变 > 40mm 及术后 3d 内使用抗凝血药被认为是迟发性出血的危险因素。对于创面较大或有潜在出血风险的患者，还可在创面上喷洒止血粉或生物蛋白胶，以促进创面愈合，减少术后出血的发生。

（二）穿孔

1. 穿孔的危险因素及预防　穿孔在超级微创治疗中可分为术中穿孔和迟发性穿孔，其发生率为 0.5% ～ 4.1%。上消化道 ESD 手术穿孔的危险因素包括以下方面：病灶 > 2cm、病变位于上 1/3 胃腔、术中过度电凝止血等。

预防穿孔术前精准评估、术中规范操作与精细解剖是关键。在遇到病变与肌层粘连紧密或解剖结构不清的情况时，应格外谨慎，可采用钝性分离与锐性切割相结合的方法，减少穿孔风险。

2. 穿孔处理　由于胃 ESD 操作时间长，应最大限度地限制空气 /CO_2 的注入，否则消化道内会积聚大量气体，压力较高，有时较小的肌层裂伤也会造成穿孔。笔者所在医院 ESD 术中常规使用 CO_2。在剥离过程中如果出现穿孔，小穿孔如不影响管腔充盈度及操作视野，通常可以在尽快完成病灶切除后再行封闭。必要时可抽吸腹腔中的空气 /CO_2，以降低术后并发症的风险和减轻患者疼痛。较大的穿孔通常使用单纯金属夹缝合困难，现已开发出多种改良缝合器械，如图 2-16、图 2-17。

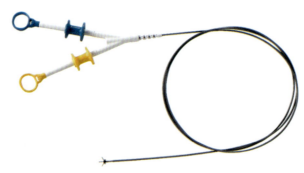

图 2-16　三臂夹

三臂夹可用于任意内镜手术创面的闭合，单侧夹片独立操作，互不干扰，在闭合较大创面时具有明显优势

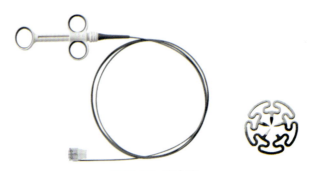

图 2-17　吻合夹

OTSC 通常安装在内镜前端的透明帽内，通过负压吸引将组织吸入透明帽，然后释放 OTSC，利用其较大的直径和较强的咬合力将组织夹闭在一起，实现全层闭合

内镜下成功夹闭后，建议予患者禁食水（胃穿孔建议禁食 2d）、胃肠减压、营养支持、使用抗生素等保守治疗。对于术中忽视的较小面积穿孔，经保守治疗后，一般可自行愈合。

如果内镜下穿孔未能闭合或怀疑出现腹膜炎征象，应当请外科医师参与评估是否需要外科治疗。

（三）狭窄

术后并发狭窄相对少见，主要发生于贲门与幽门区，常见于术后黏膜缺损程度 ≥ 3/4 周的患者。针对胃 ESD 术后狭窄的治疗方法，主要有内镜下球囊扩张和激素治疗（口服 / 内镜下局部注射）等。

八、上消化道 ESD 手术如何降低并发症风险

降低上消化道 ESD 手术并发症风险需要多方面的努力，建立完善并发症防治体系是关键。

首先，术前要进行充分的准备和评估。详细了解患者病史，包括既往病史、家族病史等，评估患者整体健康状况；对患者进行全面的体格检查，特别是与手术相关的部位，确保手术适应证明确；安排必要的术前检查，如心电图、肺功能测试等，评估患者手术耐受能力；确保患者术前禁食、禁水时间符合规定，降低术中呕吐和误吸风险；准备手术所需的药品、器械及耗材，针对可能出现的并发症，制订应对策略，如准备必要的抢救药品和器械。

其次，术中要精细操作。例如在黏膜下剥离操作时，要注意避免已剥离的病变遮挡视野，防止盲目操作导致出血、穿孔等严重并发症。病变大小、部位、形态及浸润深度影响 ESD 实施与效果。巨大、特殊部位（如胃底贲门）、形态不规则或深层浸润病变手术难度大、风险高、切除不完整与并发症风险增。对此，术前应精准评估，多学科会诊权衡手术利弊；手术中创新技术方法，如特殊器械研发、联合治疗模式探索。

最后，术后严密监测随访，对残留或复发风险高患者及时补救，优化治疗全程管理。

九、结语

ESD 手术的成功实施依赖于术者对各个环节关键技巧的熟练掌握和灵活运用。从术前精准评估到术后精心管理，每一个步骤都关乎手术的质量和患者的预后。各国的上消化道 ESD 指南在适应证、术前评估、手术操作规范、术后管理及并发症处理等方面存在一定的差异，这与各国的医疗资源、临床实践经验、研究成果及患者群体特点等因素密切相关。同时，随着医学技术的不断发展和创新，ESD 手术技巧也将持续改进和完善，为消化系统疾病的微创治疗开辟更加广阔的前景。

（郭雨栋　隋　玥）

第四节　十二指肠 ESD 注意事项及操作技巧

一、十二指肠 ESD 注意事项

（1）十二指肠管腔狭小内镜不能反转，内镜稳定难度大，必要时需要助手帮助控镜，注射抬举不如食管、胃、结直肠明显，黏膜下注射一般选择透明质酸钠。

（2）一般不做全周预切开，优先预切开口侧向高位侧及低位侧，保留肛侧。十二指肠黏膜下注射隆起不明显，透明帽不容易钻入黏膜下层，不易在口侧突破形成"天使之窗"，因此可选择口侧到高位侧相对容易剥离区域，然后由口侧向高位侧及肛侧推进进行剥离，将此区域作为"天使之窗"，剥离时带动低位剥离，剥离完成 3/4 后，最后预切开肛侧，之后从口侧继续向肛侧完成剥离。

（3）十二指肠壁薄，术前准备好闭合器械，如止血夹，OTSC，套扎器等，术后创面过大可考虑荷包缝合，如不能全部封闭创面，可把肌层薄弱处用钛夹局部封闭，避免迟发创面。

（4）剥离结束后及时将标本吸引至胃腔或直接取出体外，避免肠蠕动频繁标本掉入十二指肠远端。

（5）术后常规胃管置入做胃液负压吸引，也可以置入空肠营养管至手术创面的远端水平，接负压可以进行十二指肠引流，术后 3d 如无不适可用营养管进行少量肠内营养。

二、十二指肠球部

（一）ESD 注意事项

十二指肠球腔狭窄，可在病变口侧适当扩大切除范围，以便于透明帽能够进入黏膜下层。

（二）具体操作步骤

（1）确定病变范围。

（2）标记。

（3）黏膜下注射。

（4）预切开：可由高位侧向口侧及低位侧进行预切开，保留部分肛侧黏膜。

（5）剥离：由口侧向肛侧进行剥离，肛侧黏膜未做预切开，边剥离边切开剩余的肛侧黏膜。

（6）术后创面：较小创面可以用钛夹闭创，较大创面可应用荷包缝合方式将创面封闭。

（7）术后标本：用大头针展平标本，标记肛侧、口侧，拍照，固定。

三、指肠球降交界

（一）ESD 注意事项

1. 预切开　由口侧向高位侧及部分肛侧预切开，再由口侧向低位侧及部分肛侧预切开完成全周预切开。

2. 剥离　由低位向高位、由口侧向肛侧进行剥离，优先剥离相对低位侧区域。

（二）具体操作步骤

（1）确定病变范围。

（2）标记。

（3）黏膜下注射：沿预切开方向黏膜下注射。

（4）预切开＋剥离：由口侧向高位及部分肛侧预切开，并完成深度预切开，再由口侧向低位及部分肛侧预切开，并完成深度预切开，此时完成环周切开；由口侧向肛侧、由低位向高位进行剥离。

（5）术后创面：较小创面可以用钛夹闭创，较大创面可用荷包缝合方式将创面封闭。

（6）术后标本：用大头针展平标本，标记肛侧、口侧，拍照，固定。

四、十二指肠降段

（一）ESD 注意事项

（1）由口侧分别向右侧壁及左侧壁进行预切开，至少剥离一半范围。

（2）优先剥离相对高位侧（右侧）区域。

（3）由右侧壁向肛侧、左侧壁向肛侧预切开，完成全周预切开。

（4）正位状态下继续完成剩余病变剥离。

（二）具体操作步骤

（1）确定病变范围。

（2）标记。

（3）黏膜下注射：先注射病变口侧，待口侧病变充分剥离后再注射肛侧。

（4）预切开：口侧向两侧分别行预切开，十二指肠病变操作难度较大，预切开范围尽量切开病变范围 3/4 周，但不要过多纠结预切开范围，打开"天使之窗"也很重要。

（5）剥离：优先剥离口侧及右侧，使透明帽能钻入黏膜下层，打开"天使之窗"。钻入黏膜下层向肛侧剥离，此时，把两侧牵引的区域进行预切开及剥离，剥离时两侧带动中央，最后预切开肛侧剩余黏膜，再从口侧向左侧壁及右侧壁及肛侧剥离至病变脱离，层次暴露不清楚时，可用刀将病变向远端推入以更好地暴露剥离层次。

（6）术后创面：钛夹闭创避免迟发穿孔。

（7）术后标本：用大头针展平标本，标记肛侧、口侧，拍照，固定。

（吕成倩　李　强）

第五节　结直肠 ESD 注意事项及操作技巧

一、结直肠 ESD 注意事项

（1）一般不做全周预切开。对于病变范围较小预切开时，优先切开相关较难的位置（即病变的低位），为了更好地形成"天使之窗"，尽量预切开病变范围的 3/4，以降低两侧黏膜的牵引。对于难度较大或者范围较大的病变，先做相对容易操作的位置（即先预切开高位），将透明帽钻入黏膜下层，打开"天使之窗"，之后不必急于剥离，重点逐步预切开低位黏膜及高位黏膜，扩大预切开范围至 3/4 周，然后再进行剥离。完成 3/4 周的剥离后再做口侧预切开。

（2）剥离时呈 V 字形剥离，注意两侧带动中央的原则，同时要充分利用重力作用。

（3）肠道病变不必无痛内镜下治疗，需要不断变换体位，调整高低位。术者可根据剥离不同程度，变化体位调整最佳视野。

二、结直肠 ESD 策略

（1）沿病变外缘约 0.5cm 进行标记，以柔和电凝模式进行标记。

（2）沿标记点外缘注射，由口侧向肛侧黏膜下注射。

（3）由肛侧向相对低位侧进行预切开，由肛侧向相对高位侧进行预切开，此时完成 3/4 周预切开。

（4）优先剥离肛侧至透明帽可钻入黏膜下层，形成"天使之窗"，继续剥离接近至预切开终点。

（5）将剩余口侧黏膜预切开，完成全周预切开。

（6）剥离：由肛侧向口侧、由低位侧向高位侧进行 V 字形完成剩余黏膜剥离。

三、直肠前壁

（一）ESD 注意事项

病变位于前壁，左侧卧位基本可以完成。预切开范围尽量超过 3/4 周，由低位向高位侧预切开及剥离。

（二）具体操作步骤

（1）确定病变范围。

（2）标记。

（3）黏膜下注射。

（4）预切开＋剥离：由肛侧向低位侧部分预切开，同时完成深度预切开，再由肛侧向低位侧部分预切开，同时完成深度预切开，由肛侧向口侧进行剥离，打开"天使之窗"，完成大部分病变剥离，最后进行剩余口侧预切开及深度预切开，继续由肛侧向口侧剥离剩余病变。

（5）术后创面：钛夹封闭创面，如创面大可用钛夹夹闭肌层薄弱处。

（6）术后标本：用大头针展平标本，标记肛侧、口侧，拍照，固定。

四、直肠后壁

（一）ESD 注意事项

直肠后壁相对简单，病变左侧壁相对低位易积水，预切开时先切开此部位，预切开及剥离此部位时可以嘱患者相对前倾位。

（二）具体操作步骤

（1）确定病变范围。

（2）标记：沿病变外缘约 0.5cm 进行标记，以柔和电凝模式进行标记。

（3）黏膜下注射：沿标记点外缘注射，由口侧向肛侧注射。

（4）预切开＋剥离：由肛侧向低位侧（左侧壁）部分预切开，同时完成深度预切开，再由肛侧向高位侧（右侧壁）部分预切开，同时完成深度预切开，尽量完成 3/4 周预切开，优先剥离肛侧至透明帽可进入黏膜下层，形成"天使之窗"，由肛侧向口侧、由低位向高位剥离，剥离至预切开终点，最后进行剩余口侧预切开及深度预切开，继续由肛侧向口侧剥离剩余病变。

（5）术后创面：钛夹封闭创面，如创面大可用钛夹夹闭肌层薄弱处。

（6）术后标本：用大头针展平标本，标记肛侧、口侧，拍照，固定。

五、直肠左侧壁

（一）直肠左侧壁 ESD 注意事项

（1）左侧壁是直肠剥离中位置相对比较难的部位。预切开时，以左侧卧位操作为主，便于控镜。

（2）剥离时转为平卧位或者右侧卧位，右侧卧位时控镜难度相对左侧卧位要大，必要时需要助手协助稳定镜身。

（3）低位直肠或邻近肛管的部位，可翻转位进行操作。翻转位预切开操作类似贲门翻转位预切开。

（二）具体操作步骤

（1）确定病变范围。

（2）标记。

（3）黏膜下注射。

（4）预切开 + 剥离：正位预切开左侧壁困难，可翻转位操作，翻转位，由口侧向相对低位侧进行预切开，再由口侧向相对高位侧进行预切开，此时完成 3/4 周预切开。剥离口侧至透明帽可钻入黏膜下层，形成"天使之窗"，剥离接近至预切开终点，将剩余肛侧黏膜预切开，完成全周预切开，翻转位由口侧向肛侧、由低位侧向高位侧进行 V 字形完成剩余黏膜剥离。

（5）术后创面：钛夹封闭创面，如创面大可用钛夹夹闭肌层薄弱处。

（6）术后标本：用大头针展平标本，标记肛侧、口侧，拍照，固定。

六、直肠右侧壁

（一）注意事项

直肠右侧壁是直肠操作中最简单的部位。左侧卧位时，右侧壁处于高位，不易积水，操作视野好，因此基本不需要转换体位即可完成。

（二）具体操作步骤

（1）确定病变范围。

（2）标记。

（3）黏膜下注射。

（4）预切开 + 剥离：由相对低位侧（后壁）向肛侧及高位侧（前壁）逆时针进行预切开，至少 1/2 周，剥离肛侧，使透明帽钻入黏膜下层，打开"天使之窗"，并完成部分剥离，再由口侧向相对高位侧（前壁），由相对低位（后壁）向口侧预切开，此时完成全周预切开。

由肛侧向口侧、由低位侧向高位侧进行V字形完成剩余黏膜剥离。

（5）术后创面：钛夹封闭创面，如创面大可用钛夹夹闭肌层薄弱处。

（6）术后标本：用大头针展平标本，标记肛侧、口侧，拍照，固定。

七、乙状结肠

（一）ESD 注意事项

（1）乙状结肠走行扭曲，解剖的肛侧并不完全是预切开时所谓的肛侧，预切开时的肛侧为进镜肛侧，以进镜肛侧为准，向两侧预切开约达 3/4 周。

（2）乙状结肠操作相对直肠难度大，优先预切开肛侧至高位侧黏膜。

（3）预切开前、剥离中注意及时吸气，同时注意变换体位。

（4）初学者黏膜下注射液建议使用透明质酸钠。

（二）具体操作步骤

（1）确定病变范围。

（2）标记。

（3）黏膜下注射。

（4）预切开＋剥离：由肛侧向高位侧及肛侧向低位侧预切开，切至病变 3/4 周，优先剥离肛侧至透明帽可进入黏膜下层，形成"天使之窗"，由肛侧向口侧进行剥离至预切开终点。将剩余口侧黏膜预切开，完成全周预切开，由肛侧向口侧、由低位侧向高位侧呈 V 字形完成剩余黏膜剥离，剥离时由两侧带动中央，可利用重力作用。

（5）术后创面止血、酌情夹闭。

（6）术后标本：用大头针展平标本，标记肛侧、口侧，拍照，固定。

八、结肠肝曲

（一）ESD 注意事项

预切开先打开小"C"，逐步将C字口延长，即打开"天使之窗"后，逐步将两侧预切开，切开至 3/4 周，再进行剥离，剥离至预切开终点附近。然后将口侧预切开，完成剩余黏膜的剥离。剥离中注意体位变化。

（二）具体操作步骤

（1）确定病变范围。

（2）黏膜下注射。

（3）预切开＋剥离：由肛侧向相对低位侧进行预切开，再由肛侧向相对高位侧进行预切开，完成约 1/2 周预切开即可，优先剥离肛侧至透明帽可钻入黏膜下层，形成"天使之窗"，继续剥离接近至预切开终点。将两侧剩余黏膜预切开扩大至 3/4 周水平或全周，由肛侧向口侧、由低位侧向高位侧进行 V 字形完成剩余黏膜剥离。剥离时注意由两侧向中央进行，将剩余黏膜完成剥离。

（4）术后创面：钛夹封闭创面，如创面大可用钛夹夹闭肌层薄弱处。

（5）术后标本：用大头针展平标本，标记肛侧、口侧，拍照，固定。

九、升结肠

（一）注意事项

（1）升结肠位置相对难固定。治疗中应及时调整体位。

（2）病变本身较大，局部可疑黏膜下层深层浸润，沿着固有肌层进行剥离。

（3）难度较大，优先切开相对容易区域（高位区），打开"天使之窗"，然后再进行相对难区域（低位区）的预切开及剥离。

（二）具体操作步骤

（1）确定病变范围。

（2）黏膜下注射。

（3）预切开＋剥离：左侧卧位状态下，由肛侧向相对高位侧（右侧壁）及低位侧（左侧壁）进行预切开，切开越过皱襞，解除皱襞牵拉，完成 3/4 周预切开，并完成深度预切开，优先剥离两侧黏膜，两侧带中央进行剥离，剥离接近预切开终点，将口侧预切开，然后由肛侧向口侧、由低位侧向高位侧呈 V 字形完成剩余黏膜剥离。如病变范围较大，优先剥离相对容易区域（肛侧至高位侧），至透明帽可进入黏膜下层，形成"天使之窗"，在剥离低位区域黏膜，同时注意及时吸气及体位变化。

（4）术后创面，钛夹封闭创面。

（5）术后标本：用大头针展平标本，标记肛侧、口侧，拍照，固定。

十、回盲部

（一）ESD 注意事项

（1）位置困难，内镜很难固定。回盲部肠壁薄且蠕动快，术后尽量封闭创面，避免迟发性出血及穿孔。

（2）黏膜下组织、结缔组织较致密，水垫隆起不会很充分。

（3）肛侧预切开困难，如果不能肛侧预切开，可边剥离边切开肛侧黏膜。

（4）注意变换体位，必要时使用牵引技术。

（二）具体操作步骤

（1）确定病变范围。

（2）黏膜下注射。

（3）预切开。

（4）剥离。

（5）术后创面：钛夹封闭创面。

（6）术后标本：用大头针展平标本，标记肛侧、口侧，拍照，固定。

（吕成倩　张学彦）

第六节　ESD 辅助操作技巧的分类

我们可以回忆一下 ESD 的基本步骤：黏膜下注射抬举病变，切开周围黏膜，然后剥离黏膜下层。在这个过程中，每个步骤中可能都有一些辅助技巧。例如在标记的时候，可能需要注意如何准确标记病灶边缘，避免遗漏或过度。这时可能需要使用染色剂或者 NBI（窄带成像）来增强对比，帮助确定边界。

操作辅助技巧涉及如何更好地抬举黏膜，如何控制出血，如何维持视野清晰，如何有效剥离等，涉及以下多个方面。

（1）黏膜下注射技术：使用不同的溶液或方法来增强黏膜抬举效果，延长抬举时间，减少出血。这一步是为了抬起病变，形成足够的操作空间。常用的注射液体有生理盐水、甘油果糖或者透明质酸钠等。辅助技巧包括如何有效维持黏膜下层的抬举，避免液体过快吸收，可能需要反复注射或者使用高黏度的溶液。另外，注射的深度和角度也很重要，要确保液体准确注入黏膜下层，而不是肌层或黏膜层，否则可能影响剥离效果或者导致穿孔。

（2）接下来是边缘切开，也就是用电刀沿着标记点切开黏膜。这里可能需要选择合适的电刀类型，比如 Dual 刀、IT 刀或 Hook 刀，根据不同的部位和病变特点选择。辅助技巧可能包括控制电流的功率，避免过度切割导致穿孔，同时确保切口足够深以进入黏膜下层。此外，保持视野清晰，及时止血也很重要，可能需要使用止血钳或者电凝功能。

（3）黏膜下剥离是整个手术的核心步骤，需要逐步分离黏膜下层和肌层之间的组织。这里的辅助技巧可能包括如何保持剥离层次正确，避免过深或过浅。可能需要利用电刀的切割和电凝功能交替进行，控制出血的同时逐步推进。对于纤维化严重的区域，可能需要更谨慎的处理，或者使用特殊的刀头。此外，处理血管也是一个关键点，较大的血管可能需要预先电凝止血，避免术中出血影响视野。

（4）另外，切开和剥离的过程中还有一些通用的辅助技巧。例如患者体位管理：调整患者体位以利用重力帮助暴露病变部位。关于患者的体位调整，不同部位的病变可能需要不同的体位来优化视野。例如，胃底部的病变可能需要右侧卧位，而直肠病变可能需要左侧卧位。还有内镜的操控技巧，例如如何保持稳定的视野，避免镜身过度扭转，使用透明帽辅助暴露术野等。透明帽可以帮助推开周围组织，保持剥离区域在视野中央，减少操作难度。

（5）剥离过程中，特殊器械的应用可明显提高剥离效率，如双极电刀、水刀等，需要熟练掌握这些新型器械的使用技巧。双极电刀通过两个相邻电极释放高频电流，电流仅作用于器械尖端接触的组织，形成局部电凝和切割作用。相比传统单极电刀，其优势在于以下几点。①精准控制：电流路径局限于组织接触区域，减少热损伤深度（通常＜1mm），降低穿孔风险。②即时止血：电凝与切割同步完成，避免频繁切换器械，减少术中出血。③稳定性高：对组织阻抗变化不敏感，尤其在血管丰富区域（如胃窦、直肠）表现更优。双极电刀和水刀通过优化能量传递方式与组织分离机制，显著提升了 ESD 的效率和安全性。然而，其优势的充分体现依赖于术者对器械特性的深入理解及精细化操作技巧。机器人辅助 ESD 是随着人工智能技术发展起来的一项内镜领域的新兴技术，且已有多个进行动物实

验，并获得成功的报道，

（6）运用辅助牵引设备，如磁锚定技术、牵引技术等帮助暴露手术区域。这些牵引方法的目的就是通过不同器械组成牵引装置来牵引，最终给操作者提供良好的手术视野，促进 ESD 手术更快、更好、更安全地完成，尤其在辅助高难度 ESD 操作中发挥至关重要的作用。

（7）ESD 改良操作技术可进一步优化 ESD 剥离操作。杂交法 ESD 可简化 ESD 操作步骤，节约手术时间。口袋法以及黏膜下隧道技术（包括单隧道 ESD 和多隧道法 ESD）在建立口袋或者隧道后，便于剥离，尤其是在食管、大肠或胃部某些区域。黏膜下隧道 ESD 通过建立"人工操作空间"，显著提升了复杂部位病变的切除安全性。术者需熟练掌握黏膜下层次分离、止血及并发症处理技巧，同时结合个体化策略（如器械选择、隧道路径设计）以实现最佳疗效。

（8）创面处理阶段，要检查是否有出血或穿孔，并进行相应的处理。辅助技巧可能包括使用止血夹、电凝或 APC 来止血，对于较大的创面可能需要放置金属夹封闭。此外，术后管理也很重要，比如患者的体位、饮食恢复等。

（9）计算机辅助技术在 ESD 治疗中的应用具有广阔前景，在 ESD 手术中，人工智能精确勾勒病变边界有助于术者更精确地切除肿瘤，基于卷积神经网络（convolutional neural network，CNN）的图像识别模型已经在病变边界的检测中展现出显著优势，精准辅助病变边界标记。计算机辅助系统可对 ESD 后出血（post-ESD bleeding，PEB）风险进行预测并分层。ESD 后凝固处理（post-ESD coagulation，PEC）可均匀烧灼 ESD 后溃疡中所有非出血可见血管（nonbleeding visible vessel，NBVV），减少迟发性出血。

关于这些操作技巧，本书设置包括"ESD 辅助牵引技术、ESD 改良操作技术、机器人辅助 ESD、黏膜下注射与抬举技术、创面辅助处理技术、保持镜头清晰的技术、止血技巧和计算机辅助 ESD"等专题，在以后章节中系统阐述。

（张学彦　崔希威）

参 考 文 献

北京市科委重大项目《早期胃癌治疗规范研究》专家组，柴宁莉，翟亚奇，等 . 2018. 早期胃癌内镜下规范化切除的专家共识意见 (2018, 北京)[J]. 中华胃肠内镜电子杂志 , 5(2):49-60.

大圃研，港洋平，2019. 大圃流 ESD 手术技巧 (M). 林香春，译 . 沈阳：辽宁科学技术出版社 .

梁莹莹，张学彦，2021. 磁相关 ESD 辅助牵引技术的研究进展 [J]. 胃肠病学和肝病学杂志 , 30(10):1183-1185.

凌世宝，王业涛，ONO H，等 . 2021. 2020 年日本胃肠内镜学会 (JGES)《早期胃癌 ESD 和 EMR 指南》要点 [J]. 胃肠病学和肝病学杂志 , 30(3):268-271.

滝沢耕平，上堂文也，2023. 食管、胃、十二指肠 ESD: 操作、诊断和治疗基础与技巧 [M]. 林香春，译 . 北京：北京科学技术出版社 .

王贵齐，2019. 消化道早期内镜黏膜下剥离术 (M). 北京：人民卫生出版社 .

杨旸，周宇，2022. 英国胃肠病学会和欧洲胃肠内镜学会抗血小板或抗凝治疗患者的内镜检查及治疗指南的更新与解读 [J]. 胃肠病学和肝病学杂志 , 31(3): 245-250.

永田信二，冈志郎，2022. 大肠 EMR•ESD 操作基础及技巧 (M). 孟凡冬，译 . 沈阳：辽宁科学技术出版社 .

中华医学会消化内镜学分会，2015. 胃黏膜病变内镜黏膜下剥离术围手术期用药专家建议 (2015 年，苏州)

[J]. 中华内科杂志 , 54(10): 905-908.

中华医学会消化内镜学分会 , 2024. 中国早期胃癌内镜诊治共识 (2023, 太原)[J]. 中华消化内镜杂志 , 41(6): 421-442.

ABRAHAM N S, BARKUN AN, SAUER BG, et al., 2022. American College of Gastroenterology-Canadian Association of Gastroenterology Clinical Practice Guideline: Management of anticoagulants and antiplatelets during acute gastrointestinal bleeding and the periendoscopic period[J]. Am J Gastroenterol, 117(4): 542-558.

AKIMOTO T, GOTO O, SASAKI M, et al., 2021. Endoscopic hand suturing for mucosal defect closure after gastric endoscopic submucosal dissection may reduce the risk of postoperative bleeding in patients receiving antithrombotic therapy[J]. Dig Endosc, 34(1): 123-132.

ANDREW M, RADAELLI F, ALIKHAN R, et al., 2021. Endoscopy in patients on antiplatelet or anticoagulant therapy: British Society of Gastroenterology(BSG)and European Society of Gastrointestinal Endoscopy(ESGE)guideline update[J]. Gut, 70(9): 1611-1628.

BALDAQUE-SILVA F, PEREIRA JP, MALTIMAN H, et al., 2023. Topflight endoscopic submucosal dissection: a novel strategy for the resection of gastric fundus tumors[J]. VideoGIE, 8(12): 493-496.

FORBES N, ELHANAFI SE, AL-HADDAD MA, et al., 2023. American Society for Gastrointestinal Endoscopy guideline on endoscopic submucosal dissection for the management of early esophageal and gastric cancers: summary and recommendations[J]. Gastrointest Endosc, 98(3): 271-284.

HAMADA S, IHARA E, YOSHITAKE C, et al., 2022. Clip stopper closure method using a detachable snare in combination with ZEOCLIP for endoscopic submucosal dissection-induced mucosal defects[J]. Dig Endosc, 35(1): 136-139.

IKEZAWA N, TANAKA S, and TOYONAGA T, 2020. Novel strategy using pocket creation method to reduce intraoperative bleeding in gastric endoscopic submucosal dissection[J]. Dig Endosc, 32(6): e136-e137.

KOBARA H, TADA H, FUJIHARA S, et al., 2022. Clinical and technical outcomes of endoscopic closure of postendoscopic submucosal dissection defects: Literature review over one decade[J]. Dig Endosc, 35(2): 216-231.

LIBANIO D, BASTIAANSEN BAJ, BHANDARI P, et al., 2022. Endoscopic submucosal dissection for superficial gastrointestinal lesions: European Society of Gastrointestinal Endoscopy(ESGE)Guideline-Update 2022[J]. Endoscopy, 54(06): 591-622.

MARUYAMA T, MURAKAMI T, AKAZAWA Y, et al., 2021. A case of improved visibility with gel immersion in the presence of ongoing bleeding during colorectal endoscopic submucosal dissection[J]. VideoGIE, 6(10): 478-480.

MASUNAGA T, KATO M, YAHAGI N, 2021. Water pressure method overcomes the gravitational side in endoscopic submucosal dissection for gastric cancer[J]. VideoGIE, 6(10): 457-459.

MIYAZAKI K, KATO M, KANAI T, et al., 2022. A successful case of endoscopic submucosal dissection using the water pressure method for early gastric cancer with severe fibrosis[J]. VideoGIE, 7(6): 219-222.

MIZUTANI M, KATO M, SASAKI M, et al., 2023. Novel closure method for a large mucosal defect after endoscopic resection: String clip suturing method with an anchor[J]. Dig Endosc, 35(3): 394-399.

ONO H, YAO K, FUJISHIRO M, et al., 2021. Guidelines for endoscopic submucosal dissection and endoscopic mucosal resection for early gastric cancer(second edition)[J]. Dig Endosc, 33(1): 4-20.

PING AN, YANG D, WANG J, et al., 2020 A deep learning method for delineating early gastric cancer resection margin under chromoendoscopy and white light endoscopy[J]. Gastric Cancer, 23(5): 884-892.

TAKIZAWA K, ODA I, GOTODA T, et al., 2008. Routine coagulation of visible vessels may prevent delayed bleeding after endoscopic submucosal dissection--an analysis of risk factors. Endoscopy, 40(3): 179-183.

HARUKA FUJINAMI, KURAISHI S, TERAMOTO A, et al., 2024.Development of a novel endoscopic hemostasis-assisted navigation AI system in the standardization of post-ESDcoagulation[J]. Endosc Int Open, 12(4): E520-E525.

第三章
ESD 辅助牵引技术

第一节　辅助牵引技术的分类

内镜黏膜下剥离术（endoscopic submucosal dissection，ESD）作为消化内镜微创治疗领域的突破性技术，能够实现早期消化道肿瘤及大面积病灶的整块切除，在保证治疗彻底性的同时显著降低组织创伤，有效维持患者术后生理功能和生活质量。然而该技术操作复杂且风险较高，其平均耗时长，术中出现穿孔、出血及感染等并发症的风险不容忽视。

ESD 的核心操作困境源于其器械系统的固有局限：术者需在"单器械操作模式"下完成精细操作，类似于外科医师仅用单手实施开放手术。这种状态导致黏膜下层次辨识困难，尤其在处理纤维化或血管丰富区域时，视野暴露不足可直接引发解剖平面误判、血管损伤等连锁反应，使并发症发生率呈指数级上升。国际共识指出，术野清晰度是决定 ESD 成功率的首要技术参数，而牵引不足造成的解剖层次模糊已被证实是延长操作时间和增加并发症风险的独立危险因素。

所以，在 ESD 的过程中，内镜医师通过一些辅助手段使黏膜下层视野暴露得更充分，最开始内镜医师通过在内镜前端加用透明帽，并将透明帽抵住黏膜下层，推挤病灶，来获得黏膜下层的视野和牵引力，这样能部分降低出血及穿孔的风险，但病灶整体仍然常缺乏一个清晰完整的视野。临床工作中的这些问题促使医师不断思索和创新，使得内镜医师需要发明更多的辅助方法来辅助剥离，所以，各种新颖的牵引方法就应运而生。这些牵引方法的目的就是通过不同器械组成牵引装置来牵引，最终给操作者提供良好的手术视野，促进 ESD 手术更快、更好、更安全地完成，尤其在辅助高难度 ESD 操作中发挥至关重要的作用。这一技术迭代过程印证了微创外科的普适规律：术野优化与力学控制系统的协同发展，是推动复杂腔镜术式向安全化、标准化演进的核心驱动力。

辅助牵引技术的分类可依据牵引力传递路径的差异性进行分类，可将其划分为体内牵引技术（internal traction）和体外牵引技术（external traction）两大类别。

体外牵引技术的特征在于通过体外介入装置实现力学传导，其牵引力的产生与传递均需依赖与体外器械建立物理连接的通路系统。与之形成对照的体内牵引技术则采用完全内源性的操作模式，通过部署于消化道腔内的独立器械直接施加牵引作用，无须建立任何体外连接装置。需要特别说明的是，磁锚定牵引技术（magnetic anchor guidance）作为一类特殊技术范式，其力学传递机制具有显著特异性。该技术通过体外可调控磁场与体内磁性锚定装置之间形成的非接触式磁耦合效应实现牵引，虽未采用传统物理连接方式，但鉴于其牵引力的物理本源仍源自体外磁体系统，因此在本分类体系中仍归属于体外牵引技术范畴。基于上述分类原则，本书建立的辅助牵引技术分类框架如下。

辅助牵引技术按照是否通过连通于体外的器械的传递施加牵引力，可分为 ESD 体内牵引技术和体外牵引技术。通过体外器械的传递施加牵引力的辅助牵引技术，即体外牵引技术。靠置放于消化道内部的器械，提供牵引力，不需要通过连通于体外器械的传递来施加牵引力，这种辅助牵引技术，即体内牵引技术。体外磁体引导的磁锚引导牵引技术有其特殊性，其未通过连通于体外的器械传递施加牵引力，而是通过体外无形的"磁力"牵引体内独立的"锚"，因为体外磁体引导所施的力还是源自体外，所以本书将体外磁体引导的磁锚引导牵引技术列为体外牵引技术。本书中采取的分类如下。

一、ESD 体内牵引技术

ESD 体内牵引技术包括：

（1）体位调整牵引技术。

（2）重物牵引技术。

（3）止血夹弹力圈联合牵引技术。

（4）线环牵引技术。

（5）S-O 夹牵引技术。

（6）止血夹组合制锚牵引技术。

（7）磁锚引导体内牵引技术。

（8）磁珠牵引技术。

二、ESD 体外牵引技术

ESD 体外牵引技术包括：

（1）夹线牵引技术。

（2）滑轮牵引技术。

（3）带线尼龙皮圈牵引技术。

（4）外钳法牵引技术。

（5）附通道钳夹法牵引技术。

（6）经皮牵引技术。

（7）磁锚引导体外牵引技术。

（8）圈套器辅助牵引技术。

（9）机器人辅助牵引技术。

（10）新型手术平台牵引技术。

（11）双通道内镜牵引技术。

（12）双内镜牵引技术。

（13）双气囊辅助牵引技术。

上述的各种技术分类仅供参考，接下来逐一详细介绍各种辅助牵引技术、消化道各部位牵引方法及辅助牵引的护理配合。

（张学彦　李　强）

第二节　体位调整牵引技术

一、简介

内镜下黏膜剥离术（ESD）目前仍面临很大的技术挑战。维持组织层面的张力及实现充分的黏膜下暴露，是确保手术安全性和操作效能的关键要素。在多样化的牵引策略中，重力辅助牵引被证实为结直肠ESD领域最具实效性的方法之一。该技术通过患者体位动力学调整，利用重力矢量作用实现靶病变组织的充分暴露，其优势在于无须借助额外器械即可建立有效牵引，同时允许通过体位转换来调控牵引方向。值得注意的是，胃ESD时患者的体位仅限于左侧卧位，因为右侧卧位会使内镜操作性变差，难以进行ESD微细动作，所以临床上较少使用。

肠管走向变异度大，位置不固定，特别是乙状结肠和横结肠系膜游离，有很大的活动度和伸缩性，易在腹腔处弯曲成角，所以进行ESD治疗时，需要对不同部位采取不同的体位和手法。结肠ESD时允许有各种体位，包括朝后俯卧位或者完全仰卧位。选择切开线应位于重力上方，如在对直肠左侧病变进行剥离术时，我们一般建议患者行右侧卧位，这会导致黏膜瓣被牵拉到管腔中心的一侧。因为我们常规肠镜检查的左侧位时，左侧属于最低位，粪水易集聚于左侧，不利于暴露手术视野。所以利用重力的作用将病灶和操作视野与肠腔内的粪水、血液等物体分离，避免因浸于粪水和血液中而导致操作困难。然而在剥离的早期，黏膜下暴露可能并不足够。随着剥离的进行，游离病变的重量增加，通过调整体位，患者旋转一定角度，游离病变由于重力的作用，牵引力增加，病变组织暴露更加明显（图3-1，图3-2）。在剥离早期，重力牵引力可能不够，在这种情况下，牵引力可以通过透明帽和黏膜下注射来补充。也可以于环切病变组织后在黏膜下层夹上一枚重物，通过重力夹的重力牵拉黏膜下层，从而增加术中牵引力，在下一节中会详细介绍。

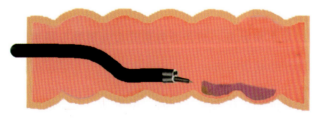

图 3-1　最初体位为非重力位剥离示意图

最初体位为非重力位，病变贴于肌层，视野暴露不佳，未充分剥离

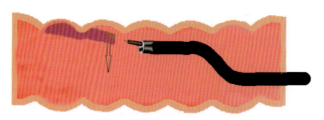

图 3-2　体位调整牵引技术示意图

体位旋转 180°后，病灶在自身重力下牵引，视野暴露好，充分剥离

二、适应证和禁忌证

（一）适应证

结直肠病变及牵引方向不易调整等使得牵引装置使用受限，特别在近端结肠中；病变位于消化道液及粪便聚积部位，影响手术视野，而其他牵引方法无法发挥作用，这时我们就可以通过改变体位，使黏液及粪便位于病变下方，并使得黏膜下层暴露更充分，手术视野更清晰，创面更清洁，使得 ESD 变得更容易。余同第一章第二节 ESD 适应证与禁忌证。

（二）禁忌证

同第一章第二节 ESD 适应证与禁忌证。

三、术前准备

（一）器械准备

胃镜、结肠镜、透明帽、切开刀、止血钳、注射针、圈套器、止血夹、套管等。

（二）患者准备

（1）术前需行凝血功能检测，若存在导致手术风险增加的因素，应纠正之后再予手术。

（2）术前禁食至少 8h，禁水至少 2h。

（3）酌情静脉麻醉和气管插管全身麻醉，循环呼吸监测。

（4）签署内镜下治疗知情同意书。

四、操作方法

（一）确定病变范围与深度

了解病灶的部位、大小和形态，结合染色和放大内镜检查确定病灶的范围、性质和浸润深度。

（二）标记

多数肠道病变不需要标记，在需要标记时，用电凝刀在病灶周围进行电凝标记，对黏膜病灶标记点离开病灶边缘 5mm，对黏膜下病变紧靠病灶边缘标记。

（三）黏膜下注射

通常使用将5ml 0.2%靛胭脂、2ml 1%肾上腺素和100ml生理盐水混合配制的混合溶液，自远端至近端，于病灶边缘标记点外进行多点黏膜下注射，每点至少 2ml 至黏膜明显隆起。

（四）切开病变外侧缘黏膜

应用切开刀沿病灶边缘标记点切开黏膜。

（五）患者调整体位

通过变换体位使剥离下的组织在重力牵引下位于病变组织下方，从而暴露手术视野，从而完整切除病灶，术中保持直视下操作，随时止血。

（六）创面处理

对创面可见的小血管可以应用 APC 进行凝固治疗，较大血管用电热活检钳电凝，必要时可以应用止血夹闭合创面或血管。

五、操作注意事项

无痛患者需要体位变动时，注意防止误吸和保护颈椎。

六、效果评价

内镜黏膜下剥离术（ESD）作为一项技术难度较高的操作，其核心安全要素在于维持充分组织张力和实现理想的黏膜下层暴露。针对复杂病例，目前已发展出多种基于辅助器械的牵引技术。其中重力牵引法凭借其操作简便性和普适性，已成为结直肠 ESD 领域广受推崇的标准化技术方案。体位调节牵引技术作为重力牵引的优化延伸，通过调控患者体位即可获得比较理想的术野暴露，无须依赖特殊牵引装置。该技术优势体现在：①规避器械相关并发症风险；②降低手术成本；③操作流程简化。但需特别关注其临床应用的局限性：首先，要求患者术中保持特定体位配合，这对全身麻醉患者存在体位维持困难；其次，对于老年、体弱或无法耐受清醒镇静的患者，该技术的适用性受到限制。

（张学彦　李万伟）

第三节　重物牵引技术

一、简介

2005 年 Saito 等报道了应用重物牵引方法来辅助结直肠癌 ESD，利用重物的重力使已经分离的组织向剥离方向远端脱垂牵拉，从而充分暴露手术视野。

二、适应证和禁忌证

（一）适应证

应用于 ESD 操作困难的位置，包括瘢痕组织粘连病变的 ESD。余同第一章第二节 ESD 适应证。

（二）禁忌证

同第一章第二节 ESD 禁忌证。

三、术前准备

（一）器械准备

胃镜、结肠镜、切开刀、注射针、止血夹，重力辅助牵引系统包括三部分——重量 1g、大小 6mm×4mm×4mm 的重物（也可以使用便于止血夹连接的其他光滑重物）、金属夹、尼龙线（图 3-3）等。

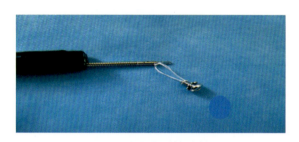

图 3-3　重力牵引辅助装置
用尼龙线把一个重 1g、大小 6mm×4mm×4mm 的重物与金属夹相连

（二）患者准备

同第一章第三节 ESD 术前准备。

四、操作方法

（一）确定病变范围与深度

了解病变的部位、大小和形态，结合染色和放大内镜检查确定病灶的范围、性质和浸润深度。

（二）病灶边缘标记

明确病灶边界后烧灼标记。

（三）黏膜下注射

于病灶边缘行多点黏膜下注射，通过将注射液注入黏膜下层抬举病灶，与肌层分离。

（四）预切开

用切开刀在黏膜上切开至黏膜下层。

（五）黏膜下层切开及部分剥离

部分剥离后，内镜从胃肠腔中撤出。

（六）黏膜下剥离及重力辅助牵引系统的制备和置入

通过内镜工作孔道插入可旋转止血夹，用丝线将重物固定在可旋转止血夹的顶端，随后将携带重力辅助牵引装置的内镜再次插入胃肠腔，将止血夹从活检通道中推至病变区域，将止血夹夹附在剥离开的黏膜边缘的合适位置（图 3-4）。

（七）反向牵引

依靠重物的重力，将部分切除的黏膜反向牵引，使黏膜下层切割层面清晰可见，对病灶牵引的方向通过改变患者的体位来控制。

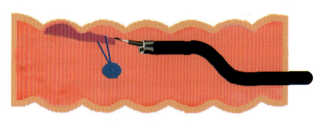

图 3-4 体内应用重物牵引辅助 ESD 示意图

依靠重物的重力，将部分切除的黏膜反向牵引，使黏膜下层切割层面清晰可见，提高剥离效率

（八）取出标本与装置

ESD 完成后，将切除的标本与重力辅助牵引装置一起取出，并观察切缘是否有肿瘤组织残留。

（九）创面处理

使用电凝钳止血，必要时置放止血夹。

五、操作注意事项

（1）注意将系有重物的止血夹选择夹闭于近端黏膜，钳夹需要确切和牢固，防止意外脱落。

（2）注意充分利用重力最高点原理。逐层向远端剥离病灶黏膜。

六、临床评价

内镜黏膜下剥离术（ESD）作为一种单镜操作技术，缺乏传统外科手术中的有效牵引手段。要实现手术视野的充分暴露，首先需要合理利用重力作用，使已分离组织向剥离方向远端垂落以暴露操作空间。除通过体位调整优化病灶自身的重力效应外，引入无创性辅助器械直接暴露黏膜下层进而降低结直肠 ESD 并发症和提高手术效率具有重要意义，其中重物牵引技术展现出显著优势。

2005 年 Saito 团队率先报道了 4 例采用重物牵引辅助的结直肠 ESD 术式。临床观察显示，该技术能有效改善黏膜下层次的可视化程度，通过降低黏膜下血管意外损伤风险减少术中出血，同时避免因对黏膜下层深度判断失误导致的医源性穿孔。其牵引机制有助于清晰显露切割平面，保障病灶的完整切除。该技术不仅适用于常规病例，对黏膜下层抬举征欠佳的病灶同样具有可行性，为早期大面积浅表型结直肠肿瘤的治疗提供了可靠选择。值得注意的是，牵引系统与标本同步回收保证了生物安全性，该技术能显著缩短手术时长。然而，该技术仍存在待优化之处：牵引装置安装过程需反复插镜操作可能增加患者不适；牵引夹持系统存在意外脱落风险。此外，目前相关临床样本量有限，未来需要积累更多案例和开展循证研究以完善该技术的临床应用。

（张学彦　李万伟）

第四节 止血夹弹力圈联合牵引技术

一、简介

止血夹弹力圈联合牵引技术为一种体内牵引技术，弹力圈自身的收缩即可在体内提供持续稳定的牵引作用力，有效改善黏膜下层暴露，从而促进消化道管腔病变的精准剥离。促进病变的剥离，特别适用于 ESD 操作困难的位置。

二、适应证和禁忌证

（一）适应证

操作困难位置 ESD，黏膜下层纤维化 ESD，大面积病灶 ESD。余同第一章第二节 ESD 适应证。

（二）禁忌证

乳胶过敏者禁用。余同第一章第二节 ESD 适应证。

三、术前准备

（一）器械准备

胃镜、结肠镜、注射针、透明帽、弹力圈（图 3-5）、止血夹、3-0 丝线、切开刀、电止血钳等。

（二）患者准备

同第一章第三节 ESD 术前准备。

四、操作方法

（一）确定病变范围与深度

了解病变的部位、大小和形态，确定病灶的范围、性质和浸润深度。

（二）病灶边缘标记

明确病灶边界，距病灶边缘 5mm 处进行标记。

（三）黏膜下注射

于病灶边缘行多点黏膜下注射，将注射液注入黏膜下层抬起病灶，与肌层分离。

（四）预切开

用切开刀于病变的标记点周围做预切开。

（五）辅助 ESD

黏膜下剥离及止血夹与弹力圈联合牵引技术辅助 ESD（图 3-6）。

（1）在体外用 3-0 丝线将医用弹力圈扎于止血夹一侧臂上，止血夹缩回收纳备用。

（2）适度黏膜下剥离后，准备行牵引操作。

（3）止血夹带着上述牵引装置通过内镜活检孔道后，将止血夹固定于适于牵拉的病灶边缘部，将第二个止血夹侧臂穿过弹力圈，释放固定于病灶上第一个夹子的病变对侧消化道壁或者病灶对侧边缘；对于较大的病灶，如果无法用一种能够跨越病灶两侧的装置完成牵拉，可以使用附加的皮圈装置。

（4）病灶表层黏膜随弹力作用外翻，暴露视野，协助完成黏膜下剥离（图3-7，图3-8）。

（5）剥离完成后，创面电止血钳止血并回收标本。

（六）创面处理

必要时放置止血夹闭创。

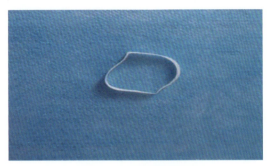

图 3-5　弹力圈实体图

有口腔科经常使用的弹力圈，或者术者使用无菌手套手指部制作

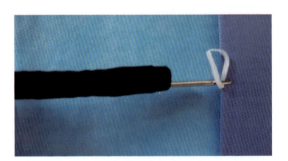

图 3-6　弹力圈止血夹连接方法

体外用 3-0 丝线将医用弹力圈扎于止血夹一侧臂上，止血夹缩回收纳备用

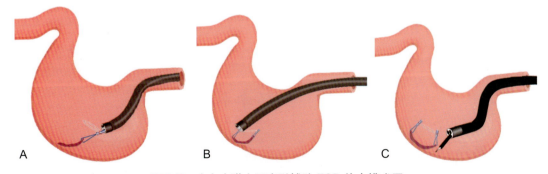

图 3-7　止血夹弹力圈牵引辅助 ESD 体内模式图

A 和 B 为连接剥离黏膜边缘和病变的对侧；C. 在拉起病变和展开切除边缘时，可通过弹性材料的张力迅速完成剥离

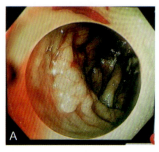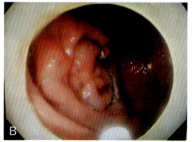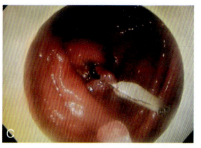

图 3-8　止血夹弹力圈牵引辅助结肠 ESD

A. 内镜观察结肠病灶；B. 适度黏膜下剥离后，完成全周切开；C. 将止血夹固定于适于牵拉的病灶边缘部，将第二个止血夹侧臂穿过弹力圈，释放固定于病灶上第一个夹子的病变对侧消化道壁或者病灶对侧边缘，病灶表层黏膜随弹力作用外翻，暴露视野，辅助协助完成黏膜下剥离

五、操作注意事项

应确保止血夹的放置位置，以免牵引方向不理想，影响 ESD 的安全性及效率。

六、临床评价

ESD 面临的主要技术挑战源于黏膜下层术野可视化受限，可能导致术中出血、穿孔等并发症。止血夹联合弹力圈牵引技术展现出显著优势。该技术安全、有效，可应用于食管、胃及结直肠病变的切除，适用于多种临床情况。该技术中所使用的弹力圈材质安全，如食管静脉曲线套扎器的 O 形圈其在体内性质稳定，且在肠道内不溶解，消毒不变质。此外，该材料在动物模型中成功地通过了皮内反应、皮肤过敏反应、植入材料的全身反应和溶血反应等实验，对人体无害，且有简单、无创、经济、安全等优势。剥离可以通过弹性材料的张力快速完成，不同于只改善视野的设备，也可用外科无菌手套代替弹力圈。

此项牵引技术可以安全有效地进行胃肠道黏膜剥离，Kenshi Matsumoto 等通过 37 例前瞻性病例对照研究证明止血夹弹力圈联合技术的良好效果，减少了局部复发率，减少了并发症。此技术辅助 ESD 是可行、安全的，易于使用，并且能在 ESD 中实现口侧和肛侧的双侧进路，不受肿瘤位置限制，缩短手术时间，止血夹弹力圈联合技术可通过适当的张力实现良好的可视化，有利于黏膜快速剥离，提高整块切除率，为复杂的 ESD 手术提供了安全、经济的解决方案。

（张学彦　辛莎莎）

第五节　线环牵引技术

一、简介

线环牵引技术无须特殊设备，成本低，利用线环牵引可获得一定的反向牵引力，进而辅助完成 ESD。

二、适应证和禁忌证

同第一章第二节。

三、术前准备

（一）器械准备

胃镜、结肠镜、切开刀、止血夹、注射针、透明帽、电止血钳、3-0丝线（无菌橡胶手套）、注射器等。

（二）患者准备

（1）术前需检测凝血功能，若存在手术风险增高，应纠正后再行手术。

（2）术前至少禁食至少6～8h，禁水至少2h。

（3）酌情全身麻醉、循环呼吸监测。

（4）签署内镜下治疗知情同意书。

四、操作方法

（一）观察确定病变范围与预判深度

了解病变的部位、大小和形态，确定病灶的范围、性质和浸润深度。

（二）病灶边缘标记

明确病灶边界后，距病灶边缘5mm处进行标记。

（三）黏膜下注射

于病灶边缘标记点外侧进行多点黏膜下注射，通过将注射液注入黏膜下层来抬举病灶，与固有肌层分离。

（四）切开

沿标记点外侧缘5mm切开病变周围环周黏膜至黏膜下层。

（五）黏膜下剥离及线环辅助牵引技术

线环辅助牵引技术分为两种，即单环和多环。

1.线环牵引——单环法　线环反向牵引。准备多种尺寸的环形线（8～20mm），在黏膜进行适度剥离需要牵引辅助时，用止血夹将合适大小的环形线经内镜通道带入，用止血夹将环状线夹在需要牵引的病灶边缘，释放止血夹，经内镜通道置入第2个止血夹，使止血夹一个臂钩起线环的另一端，通过内镜吸气，使胃肠腔空间变小，向上提起线环至对侧黏膜，将线环夹到对侧黏膜，释放止血夹，通内镜适量注气，打开胃肠腔，环形线环提供适当的牵引力，辅助ESD的进行。如果需要更大的反向牵引力，可以以此类推，增加放置止血夹（图3-9～图3-11）。

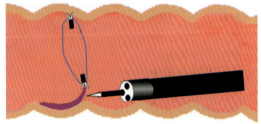

图3-9　典型的环形线反向牵引模式图

将环形线通过内镜工作通道插入结肠，通过线环辅助，从而提起病变

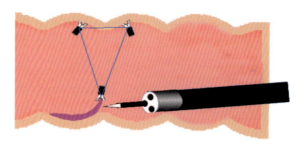

图 3-10　环形线反向牵引松弛时增加反牵引方法模式图

随着黏膜下剥离的继续及线环牵引力的降低，增加第 3 个止血夹作用于环形线，以获得进一步的反牵引

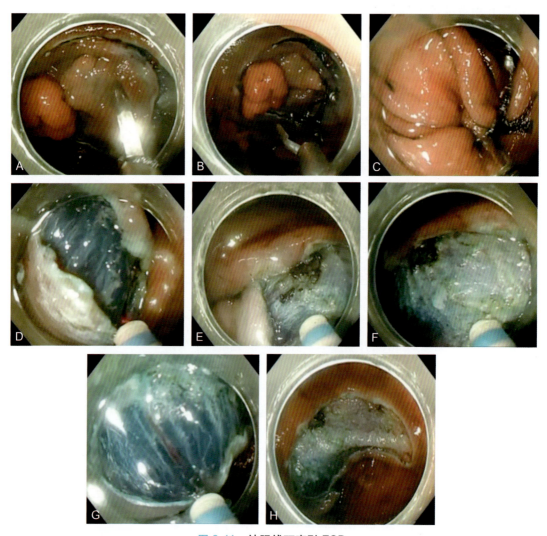

图 3-11　结肠线环牵引 ESD

A. 用止血夹将环状线夹在需要牵引的病灶边缘，释放止血夹；B. 用另一个止血夹一侧钩住线圈，向病变远端夹闭；C. 形成辅助牵引；D～G. 在辅助牵引后，视野暴露良好，进行剥离；H. 切除病灶的创面

2. 线环牵引——多环法（M 环法）　用多环丝线圈和止血夹组成牵引装置，称之为"M环法"。首先，我们把 3-0 丝线绑在 5ml 的注射器上，然后打一个圈，重复相同步骤，打

出两个环，并切断剩余的丝线（图 3-12），形成 M 环（图 3-13），环的数量可以根据不同的情况进行调整，也可用无菌橡胶手套手指处剪出两个环形，将两个橡胶环打结，完成 M 环，例如，我们在结肠中使用 2 个环，在直肠中使用 3 个环。将止血夹半开，M 环的末端连接到止血夹的根部后合住止血夹（图 3-14），将止血夹携带线环通过内镜活检通道；用止血夹将线环一端夹附在病变的近镜端，线环的另一侧用另一个止血夹夹在病变对侧的消化道管壁（图 3-15）。

　　Sudo Gota 等将 M 环法应用于横结肠侧向发育性肿瘤非颗粒型 ESD，黏膜环切后，将 M 环附着于剥离病变的肛侧；接下来，使用第 2 个 M 环牵拉，实现更好的黏膜下层视野，并在没有任何不良事件的情况下实现了整块切除。可以通过改变 M 环中环的数量来进一步调整长度和牵引力的大小，也可根据情况通过增加或剪断 M 环来改变牵引的方向。当使用单回路方法时，很难改变牵引方向，因为在将其剪断后，就没有可继续使用的回路了。相比之下，M 环法有 2 ～ 3 个环，至少有一个回路的牵引力存在。

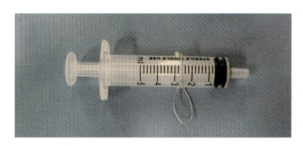

图 3-12　M 环制作方法

把 3-0 丝线绑在 5ml 的注射器上，然后打一个圈，形成一个环，重复相同的步骤，打出两个环

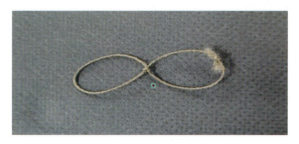

图 3-13　M 环图

创建有两个环的 M 环

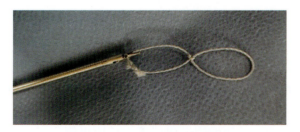

图 3-14　M 环与止血夹的连接

M 环的末端连接到止血夹的其中一个侧翼的底部

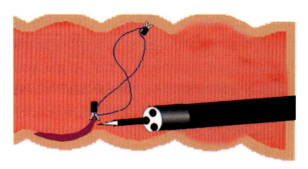

图 3-15　M 环法在 ESD 中应用模式图

止血夹通过内镜工作通道，夹附在病变的近镜端，线环的另一侧用止血夹夹附在病变的对侧消化道管壁，牵引后辅助 ESD 剥离

（六）创面处理

对剥离后创面上所有可见血管进行止血处理，必要时止血夹闭创。

五、术中操作要点

（一）线环放置与固定

①精准定位：将线环经内镜活检孔送入，通过内镜前端操控将线环夹在病变边缘；②抗脱设计：选择带锁扣或摩擦力大的线环（如硅胶涂层），或采用双重固定（如线环＋微型夹联合使用）；③张力控制：初始牵引力控制在 5 ～ 10N，避免过度牵拉导致黏膜撕裂或出血。

（二）牵引策略

进行分层牵引。

（1）黏膜层：轻柔提拉线环使病变隆起，便于充分暴露基底。

（2）黏膜下层：间歇性牵引结合局部注射生理盐水（抬举法），减少热损伤风险。

（3）动态调整：根据结肠蠕动情况（如乙状结肠收缩）适时放松线环，防止损伤肠壁。

（三）ESD 操作协同

1. 切割顺序　先沿线环外侧进行高频电刀（ITC）切割，逐步向中心推进，避免线环提早脱落。

2. 应急处理　①线环断裂 / 脱落：立即启用备用线环或改用金属夹固定，避免病变移位影响视野；②突发出血：局部喷洒肾上腺素或电凝止血，必要时追加金属夹封闭创面；③穿孔风险：若发现深部损伤（如浆膜层透光），及时内镜闭创。

六、临床评价

此技术所需材料成本较低，获取方便；在操作方面，平均只需 1.8min 就可制作线环并投入使用。临床也可用一次性无菌橡胶手套，手指处直接剪去两端，形成一个简易环，操作快速。这是一个非常简单的方法，建议手术后取出橡胶环。此外，可通过线环的固定位置调整和剪切实现反向牵引。线环牵引除了可以提供良好的反向牵引力外，还可用此方法辅助，进行内镜下 ESD 术后创面预防性闭合，预防迟发穿孔和术后的炎症反应。此法对于结肠直肠操作困难及高风险部位的 ESD 剥离，可获得清晰的剥离视野，减少穿孔和出血等不良事件的发生，不需要特殊设备，是一种简单、低成本、效果优良的 ESD 辅助牵引技术。

（常夏楠　张学彦）

第六节　S-O 夹牵引技术

一、简介

2009 年两位日本学者 Sakamoto 和 Osada 以弹簧、止血夹和尼龙圈为基础设计出一种体内牵引技术，并以两人名字的首字母命名为 S-O 夹牵引技术。它的主要优点是可以在黏膜下剥离过程中直接观察黏膜下层的切割线，来辅助对大面积的、浅表性的结肠早期肿瘤的 ESD 切除。

二、适应证和禁忌证

同第一章第二节 ESD 适应证及禁忌证。

三、术前准备

（一）器械准备

S-O 夹分为两种类型：弹簧 S-O 夹和橡胶条型 S-O 夹。弹簧 S-O 夹由弹簧、止血夹、尼龙圈组成。橡胶条型 S-O 夹由止血夹、尼龙绳、塑料护套、橡胶带、两个尼龙环组成。还需准备胃镜、结肠镜、透明帽、切开刀、电止血钳、注射针等。

（二）患者准备

术前需行凝血功能检测，若存在导致手术风险增加因素，应纠正后再予手术。

四、操作方法

（一）确定病变范围与深度

了解病灶的范围，预判性质和浸润深度。

（二）病灶边缘标记

距病灶边缘 5mm 处进行标记。

（三）黏膜下注射

于病灶边缘标记点外侧进行多点黏膜下注射，抬举病灶，与肌层分离，有利于完整切除病灶，避免损伤固有肌层，减少穿孔、出血等并发症。

（四）切开

沿标记点外侧缘 5mm 环周切开病变周围部分黏膜，进行病灶部分剥离后，选择牵引位点。

（五）S-O 夹辅助牵引技术

S-O 夹辅助牵引技术分为两种类型：弹簧 S-O 夹和橡胶条型 S-O 夹辅助牵引技术。

1. **弹簧 S-O 夹辅助牵引技术**　弹簧 S-O 夹由长 5mm、宽 1.8mm 的弹簧组成，一端为止血夹，另一端为尼龙圈（图 3-16）。弹簧的长度在 1g 的力时不会受到影响，在 20g 时长度大约是原来的 10 倍。将 S-O 夹通过内镜活检通道送入胃肠道，使用止血夹将 S-O 夹夹附于需要牵引的黏膜边缘，再使用另一个止血夹钩住 S-O 夹的尼龙环，并将尼龙环夹附在病变对侧的胃壁或肠壁上（图 3-17）。该装置在切开边缘上的牵引力使得黏膜下层视野良好可视，可以安全、快速地剥离。在病变完整剥离后，将 S-O 夹从消化道壁上分离并与标本一起取出体外。

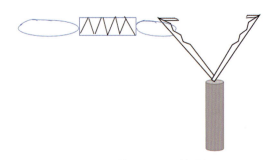

图 3-16　弹簧 S-O 夹的结构

由一个 5mm 长、1.8mm 宽的弹簧，一个直径 4mm 的尼龙圈组成

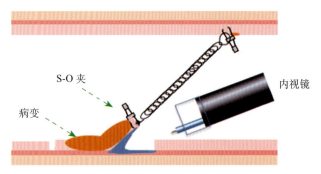

图 3-17　S-O 夹辅助 ESD 示意图

使用止血夹将 S-O 夹夹附于需要牵引的黏膜边缘，再使用另一个止血夹钩住 S-O 夹的尼龙环，并将尼龙环夹附在病变对侧的胃壁或肠壁上，牵引力使得黏膜下层视野良好可视，促进高效剥离

2. **橡胶条型 S-O 夹**　橡胶条型 S-O 夹由止血夹、尼龙绳、橡胶条组成，另有塑料护套覆盖于橡胶条表面（图 3-18）。橡胶条型 S-O 夹亦可通过内镜工作通道，在环切及部分剥离肿瘤后需要牵引时，将 S-O 夹夹附于剥离黏膜的边缘（图 3-19）；再插入另一止血夹（称之为标准夹），连接附在 S-O 夹上的远端尼龙环，在与病变相对的消化道壁上使用标准夹子锚定，进行牵引，并在直视下剥离病变（图 3-20）。ESD 完整切除病变后，用剪刀剪开尼龙环，将病变标本及 S-O 夹装置一同从患者体内取出（图 3-21）。

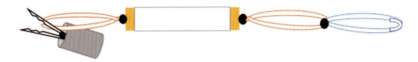

图 3-18 橡胶条型 S-O 夹结构

由止血夹、尼龙绳、橡胶条组成，另有塑料护套覆盖于橡胶条表面

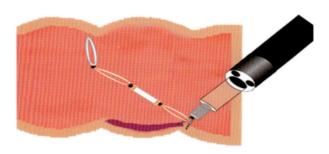

图 3-19 橡胶条型 S-O 夹锚定病灶示意图

在环切及部分剥离肿瘤后需要牵引时，将 S-O 夹夹附于肿瘤剥离开的黏膜的边缘

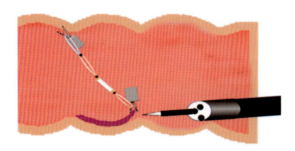

图 3-20 橡胶条型 S-O 夹辅助 ESD 示意图

通过内镜插入止血夹，钩住 S-O 夹上远端尼龙环，然后将其附着于病变对侧胃肠壁，提供牵引力，辅助剥离病灶

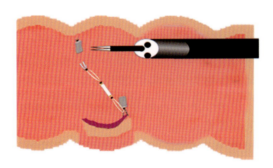

图 3-21 ESD 完成后去除橡胶条型 S-O 夹示意图

完成剥离后，剪断尼龙环，连同橡胶条型 S-O 夹一起取出标本

（六）创面处理

对可见血管进行预防性电凝，必要时止血夹夹闭。

五、操作注意事项

（1）S-O 夹可能会干扰内镜观察，尤其是在翻转操作时。应慎重选择锚定部位，避免在需要翻转内镜进行 ESD 时产生干扰。

（2）如果弹簧伸展超过 8cm，S-O 夹子的弹簧可能会断裂，因此应注意弹簧伸展的长度。

六、临床评价

"S-O 夹"可以更好地暴露黏膜下层，对病变的反向牵引作用有助于精准操作并提高剥离效率，减少黏膜下层注射量，这也是 ESD 需要解决的主要的技术困难，可以缩短手术时间，减少穿孔及腹膜炎风险。此外 S-O 夹辅助 ESD 还有很多优点，包括易于使用，牵引方向可进行适当调整，并且无须取出内镜。S-O 夹是独立的，因此它的牵引不受胃镜和结肠镜的限制。此外，S-O 夹技术不需要使用额外的体外牵引装置。在一项 S-O 夹在胃 ESD 中的功效的研究的回顾性分析结果表明，S-O 夹子使胃 ESD 操作时间缩短了 25%，是安全高效的。在应用 S-O 夹在内镜下剥离大面积浅表结直肠肿瘤的前瞻性临床研究中，S-O 夹辅助 ESD 的操作时间明显缩短，病变的整块切除率和手术安全性也优于传统 ESD。

S-O 夹牵引技术凭借高效、安全、经济、可减少并发症等优势，具有良好的临床应用前景，尤其适合复杂病例、大面积和高风险病变的治疗，但其长期效果仍需更多高质量研究验证。

（常夏楠　张学彦）

第七节　止血夹组合制锚牵引技术

一、简介

止血夹组合制锚牵引技术（clips-anchor traction technique，CATT）是一种新型内镜下牵引技术，其通过在病灶周围黏膜及肌层组织进行多枚微型止血夹（钛合金夹 / 可降解材料夹）的精准布控，形成具有生物力学优势的牵引系统。该技术采用非对称交叉排列模式，将止血夹以特定角度（15°～ 45°）植入目标组织，构建稳定的多点锚定系统。

其核心机制包含两个关键要素。

（1）机械锚固效应：止血夹闭合时产生的闭合性机械应力（$1.2 \sim 2.5N/cm^2$）可使局部组织向镜头方向发生可控性形变（位移量 $2 \sim 4mm$），形成稳定的应力支撑点。

（2）防滑增强设计：夹臂末端特殊防滑齿状结构（齿深 $0.1 \sim 0.3mm$，间距 $0.2mm$）通过增加接触面摩擦系数（$\mu=0.35 \sim 0.45$），配合组织嵌合效应，可提升抗剪切力性能（达传统单点牵引的 $3 \sim 5$ 倍），有效降低滑脱风险（$< 5\%$）。

二、适应证和禁忌证

同第一章第二节 ESD 适应证及禁忌证。

三、术前准备

（一）器械准备

1. **基础设备** 高清电子胃镜 / 结肠镜系统（建议配备副送水功能）。

2. **专用器械** 高频电切装置（Endocut 模式：Effect 3，Cut duration 2，Interval 3）；黏膜切开刀（Dual 刀 /IT 刀 /Flush 刀）；止血夹释放器（旋转角度 ≥ 270°）及配套钛夹（标准型 / 长臂型）；23G 黏膜下注射针（斜面角度 15°）；透明帽（直径 12 ～ 15mm）；热活检钳（软凝固模式：50W）。

（二）患者准备

（1）在手术前，必须对患者的凝血功能进行全面检测。若检测结果显示手术风险有所增高，则需先进行相应的纠正措施，以确保手术安全后再行实施。对于术前正在服用抗凝或抗血小板药物的患者，需特别关注其药物调整方案。①服用抗凝药物的患者，应在计划进行 ESD 手术前 4d 将抗凝药物替换为肝素，以维持凝血酶原时间国际化比值（PT-INR）稳定在 1.5。同时，在 ESD 手术前 3h 暂停使用肝素，术后 3h 恢复肝素使用，并于次日恢复原抗凝血药的使用。在此过程中，需严密监测患者的凝血状况，以防术后出血风险。②对于服用抗血小板药物的患者，建议在术前将盐酸噻氯匹定、硫酸氯吡格雷或阿司匹林等药物替换为西洛他唑。患者需在 ESD 手术前 3d 开始服用西洛他唑，并在手术当天暂停使用。所有抗血小板药物应在术后第 1 天恢复使用，恢复后应密切观察患者的出血情况，确保治疗安全。

（2）为确保手术顺利进行，患者在术前需严格遵守禁食禁水规定。具体而言，患者应在手术前至少 6 ～ 8h 不再进食任何食物，同时至少 2h 不再饮用任何液体。

（3）手术将在全身麻醉状态下进行，以确保患者全程无痛感。同时，为保障患者生命安全，术中将实施循环与呼吸的实时监测，确保各项生理指标处于稳定状态。

（4）在进行内镜下治疗前，患者需充分了解治疗方案、可能的风险及并发症，并自愿签署内镜下治疗知情同意书。这是保障医患双方权益、确保治疗顺利进行的重要步骤。

四、操作方法

（一）确定病变范围与深度

全面细致地探查病变部位，精确掌握其大小与形态特征。在此基础上，明确病灶的具体范围、病理性质及浸润深度，为后续治疗方案的制订提供精准依据。

（二）病灶边缘标记

借助专业设备与精湛技术，精准明确病灶边界。在距离病灶边缘 3 ～ 5mm 处，进行精准标记，为后续手术操作划定清晰的操作区域。

（三）黏膜下注射

在已标记的病灶边缘，进行多点位黏膜下注射操作。通过将适量的注射液准确注入黏膜下层，使病灶得以均匀抬起，实现与肌层的分离，为后续手术创造有利条件。

（四）预切开

运用专业的切开刀，沿着病变标记点周围，实施精细的黏膜切割操作。此步骤需严格把控切割的深度与范围，确保手术的精准性与安全性。

（五）黏膜下剥离及夹子组合制锚牵引法辅助 ESD

1. **牵引点夹闭**　将第 1 个止血夹精准夹闭于需要进行牵引的黏膜着力点上（图 3-22），为后续操作提供稳定的牵引基础。

2. **辅助夹放置**　把第 2 个止血夹妥善放置于第 1 个止血夹的尾柄上（图 3-23），进一步增强牵引结构的稳定性。

3. **锚定与固定**　随后，将第 3 个止血夹的一臂巧妙穿过第 2 个夹子的两臂间隙，形成稳固的锚定结构，并将其固定在对侧正常黏膜上。当第 2 个夹子的两臂间隙空间充足时，可根据实际需要添加第 4 个止血夹，以此增强牵引力，确保手术视野的良好暴露（图 3-24）。

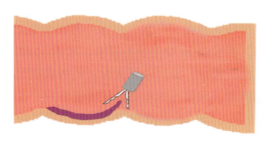

图 3-22　**第 1 个止血夹放置方法**

在病灶环周切开后，第 1 个止血夹放置在病灶一侧牵引位点的黏膜上

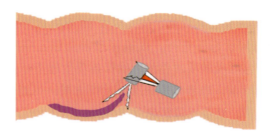

图 3-23　**第 2 个止血夹放置方法**

第 2 个止血夹放在第 1 个止血夹的尾柄上，第 2 个止血夹两臂之间的间隙（红色区域）被用作锚

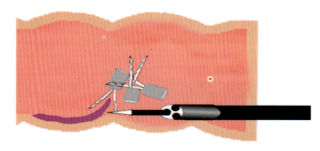

图 3-24　**第 3 个止血夹放置方法**

第 3 个止血夹的一个臂穿过间隙，然后固定在对侧正常黏膜上

4. **黏膜下剥离**　在夹子组合制锚牵引法的有效辅助下，充分暴露黏膜下视野，便于医师清晰观察并顺利完成黏膜下剥离操作。

5. **止血与标本回收**　剥离操作完成后，立即使用电止血钳对创面进行止血处理，确保手术安全。随后，仔细回收标本，为后续的病理检查做好准备。

（六）创面处理

依据创面的实际情况，必要时合理放置止血夹，对创面进行有效夹闭，降低术后出血等并发症的发生风险，促进创面的良好愈合。

五、操作注意事项

在整个操作过程中，止血夹必须能够提供充足的夹闭力。这一点至关重要，因为在制锚操作环节，只有止血夹保证足够的夹闭力，才能有效防止其意外脱落，确保手术的顺利推进和患者的安全。

六、临床评价

本节所阐述的止血夹组合制锚牵引法辅助内镜黏膜下剥离术（ESD），在以往文献中已有相关报道，以往类似的止血夹组合法主要是应用于ESD术后的创面封闭，与之原理一致。实践证明，本操作方法切实可行且操作便捷。运用止血夹组合制锚牵引法，可通过提供稳定且足够的牵引力，使黏膜下层清晰可见。该方法操作流程相对简单，能够保障ESD手术安全、顺利地开展。而且，此方法在应用于如直肠乙状结肠这类较为狭窄的肠道部位时，同样能够为手术提供可靠的牵引力，目前临床报道未发现任何不良事件。在手术中，切除的病变组织通过止血夹固定于对侧，在此基础上，可利用电止血钳轻松地从黏膜上将病变组织取下。止血夹组合制锚牵引技术凭借多点固定和协同牵引的优势，极大地提升了结肠ESD针对复杂病变治疗时的安全性和有效性。这种技术尤其适用于一些体积较大的病变、处于特殊部位的病变，或者是具有较高复发风险的病例。尽管该技术目前存在设备成本较高、对操作人员的操作技能要求较高等局限性，然而，其在临床治疗中的价值已然得到了众多研究的有力证实。基于此，建议在具备相应条件的三级医院内镜中心积极推广应用此项技术。同时，通过开展规范化培训及多学科协作等方式，进一步优化该技术的临床应用效果。

（张学彦　刘沙沙）

第八节　磁锚引导体内牵引技术

一、简介

磁锚引导体内牵引技术（magnetic anchor-guided internal traction technique）即磁锚内牵引法，是基于磁性物理原理研发的内镜辅助牵引系统，具有安全性高、操作简便、疗效确切、经济实用等优势。该技术通过双磁锚系统的磁力耦合作用形成定向牵引力场，通过内镜气量调控实现准确的牵引控制，有效提升黏膜下层剥离术（ESD）的术野暴露与操作安全性。磁锚定内牵引技术的机制：分别置入的固定磁锚（primary anchor）与牵引磁锚（secondary anchor）至消化道腔内，二者形成动态磁偶联，通过磁引力实现对目标病灶的牵引，借助实时气量调节可精确控制黏膜张力，为复杂 ESD 的操作提供稳定清晰的视野。

二、适应证和禁忌证

（一）适应证
（1）上、下消化道 ESD，尤其适用于大面积病灶 ESD。
（2）其他适应证参考第一章第二节 ESD 适应证。

（二）禁忌证
（1）磁体过敏者禁用。
（2）其他禁忌证参考第一章第二节 ESD 禁忌证。

三、术前准备

（一）器械准备
胃镜、结肠镜、磁体、透明帽、切开刀、电凝钳、注射针、止血夹等。

（二）患者准备
包括禁食、肠道清洁及凝血功能评估，具体流程参考第一章第三节 ESD 术前准备。

四、操作方法

（一）确定病变范围、预判深度
通过内镜精查，明确病灶的范围，预判性质和浸润深度。

（二）病灶边缘标记
距病灶边缘 5mm 处进行标记。

（三）黏膜下注射
于病灶边缘标记点外侧进行多点黏膜下注射，抬举病灶，使病灶与固有肌层分离。

（四）预切开
沿标记点外侧缘 5mm 环周切开病变周围黏膜，并进行病灶部分剥离，在需要牵引时选择合适的牵引位点。

（五）进行磁锚内牵引法辅助牵引
（1）退镜，从活检孔道插入止血夹，携带第一磁锚系统后重新插入内镜至病灶区。伸出夹子并张开，夹住目标部位后，释放止血夹，如此，第一磁锚随夹子固定在目标部位。

（2）退镜，从活检孔道插入第 2 个止血夹，携带第二磁锚系统后重新插入内镜至病灶区，按照需要牵引的方向，伸出夹子并张开，夹住病灶对侧胃肠壁合适位置的黏膜后，释放第 2 个止血夹，将第 2 个磁锚随夹子固定在对侧胃肠壁的目标位置。

（3）在消化道中，由第二磁体对第一磁锚产生牵引力，来牵拉目标病灶边缘，通过内镜注气来控制牵引力度（图3-25）。

（4）内镜下剥离：通过磁牵引充分暴露视野，有利于内镜下剥离、切开等操作，提高内镜下治疗的效率和安全性。

（六）创面处理

细致止血，必要时止血夹闭创。

五、操作注意事项

（1）磁锚夹持位置准确，避免脱落。

（2）对病变的牵引通过注气量调节，需要注意避免过度牵拉夹子脱落或者损伤组织。

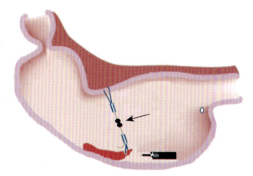

图 3-25　磁锚引导体内牵引技术示意图

箭头所指位置表示两个磁锚的磁体在胃肠中磁力相互吸引在一起，由第二磁体对第一磁锚产生牵引力，来牵拉目标病灶，牵引程度可以通过内镜注气来调整

六、临床评价

磁锚内牵引技术在胃部 ESD 过程中显示出良好的效果和安全性，尤其对胃后壁和大弯侧的病变有明显优势。

（1）可以明显改善黏膜下层的剥离视野，避免固有肌层的损伤，提高剥离的效率。

（2）磁锚内牵引技术可以替代外部磁铁牵引法，可以放置在胃的任何部位，获得适当的牵引力。

（3）牵引的力度可以通过增加或减少胃腔内气体量来调整胃肠的扩张程度来控制。

缺点是需要反复进镜，增加操作时间。气体注入过多，可能引起气体相关并发症。该方法不能实现可变角度的牵引。

（刘丽娜　王权蓉）

第九节　磁珠牵引技术

一、简介

磁珠辅助 ESD 是一种基于磁性重力牵引的辅助牵引技术，具有安全有效、操作简便、经济实用等优势。通过磁珠的重力进行牵引，可以使用多个磁珠体串联形成磁珠串，增加牵拉重力，从而增加张力，更好地暴露剥离部位。

二、适应证与禁忌证

（一）适应证

（1）上、下消化道 ESD，尤适用于近端结肠较大早期肿瘤的 ESD 治疗。

（2）其他适应证参考第一章第二节 ESD 适应证。

（二）禁忌证

参考第一章第二节 ESD 禁忌证。

三、术前准备

（一）器械准备

胃镜、结肠镜、透明帽、切开刀、电凝钳、注射针、止血夹，磁珠系统由 1.5g 磁珠（直径 10mm）和附线 2 根（长度分别为 20mm 及 10mm，这里使用的材料是缝合线或牙线，也可以选择不同的长度）组成（图 3-26）。

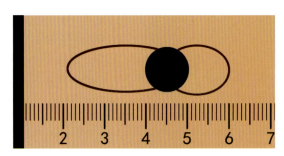

图 3-26　磁珠系统示意图

磁珠系统由 1.5g 磁珠（直径 10mm）和附线 2 根（长度分别为 20mm 及 10mm）组成

（二）患者准备

参考第一章第三节 ESD 术前准备。

四、操作方法

（一）病灶评估

内镜精查明确病灶的部位、确定病灶的范围，预判病变性质和浸润深度。

（二）病灶边缘标记

距病灶边缘 5mm 处进行标记。

（三）黏膜下注射

在病灶边缘标记点的外侧实施多点黏膜下注射，将注射液注入黏膜下层以抬高黏膜下层，使其与固有肌层分离。

（四）预切开

沿标记点外侧缘 5mm 环周切开病变周围部分黏膜，进行病灶部分剥离后，选择牵引位点。

（五）磁珠辅助牵引

剥离时黏膜下层视野暴露欠佳（图 3-27A），实施磁珠辅助牵引，操作步骤如下。

（1）退镜，从活检孔道插入止血夹，携带磁珠系统后重新插入内镜至病灶区。伸出夹子并张开，夹住目标部位后，释放止血夹，如此，磁铁珠随夹子固定在目标部位。

（2）随后调整体位，利用磁珠的重力产生牵引力，使需内镜下剥离、切开的部位受力牵拉而充分暴露，有利于内镜下剥离、切开等操作，提高内镜下治疗的效率（图3-27B）。

（3）可酌情增加磁珠的数量，进一步增加牵引力（图3-27C）。

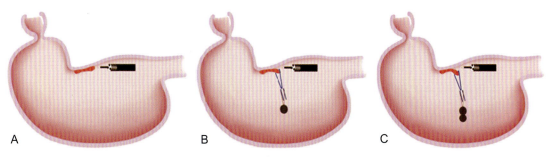

图 3-27　磁珠辅助牵引示意图

A. 剥离时黏膜下层视野暴露欠佳。B. 从活检孔道插入止血夹，携带磁珠系统后重新插入内镜至病灶区。夹住目标部位后，释放止血夹，如此，磁铁珠随夹子固定在目标部位，可牵拉目标部位沿磁铁珠的重力方向受力而产生张力，使内镜下剥离、切开的部位暴露。C.可酌情增加磁珠的数量，进一步增加牵引力。使内镜下剥离、切开的部位充分暴露

五、操作注意事项

（1）此技术操作要求内镜医师具有丰富的经验，经验较少的内镜医师操作有一定难度。

（2）确保磁珠正确夹持固定，避免意外脱落。

六、效果评价

本牵引技术的单个磁珠体或磁珠串可为剥离面暴露不佳、操作空间狭窄、视野困难的手术目标部位提供牵拉，产生张力，使手术的视野更清晰、有利于操作，提高了安全性。

本牵引技术的局限性：①需要退镜和重新进镜实施牵引辅助技术，延长手术时间，特别是对右半结肠肿瘤而言；②需要改变患者的体位来调节牵引方向，这在麻醉状态下的肥胖患者中尤其不便。

（刘丽娜　陈　瑞）

第十节　夹线牵引技术

一、简介

夹线牵引技术是一种在ESD中使用比较广泛的辅助牵引技术。一般是在ESD病变剥离一定程度后，需要牵引辅助时，用带线止血夹夹住病灶口侧或肛侧（反转镜身操作时）黏膜的边缘，然后由助手适度用力向口侧方向拉住牙线等牵引线，保持一定的张力，充分暴露黏膜下间隙，这样可以使手术视野变得非常清晰，从而使手术过程更安全（图3-28、

图 3-29）。Oyama 等于 2002 年最先报道了使用带线止血夹辅助牵引法，即用带有丝线的止血夹夹住黏膜进行牵拉。大量动物模型研究和实际临床试验证实，夹线牵引法不仅适用于胃 ESD，也适用于食管、十二指肠、结直肠的 ESD，并能安全有效地缩短手术时间。

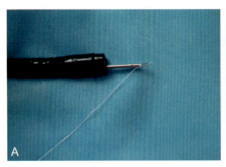
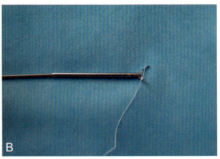

图 3-28　带线止血夹的准备

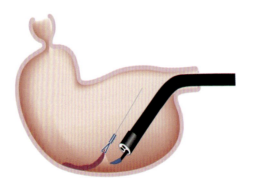

图 3-29　胃 ESD 夹线牵引技术示意图

在胃 ESD 中，用带线钛夹夹住病灶口侧黏膜的边缘，助手轻微用力向口侧方向拉住细线，保持一定的张力，使黏膜充分抬起，暴露黏膜下间隙，再逐步进行剥离，至病灶完全切除

二、适应证和禁忌证

同第一章第二节 ESD 适应证和禁忌证。

三、术前准备

（一）器械准备

电子胃镜、结肠镜、高频电发射器、氩气刀、注射针、切开刀、带线止血夹、透明帽、止血钳、甘油果糖 - 玻璃酸钠 - 亚甲蓝混合液等。

带线止血夹的准备：带线止血夹由可旋转止血夹和一根大约 2m 长的尼龙线或牙线组成（止血夹上的牙线打结很紧，不易松开，由于牙线的形状像一条扁平的丝带，与薄而圆柱形的丝线形成对比，黏膜损伤可能是最小的）。在病变环周切开及部分剥离需要牵引时，将线系在止血夹的一个翼的近端，然后将系好线的带线止血夹又重新装回止血夹释放器备用。

（二）患者准备

（1）对凝血功能障碍，患有心肺疾病及长期服用抗凝血药、降压药的患者，在治疗或停用抗凝药物 7d 后再进行手术治疗。

（2）肠道病变者需在术前 1d 进食无渣半流质饮食，并服用复方聚乙二醇电解质散，直至排出清水样便；其他病变患者需术前禁食 6～8h；体质虚弱的患者术前给予静脉营养支持。

（3）糖尿病、体质较弱及长期禁食的患者注意防止发生低血糖。

四、操作方法

（一）于病灶区做标记

使用电子内镜观察病变，然后使用色素内镜或光学染色以确定病变范围，用氩气刀或切开刀进行标记。

（二）黏膜下注射

用注射针进行黏膜下注射使病变抬举。

（三）切开、剥离

用切开刀沿病灶边缘预切开黏膜，部分剥离，需要牵引时用带线止血夹夹住病灶近侧黏膜的边缘。助手轻微用力，向口侧方向拉住细线，保持一定的张力，使黏膜充分抬起，暴露黏膜下间隙，再逐步进行剥离，至病灶完全切除（图 3-30）。

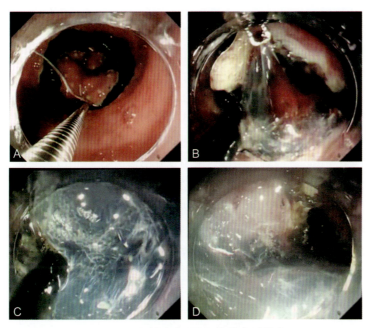

图 3-30　胃体大弯 ESD 夹线牵引技术

A. 用带线钛夹夹住病灶口侧黏膜边缘，释放带线钛夹；B. 轻微用力，向口侧方向拉住牙线，保持一定张力，使黏膜充分抬起，暴露黏膜下间隙；C. 夹线牵引技术辅助下，视野清晰，逐步进行剥离；D. 病灶大部分剥离后，夹线牵引技术辅助下牵引效果良好，已剥离部分充分提起

（四）进行创面清理

对可见血管进行预防性止血，渗血部位使用电止血钳等止血，对剥离较深、肌层有裂隙者使用止血夹夹闭，术后给予禁食、胃肠减压、PPI抑酸、抗生素预防感染及内科常规护理干预。

五、操作注意事项

在 ESD 手术期间，夹线易脱落，并且胃壁、肠壁的蠕动可以增加牵引力，所以当获得良好的视野后，助手不宜再过度拉线，从而避免产生过度的牵引力和摩擦。余操作注意事项同常规 ESD。

六、临床评价

多项研究证明，夹线牵引技术简单易行，不需要特殊装置和设备，该操作不会限制内镜的移动，同时可以良好地暴露手术视野，可以应用于消化道各个部位的病变，帮助我们安全有效地缩短 ESD 手术时间。

（1）在食管 ESD 中，食管的管腔狭窄，因此很难获得良好的视野，在黏膜切开后病灶口侧黏膜的边缘使用带线止血夹夹持，即可固定位置，在助手的帮助下，使病灶沿着与内镜相反的方向移动，产生有效的牵拉，使黏膜下间隙充分暴露，从而使病灶得以固定并获得良好的手术视野。因为食管为直行的管腔，所以无论病灶的大小和位置如何，都可以使用夹线近端牵引并持续到手术结束。目前已有多篇报道均证实，夹线牵引技术可以缩短食管 ESD 手术时间，减小肌层损伤从而提高手术安全性。

（2）在十二指肠 ESD 中，因为十二指肠是高度弯曲的器官，与食管、胃相比，在弯曲处如十二指肠上下角施加牵引力更加困难，所以夹线牵引技术在十二指肠ESD中的使用受到限制。有一例病例报道，在胃镜下使用牙线和夹子牵引成功切除巨大的浅表非壶腹十二指肠上皮肿瘤，对于内镜可操作性差、纤维化严重或其他原因导致内镜难以进入黏膜下层的十二指肠ESD患者，积极使用牙线和夹子牵引法是有益的。夹线牵引法能辅助 ESD 快速、安全、成功地切除十二指肠病变，尤其是十二指肠黏膜剥离困难、术中穿孔出血风险大的病变。

（3）在胃 ESD 中，因为胃的操作空间很大，并且胃的肌层比食管和结肠更厚，所以基本的牵引技术如重力牵引和内镜帽牵引，都能够提供足够的牵引。因此，在胃 ESD 中会有选择性地使用夹线牵引技术，如病灶位于胃体上部的胃大弯。当病灶主要位于胃的中上 1/3 处，夹线牵引可在剥离面提供牵引力，将病灶的肛侧向口侧牵拉，翻转黏膜；当病灶位于胃的下 1/3 处，牵拉病灶的口侧，夹线牵引可在剥离面提供牵引力。但是，由于夹线牵引的方向仅在口腔一侧，可能会限制位于贲门附近的病变的剥离过程，因为当病变位于贲门时，操作空间很小。总的来说，根据近年来的文献报道，夹线牵引法可以良好地暴露黏膜下层并予以适当的牵拉，促进了黏膜剥离的快速进行，保证了较高的成功率和安全性。

（4）在常规的结直肠 ESD 中，需要重复的黏膜切开和黏膜下剥离。与常规的结直肠 ESD 相比，夹线牵引技术操作简便、安全、效率高。夹线牵引技术最大的作用是使黏膜下层的可视状态得以保持，在剥离过程中，黏膜下层始终处于内镜可见视野内，并且血管及肌层清晰可见，能精确剥离，防止术中出血穿孔。其次，该技术提供的牵引力减少了剥离部位与电刀的接触面积。电流密度随着接触面积的减小而增大，从而提高了切割效率及切割速度，使 ESD 手术的时间缩短。用夹子和线固定大肠壁上的病灶，从而防止呼吸或动脉搏动而导致的病灶移动，并且有利于结肠镜的操作。夹线牵引技术简单易行。由于不需要特殊设备，所以可以在全球范围内使用这项技术。因此，夹线牵引技术在结直肠 ESD 中，不仅为术者提供了良好的视野，也安全有效地缩短了手术时间。

（吕成倩　郭　玮）

第十一节　滑轮牵引技术

一、简介

相较于传统的 EMR（内镜下黏膜切除术），ESD（内镜黏膜下剥离术）对技术操作的要求更为复杂，并且出血与穿孔等并发症的发生率相对较高。正因如此，ESD 的实施需要具备更为精湛技艺的操作人员。在 ESD 技术中，黏膜下剥离环节存在一个主要难题，即该过程所提供的反牵引力不足，这一情况往往导致黏膜下层暴露不充分，显示效果欠佳。为改善这一状况，滑轮牵引法应运而生。该方法是在夹线牵引法的基础上改良而来，通过独特的设计改变牵引力的方向，进而产生向上或者背离剥离方向的牵引力（图 3-31）。凭借这一改进，无论面对简单病变还是复杂病变，都能够有效地将黏膜下层清晰地呈现出来。这一成果不仅显著缩短了手术所需的时间，降低了技术操作的难度，同时还大大提升了 ESD 技术的有效性与安全性。

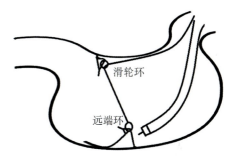

图 3-31　滑轮法辅助内镜下黏膜剥离模式图
在夹线牵引法的基础上进行改进，使牵引力的方向改变，产生向上或远离剥离方向的牵引力

二、适应证和禁忌证

（一）适应证

ESD（内镜黏膜下剥离术）的应用场景中，对于那些常规牵引辅助手段难以有效处理的病例，滑轮法展现出了独特的优势。该方法能够巧妙地改变牵引方向，而这一巧妙的改变为手术带来了显著的效果——能够切实有效地确保黏膜下层具备良好的可见性，为手术的顺利开展提供有力支持。众多已有的研究结果充分证实，无论是在食管部位，还是胃部及结直肠部位的病变，采用滑轮牵引法进行 ESD 手术，均能收获令人满意的成果。具体而言，该方法能够实现对病变的完整切除，最大程度保障了治疗的彻底性。更为重要的是，在术后恢复过程中，诸如出血、穿孔等常见并发症的发生率较低，有力地保障了患者的手

术安全与术后康复。

（二）禁忌证

在 ESD（内镜黏膜下剥离术）手术过程中，有时会出现一种特殊的临床表现，即肌肉层被拉向肿瘤，我们将这一特征定义为"肌肉牵拉征"。值得关注的是，在存在肌肉牵拉征的患者群体中，滑轮法并未展现出预期的效果。究其原因，此类患者剥离困难的根源并非解剖平面视野的不理想，而是肿瘤的侵袭作用引发了严重的纤维化现象。即便借助相关设备，针对伴有肌肉牵拉征的病变进行切除操作，依旧面临极大的挑战，难以顺利完成手术。此外，该方法对于幽门或贲门部位的肿瘤并不适用。这是因为幽门和贲门所处的管腔结构相对狭窄，导致可供放置相关装置的空间极为有限，从而限制了该方法在这两个部位的应用。

三、术前准备

（一）器械准备

为确保手术的顺利开展，需提前备齐各类专业器械，具体包括胃镜、结肠镜、透明帽、注射针、切开刀、内镜剪刀、电止血钳、止血夹、牙线、CO_2 气泵及异物钳等。

（二）患者准备

1. 凝血功能评估与处理　手术前，务必为患者安排凝血功能检测。若检测结果显示存在可能导致手术风险升高的因素，必须先采取针对性措施进行纠正，待风险降低至可控范围后，方可安排手术。

2. 抗凝与抗血小板药物管理　对于术前正在服用抗凝和抗血小板药物的患者，需根据不同药物特性进行相应处理。一般建议阿司匹林和氯吡格雷至少停用 5d，为保障手术安全，ESD 手术应推迟至可以停用抗血小板药物时再进行。待内镜下成功实现确切止血后，可恢复使用之前停用的抗凝药物。恢复用药后，需密切观察患者情况，谨防术后出血风险。

3. 饮食与禁食要求　术前，患者需严格遵循饮食规定，至少禁食 8h 时，禁水至少 2h，以确保手术过程中胃部处于相对排空状态，降低手术风险。

4. 麻醉与监测安排　手术将采用静脉麻醉或气管插管全身麻醉方式，以保障患者在手术过程中无痛苦。同时，全程实施循环呼吸监测，实时掌握患者的生命体征变化，确保手术安全顺利进行。

5. 签署知情同意书　在进行内镜下治疗前，必须向患者或其家属详细说明治疗方案、可能面临的风险及预期效果等相关信息。在患者或其家属充分理解并自愿接受治疗后，签署内镜下治疗知情同意书，以明确医患双方的责任与义务。

四、操作方法

（一）病灶标记

首先，对消化腔内的黏液及残渣进行充分冲洗，并利用吸引装置将其彻底吸净，以确保视野清晰。术前，借助窄带成像技术（NBI）、碘液染色等方法，精准明确病灶边界。随后，使用切开刀沿病灶边缘约 0.5cm 处进行环周标记，为后续手术操作划定清晰范围。

（二）黏膜下注射及环形切开

在已标记的病灶标志点外，于黏膜下注射预先配制好的相应溶液。采用多点黏膜下注射方式，每个注射点注入2～3ml溶液，直至局部黏膜均匀隆起，达到满意的手术操作条件。

（三）环周切开

沿着标记点外约0.5cm的位置，使用专业器械环形切开黏膜，直至黏膜下层，为后续的手术操作创造有利条件。

（四）止血夹的固定

止血夹的固定方式有两种，分别为将第2个止血夹固定在病灶对侧黏膜和病灶同侧黏膜。

1. 第2个止血夹固定在病灶对侧黏膜　首先，利用打结成型的牙线圈制作出远端环和滑轮环。在牙线的远端牢固绑上远端环，然后依次穿上滑轮环。接着，借助钳子将带有牙线的远端环和滑轮环小心放入消化道腔内。利用第1个止血夹和内镜固定装置，将远端环精准固定在待切除病变的近端黏膜边缘。随后，使用第2个止血夹把滑轮环固定在病灶黏膜的对侧位置，确保滑轮环与远端环保持一定距离，从而产生向上且远离病变的牵引力。这种牵引力可使滑轮环远离切面，在拉出牙线时，能有效抬起切面黏膜的边缘，为后续手术操作提供良好视野。

2. 第2个止血夹固定在病灶同侧黏膜　先将内镜缓慢退出，使止血夹进入活检通道。把第1枚止血夹安装在止血夹头端，并将一根3m长的牙线固定在止血夹两臂中间的交叉空隙处。接着，把制好的直径约1cm的牙线圈串入3cm长的牙线，并使其骑跨在一侧止血夹臂上，随后将止血夹及牙线圈收回到透明帽中。再次插入内镜，轻轻抖动止血夹手柄，使牙线圈从一侧止血夹臂上顺利滑落，然后将第1个止血夹精准固定在病变近端的病灶黏膜上。之后，通过活检通道将止血夹释放器送入胃肠腔内。把第2个止血夹骑跨在牙线圈内，并沿着远端侧缓慢移动，直至将其牢固固定在远端侧的病灶黏膜上。最后，轻轻向外牵拉牙线，促使病灶近端侧的黏膜下层充分暴露，便于后续手术操作。

3. 剥离　在充分暴露病变黏膜下层后，运用专业的电切刀等器械进行剥离操作。在手术过程中及术后，需使用电止血钳等设备对裸露的血管进行妥善处理，以有效避免迟发性出血情况的发生。待剥离完成后，剪断牙线或顺着牙线牵拉的方向，小心取出标本。

4. 标本处理　将取出的标本完全展开，仔细测量其大小。随后，对标本进行妥善固定，并及时送往病理科进行检查。通过病理检查，能够明确病变的性质，同时确定底切缘是否存在瘤细胞残留，为后续的治疗方案制订提供关键依据。

五、操作注意事项

（一）牙线圈直径的选择

牙线圈的直径选择至关重要，以0.8～1.0cm为宜。若直径过大，在牵拉第2个止血夹时，牙线圈将无法有效发挥牵拉作用，导致牵引力度不足，难以达到预期的牵引效果；反之，若直径过小，不仅会增加第2个止血夹骑跨在牙线圈上的操作难度，还可能出现牙线与牙线圈一同被固定于肛侧黏膜的情况。此时，牙线圈将失去滑轮作用，甚至完全丧失牵引功能，严重影响手术的正常进行。

（二）止血夹放置方法的探讨

正确选择止血夹的放置方法对于手术的成功实施具有重要意义。Li 等采用将第 2 个止血夹固定在对侧黏膜的方法，取得了良好的实验效果。在他们的研究中，11 例患者的病灶均得以完整切除，且未出现穿孔或需要急诊手术的情况。徐丽霞等则选择将第 2 个止血夹固定在病灶侧黏膜，此方法能够提供较为理想的视野暴露，有效避免周边正常黏膜受到损伤，确保手术顺利开展。然而，Shichijo 等基于结肠 ESD 手术的特点，不建议将第 2 个止血夹放置在病灶同侧。这是因为在结肠狭窄的管腔环境中，第 2 个止血夹可能会对操作造成干扰，增加手术难度。由此可见，对于第 2 个止血夹的定位问题，仍需要更多的临床实践来进一步探索和确定最佳方案。

（三）同侧放置止血夹的操作要点

当采用两个止血夹同侧放置的方法时，操作过程需要尤为谨慎。在将第 1 个止血夹固定在近端侧病灶黏膜之前，务必抖出牙线圈，以确保后续操作的顺利进行。随后，第 2 个止血夹需骑跨在牙线圈上，并向远端侧移动。这两个操作步骤对操作人员的技术水平要求较高，需要具备熟练的操作技巧。在抖动和移动牙线圈及止血夹的过程中，必须格外注意避免对黏膜造成损伤，防止引发出血、穿孔等严重并发症，从而保障手术的安全性和有效性。

（四）剥离过程中的黏膜下注射

在剥离病变组织的过程中，为保证手术视野清晰，便于操作，需要间断性地补充进行黏膜下注射。通过适量的黏膜下注射，可以增加黏膜的隆起程度，使病变组织与肌层之间形成更明显的间隙，有利于手术器械的操作，减少对周围正常组织的损伤，提高手术的成功率。

（五）牵引力度的控制

在手术牵引过程中，对力度的把控十分关键。操作人员需严格控制牵引力度，避免因用力过大导致止血夹脱落。止血夹的稳定固定对于维持手术视野和操作的顺利进行起着重要作用，一旦止血夹脱落，不仅可能影响手术的进程，还可能增加手术风险，因此必须高度重视牵引力度的合理控制。

（六）止血夹固定的技术要点

止血夹的固定是一项需要熟练掌握的技术，其中将第 1 个止血夹准确固定在病灶黏膜上是整个手术过程中的关键环节。然而，目前对于第 2 个止血夹的最佳固定方法，尚未有定论，仍需要更多深入的临床研究加以验证。不同的固定方法在实际应用中可能产生不同的效果，只有通过大量的临床实践和数据分析，才能确定最适合各种情况的固定方式，为手术的安全和成功提供有力保障。

六、临床评价

目前，内镜黏膜下剥离术（ESD）在消化道早癌治疗领域已得到广泛应用。在 ESD 治疗过程中，为了更清晰地显露黏膜下层，众多临床研究针对各种方法展开了积极探索。其中，滑轮技术凭借其独特优势，在处理治疗范围较大的病灶时展现出卓越价值。相较于传统牵引方法，滑轮技术优势显著。首先，其操作简便易行。依据滑轮环所处的位置，能够灵活产生任意方向的牵引力。在实际操作中，操作助手仅需轻轻拉动牙线尾部，即可依据 ESD 手术的进展情况，轻松维持并精确调整牵引张力。Aihara 等在离体实验中证实，该技术不仅大幅缩短了手术时间，降低了操作技术难度，提高了手术效率，还有效减轻了操作人员在精神和体力方面的负荷，充分证明了滑轮技术的有效性。其次，滑轮技术在使用过程中不会对治疗性内镜的工作空间造成限制。滑轮的放置轻松便捷，且能提供有效的反牵引作用。Li 等在报道的操作过程中，仅需使用牙线和两个传统的止血夹这两种常用器械即可完成。其中一个止血夹固定在远端环上，另一个则固定在滑轮环上。牙线经过良好润滑，即便内镜在消化道内来回移动，也不会对牵引过程产生妨碍。而且，止血夹对组织无损伤，在手术结束后可与切除的标本一同取出。在 ESD 手术期间，牙线可根据需要随时用内镜剪刀切断。值得一提的是，在 11 例内镜手术实践中，并未出现牙线从切除黏膜断裂或脱落的情况，进一步验证了该技术的可靠性。再者，滑轮牵引法能够直接呈现黏膜下层，并可在该层面施加适当张力，有力促进病变剥离。当切除的黏膜借助牙线和止血夹从肌肉层被拉起时，病变组织随之抬起，从而为操作者创造出更为清晰良好的黏膜下层视野。通过这种直接观察，能够更精准地识别血管和肌肉层，提前发现粗大的裸露血管，并可立即使用电热止血钳进行预防性电凝止血处理；对于微小出血点，也能直接进行电凝凝固止血。这一系列操作有效减少了术中出血、迟发性出血及穿孔等各类并发症的发生概率。然而，滑轮牵引法并非适用于所有情况。Shichijo 等在回顾性分析滑轮牵引法切除结肠病变的研究中指出，对于存在肌肉牵拉征的患者，该方法效果欠佳。Toyonaga 等关于肌肉牵拉征在 ESD 手术中临床意义的研究也证实，肌肉牵拉征会使 ESD 手术不完全切除肿瘤的风险升高，导致应用 ESD 完整切除病灶存在一定困难。此外，部分研究显示，贲门、幽门等狭窄部位由于空间有限，在放置滑轮牵引装置时会面临一定挑战，但目前针对这一情况尚未形成确定结论。综上所述，ESD 的滑轮辅助技术是辅助 ESD 治疗早期胃癌的有效手段，尤其适用于病变范围较大及因重力作用难以产生张力的困难部位。展望未来，该技术在完善 ESD 操作流程及推动其进一步发展方面，具有广阔的应用前景。

（杨玲玲　刘沙沙）

第十二节　带线尼龙皮圈辅助牵引技术

一、简介

带线尼龙皮圈法牵引技术是把牙线固定在尼龙皮圈的前端，将牙线附着在镜身外侧，由操作者携带牙线进镜。将尼龙皮圈套在肿瘤底端并收紧尼龙绳，由助手牵拉牙线，使肿瘤的边界和操作视野变得清晰，可有效辅助内镜黏膜下剥离术（ESD），以提高手术效率和安全度，使病变充分暴露便于切除，缩短操作时间。

二、适应证和禁忌证

1. 适应证 目前有报道曾用于内镜黏膜下肿瘤挖除术（endoscopic submucosal excavation，ESE）、内镜下全层切除术（endoscopic full-thickness resection，EFTR）及内镜下黏膜下隧道肿瘤切除术（submucosal tunneling endoscopic resection，STER）等上消化道黏膜下肿瘤（submucosal tumor，SMT）的治疗。

2. 禁忌证 同第一章第二节 ESD 禁忌证。

三、术前准备

（一）器械准备

（1）胃镜、结肠镜、透明帽、喷洒管、切开刀、电止血钳、注射针、钛夹、尼龙绳、牙线、套扎环、高频电刀、CO_2 气泵、注水泵、负压装置等，各相关仪器确保功能状态正常。

（2）药物准备：生理盐水、亚甲蓝、玻璃酸钠等。

（二）护士准备

佩戴一次性手术帽、口罩、无菌手套等。

（三）患者准备

（1）术前评估：生命体征、身高、体重、营养状态等，既往病史，如有无糖尿病等疾病，有无过敏史及手术史等。

（2）术前需行凝血功能检测，若存在导致手术风险增高的因素，应纠正之后再予手术。

（3）术前有使用抗凝和抗血小板药物的患者，建议阿司匹林和氯吡格雷至少停用 5d，但是对于需要预防严重出血并发症的特殊病例，应按照个体化要求酌情延长停用时间。

（4）术前准备

1）上消化道：建议术前 8h 禁食水，检查前 30min 口服去泡剂。

2）下消化道：检查前 4～6h 进行肠道准备，告知泻药正确用法，保证肠道准备清洁。

（5）了解既往内镜报告，签手术知情同意书，了解有无传染性疾病、特殊体质。

（6）摘除口腔义齿、首饰等物品，建立静脉通路（注：左侧卧位静脉通路尽量选择右手）。

（7）酌情静脉麻醉和气管插管全身麻醉，循环呼吸检测。

（8）做好心理安抚，耐心地告知患者 ESD 手术的相关知识，缓解焦虑心情，使其放松配合治疗。

四、操作方法

（一）观察病变，确定病变范围与深度

了解病灶的部位、大小和形态，结合染色和放大内镜检查确定病灶的范围，预判病灶的性质和浸润深度。

（二）病灶边缘标记

明确病灶边界，距病灶边缘 5mm 处进行标记，标记时踩电凝模式。

（三）黏膜下注射

（1）注射针管道排空空气，注射时边进针边注射，确定没有血肿后继续注射。

（2）在病灶边缘标记点外侧进行多点黏膜下注射，将注射液注入黏膜下层来抬举病灶，与肌层分离，有利于 ESD 完整地切除病灶，而不容易损伤固有肌层，减少穿孔和出血等并发症发生率。

（四）切开

沿标记点外侧缘 5mm 切开病变周围黏膜，如果使用 Hook 刀，应该随着医师切开的方向旋转刀尖，避免刀尖朝下，再深入切开处黏膜下层行环周切开，撤除器械时，左手拿干纱布堵住活检孔道，右手撤器械，避免液体飞溅。

（五）带线尼龙皮圈法牵引技术

具体操作方法如下：①切开黏膜后可见肿瘤来源于黏膜下，沿瘤体周围逐步进行剥离，肿瘤与周围组织边界分辨越来越困难，此时盲目切割存在出血及穿孔风险。②将牙线固定在尼龙绳圈套的头端，剪去牙线较长的一头，以免其影响视野。③将牙线附着在镜身外侧，由助手牵拉固定。重新进镜，将尼龙绳圈套在肿瘤底端并收紧尼龙绳（图 3-32），由助手牵拉牙线，通过牙线进行牵引，使肿瘤与周围组织的边界变得清晰（图 3-33）。④应用切开刀对肿瘤进行剥离。

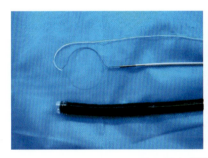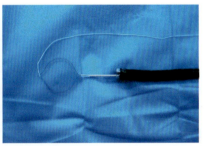

图 3-32　**制作带线尼龙皮圈**

将牙线固定在尼龙绳圈套的头端，剪去牙线较长的一头，以免其影响视野，将牙线附着在镜身外侧，由助手牵拉固定

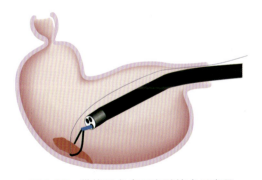

图 3-33　**带线尼龙皮圈牵引技术示意图**

将尼龙绳圈套在肿瘤底端，收紧尼龙绳圈，通过牙线进行牵引，使肿瘤与周围组织的边界变得清晰

（六）创面处理

对剥离后创面上的可见血管进行预防性止血处理。渗血部位使用止血钳、氩等离子体凝固术。大出血时，可采用热凝钳止血，将功率调至柔和电凝模式（soft coagulation），夹准出血点，轻提热凝钳止血，止血后注水泵冲洗后，确定无出血即可，对于局部剥离较深或肌层有裂隙者使用金属夹夹闭，如穿孔或创面较大者可以采用三臂夹及尼龙环闭合创面等。

（七）标本处理

展开标本，用较细的大头针固定标本板上，固定标本时在标本标记点外，防止出现边缘假阳性，再用测量尺测量标本大小后照相，将固定好的标本放在装有福尔马林的容器内，及时送检。

五、操作注意事项

（1）尼龙圈收紧时，力度要适当，避免过松或过紧，过松易脱落，过紧可能钝性切割。
（2）牙线及尼龙圈牵引力度需要适当，避免过度牵拉损伤组织。

六、并发症及其处理

同第一章第八节 ESD 并发症及处理。

七、临床评价

SMT 治疗过程中如果出现出血，很容易造成视野模糊而找不到出血点，运用此装置可以实现对病灶很好的暴露，操作者能够迅速找到出血点进行电凝。单独使用进行圈套时，由于尼龙绳本身不具有弹性，且质地光滑，如果在未超过肿瘤最大径使用，容易在牵拉的过程中出现滑落。此外，尼龙绳本身较软，在隧道中进行圈套比较困难。与单独使用尼龙绳圈套肿瘤相比，此方法有以下优势：①在圈套过程中，由于牙线的体外牵拉，为尼龙绳提供了一个侧向拉力；②在进行尼龙绳套扎后，肿瘤组织的底部被固定于尼龙绳之上，此时助手在体外牵拉牙线，自然能将肿瘤边界暴露给操作者，同时由于这一侧向牵引的存在，在操作过程中，尼龙绳不易脱落。

此方法虽然可以通过牙线牵引尼龙线圈牵引病灶，但只能对一个方向进行牵引，牵引方向有限，此外尼龙圈和牙线可能切割瘤体及周围组织，有造成出血的风险，但安全的运用可高效完成手术。

（张学彦　赵雪莹）

第十三节　外钳法牵引技术

一、简介

外钳法辅助牵引技术是从活检孔道送入异物钳（夹持钳），夹住内镜外的另一把用于牵引的异物钳（外持钳）的头端，带入消化道内病变部位，操控夹持钳来调整外持钳，夹持住需要牵引的病变黏膜边缘,进行辅助牵引,可使剥离层面暴露得更清楚,从而有利于直视下进行黏膜剥离,可有效辅助内镜黏膜下剥离术(ESD),大大提高 ESD 效率和安全性。

二、适应证和禁忌证

(一)适应证

位于贲门和胃体上部小弯或后壁以外的胃部病变及直肠、乙状结肠远端等靠近肛门的远端结直肠病变,其余同第一章第二节 ESD 适应证。

(二)禁忌证

同第一章第二节 ESD 禁忌证。

三、术前准备

(一)器械准备

胃镜、结肠镜、透明帽、切开刀、电止血钳、注射针、止血夹、套管等。

(二)患者准备

(1)术前需行凝血功能检测,若存在导致手术风险增高的因素,应纠正之后再予手术。

(2)术前有使用抗凝和抗血小板药物的患者,建议阿司匹林和氯吡格雷至少停用 5d,但是对于需要预防严重出血并发症的特殊病例,应按照个体化要求酌情延长停用时间。

(3)术前禁食至少 8h,禁水至少 2h。

(4)酌情静脉麻醉和气管插管全身麻醉、循环呼吸监测。

(5)签署内镜下治疗知情同意书。

四、操作方法

(一)确定病变范围与深度

了解病灶的部位、大小和形态,结合染色和放大内镜检查确定病灶的范围,预判性质和浸润深度。

(二)病灶边缘标记

明确病灶边界后,距病灶边缘 5mm 处进行标记。

(三)黏膜下注射

于病灶边缘标记点外,进行黏膜下注射,抬举病灶,与固有肌层分离,有利于 ESD 完整地切除病灶,避免损伤固有肌层,减少穿孔和出血等并发症。

(四)切开

沿标记点外侧缘 5mm 切开病变周围部分黏膜,再深入切开处黏膜下层并切开环周黏膜。

(五)外钳法辅助牵引技术

从活检孔道送入一把异物钳(夹持钳),沿内镜外侧送入另一把异物钳(外持钳),由夹持钳将外持钳夹持住(图 3-34),外持钳的顶端带有锁扣(图 3-35)。术者右手握持内镜和夹持钳,经口腔/肛门插入,送达病变部位。谨慎操作以避免损伤黏膜,特别是在食管相对狭窄处以及肛门部。在夹持钳的帮助下引入外持钳，内镜注气扩张胃肠腔，用外持钳固定夹住病变边缘（图3-36），由内镜和夹持钳控制。从内镜前端到病灶部位，不仅可以通过拉动，还可以通过推动外持钳来调节（图3-37）。在外持钳夹持病变边缘后，松开夹持钳并撤回夹持钳（图3-38）。通过轻柔牵引使外持钳，将黏膜下层从被钳夹的一侧切开，必要时电凝止血（图3-39）。该牵引方法可使黏膜下层暴露更清楚，向远离肌层的方向抬起，从而辅助直视下进行黏膜剥离。

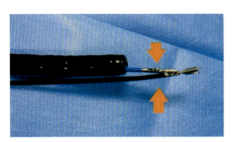

图 3-34　外钳法钳子夹持构架

外持钳（三角）尖端附近的部分由通过活检通道插入的夹持钳（箭头）夹持

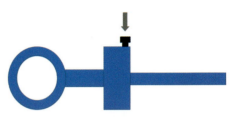

图 3-35　外持钳锁定装置示意图

外持钳上的锁定装置可以固定外持钳钳瓣呈关闭状态，从而稳稳夹住病灶锚点处，不需要助手握钳

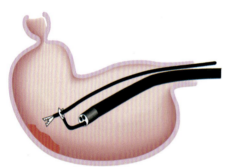

图 3-36　外持钳送至病灶区

外持钳（三角）被夹持钳（箭头）固定，送到病变边缘

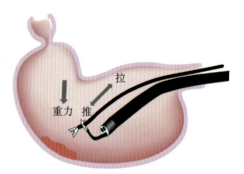

图 3-37　调节外持钳到病变部位的距离

从内镜前端到病变部位的距离不仅可以通过拉动，还可以通过推动外持钳来调节

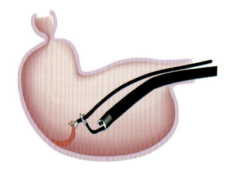

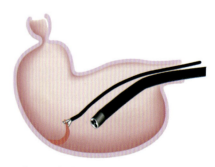

图 3-38　外持钳夹持病变示意图

外持钳夹持病变边缘，松开夹持钳并撤回

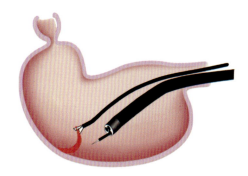

图 3-39　外钳法牵引辅助 ESD 剥离示意图

利用外持钳进行牵引，通过牵引使病变逐渐抬起，黏膜下层视野更清晰，从而有效辅助直视下剥离黏膜下层

（六）创面处理

对剥离后创面上所有可见血管进行预防性止血处理，渗血部位使用电止血钳、氩等离子体凝固术，对于局部剥离较深或肌层有裂隙者使用金属夹夹闭。

五、操作注意事项

（1）由于角度的限制，当病变位于贲门和胃体上部小弯或后壁时，外钳法操作有一定困难。即使改变患者体位，仍然难以克服。

（2）对于肠道病变，外钳法只适用于直肠、乙状结肠远端等靠近肛门肠道病变的牵引，不适用于结肠病变。

（3）外持钳牵拉时需要轻柔，否则可能造成组织损伤，或导致外持钳失去控制。

（4）外持钳可能损伤黏膜，尤其在剥离食管贲门交界处病变及肛门部位病变时，需要格外小心。

六、临床评价

用这种外钳法对外持钳进行牵引，可以使黏膜下层显示清晰，从而有利于在直视下剥离黏膜下层。外持钳上有锁扣，因此术中无须助手帮助固定外持钳位置。内镜及外持钳都涂有润滑剂，可以由一名内镜医师独自操作。外持钳具有一定的硬度，不仅可以拉动，还可以通过推动外持钳来便利地调整牵引。此外，在某些附于胃壁上的病变中，钳子的重力可以牵拉病变，使黏膜下层显示得更清楚。在直视下如此也可使出血部位和可见血管得到识别和电凝止血。另外，如果牵引位置不合适，病变仍能松掉，可能需要重新抓取，此时，可不必取出异物钳而直接在内镜的监视下改变牵引位置，有助于缩短手术时间。国外也有公司研发了一种透明帽与抓持钳组合在一起的 ESD 专用器械，使用方便。

（倪　欣　杨玲玲）

第十四节　附通道钳夹法牵引技术

一、简介

附通道钳夹牵引技术可以有效辅助内镜黏膜下剥离术（ESD），以提高手术效率和安全性。

二、适应证和禁忌证

同第一章第二节 ESD 适应证和禁忌证。

三、术前准备

（一）器械准备

胃镜、结肠镜、透明帽、切开刀、注射针、内镜电止血钳等。

（二）患者准备

（1）术前需行凝血功能检测，若存在导致手术风险增高的因素，应纠正之后再予手术。

（2）术前有使用抗凝和抗血小板药物的患者，应按照个体化要求酌情停用，恢复用药后应密切观察以防术后出血。

（3）术前禁食至少 8h，禁水至少 2h。

（4）酌情静脉麻醉和气管插管全身麻醉、循环呼吸监测。

（5）签署内镜下治疗知情同意书。

四、操作方法

（一）确定病变范围与深度

了解病灶的部位、大小和形态，结合染色和放大内镜检查确定病灶的范围，预判性质和浸润深度。

（二）病灶边缘标记

明确病灶边界，距病灶边缘 5mm 处进行标记。

（三）黏膜下注射

于病灶边缘标记点外侧进行黏膜下注射，抬举病灶，与肌层分离，有利于 ESD 完整地切除病灶，避免固有肌层，减少穿孔和出血等并发症。

（四）切开

沿标记点外侧缘 5mm 环周切开病变周围黏膜，部分剥离黏膜下层，酌情开始辅助牵引。

（五）使用附通道钳夹牵引技术辅助黏膜下剥离

1. 第一种装置　EndoLifter 是一种专门为 ESD 设计的一种牵引装置，已投入市场。该装置由一个可伸缩的夹钳组成，夹钳通过铰链连接到透明帽上，允许同时夹取、回拉和提起黏膜（图 3-40）。透明帽的直径为 13.85mm，可以安装在 9.8mm 内镜的前端。当内镜靠近病变组织时，首先将可伸缩夹钳向前伸出，钳夹病变，再回拉夹钳提起黏膜，暴露出黏膜下层。接下来继续按常规 ESD 流程继续剥离切除病变即可（图 3-41 至图 3-43）。

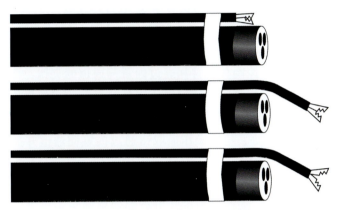

图 3-40　EndoLifter 辅助操作装置模拟图
EndoLifter 附着在内镜前端将夹钳向前伸出状态的模拟图和打开夹钳状态的模拟展示

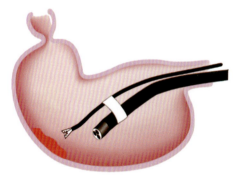

图 3-41　夹钳伸至目标黏膜处
当内镜靠近病变组织时，首先将可伸缩夹钳向前伸出，伸至目标黏膜处

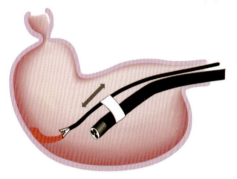

图 3-42　用夹钳钳夹病变示意图
用夹钳钳夹住组织，再回拉夹钳提起黏膜，暴露出黏膜下层

2. 第二种装置　可操控抓取钳附通道系统，Anubiscope（德国 Karl Storz 公司）对钳牵引系统进行改进后设计了一种新的牵引辅助装置，即可操控抓取钳附通道系统，并已经进行了动物实验，可在贲门部、胃体大弯侧及胃窦部辅助进行 ESD。该抓取钳直径 3.7mm，其远端可操纵，可在垂直两个方向提供超过 100° 的弯曲角度。在内镜视野的 12 点钟位置固定有一个定制的聚四氟乙烯管状鞘，抓取钳可通过鞘管引入。抓取钳手柄可控制抓取钳旋转，抓取钳远端可垂直转向，使抓取钳拥有更大的活动

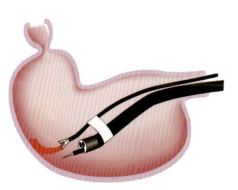

图 3-43　附通道钳夹牵引技术辅助 ESD
此技术辅助牵引后，良好辅助 ESD 剥离

范围。使用该装置时，黏膜层的切口应位于内镜视野的 12 点和 6 点的位置。当黏膜层切开后，用可操控抓取钳抓住并提起切开黏膜的边缘，可以通过弯曲、推、拉和旋转抓取钳来暴露黏膜下层，此外还可防止剥离过程中的黏膜摆动。暴露黏膜下层。

3. **第三种装置** 相较于胃 ESD，食管腔狭窄且壁较薄，食管 ESD 有一定困难。国外有学者发明了一种新的牵引装置用于辅助食管 ESD 进行，并进行了动物实验。这种辅助装置是一个外套管，它有一个内置侧通道（外径 3mm）（图 3-44），该通道可通过标准的抓取钳进行组织牵引。外置管可以旋转。操作过程由三名内镜操作人员完成：①主要操作人员，控制内镜；②第一助手，控制外套管和通过内置侧通道的夹钳；③第二助手，协助主操作人员通过内镜使用设备，如黏膜下注射针或电外科设备。主要操作者调控视野，使目标病灶位于视野下方（6 点钟位置）。接下来，第一助手旋转外置管，以便将侧通道设置在 6 点钟位置（视野底部）。助手随后操作抓取钳通过内置侧通道并抓取黏膜瓣边缘。然后助手旋转外置管，直到内置侧通道在内镜视图中的位置达到 12 点的位置（视野的上方），在旋转的过程中保持黏膜瓣始终被抓取钳抓取，防止脱落，以便黏膜瓣向上牵引至 12 点反向。黏膜下层通常不需要黏膜下注射就能清楚地显示出来，主要操作者使用电刀对病灶进行黏膜下剥离。可以通过调节外置管的旋转角度来调整牵引方向。此外，抓取钳也可在长轴方向上调节；将抓取钳向后拉可以实现对病灶口侧的牵引，而将其推入管腔可以实现对病灶肛侧的牵引。主要操作者指示第一助手牵引黏膜瓣，然后只需微调，为黏膜下层剥离提供了清晰的视野（图 3-45）。通过重复这些过程，就可以完成黏膜下剥离。

（六）创面处理

对剥离后创面上所有可见血管进行预防性止血处理，渗血部位使用止血钳、氩等离子体凝固术止血，对于局部剥离较深或肌层有裂隙者使用金属夹闭创。

五、操作注意事项

牵拉时需要轻柔，避免损伤组织。使用外套管粗暴操作可能会损伤黏膜，尤其在进入食管入口时，需要谨慎小心操作。

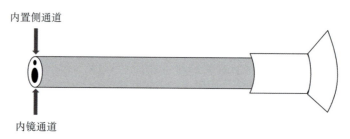

图 3-44 外置管模型

这种辅助装置是一个外套管，它有一个内置侧通道（外径 3mm），该通道可通过抓取钳进行组织牵引。外置管可以旋转

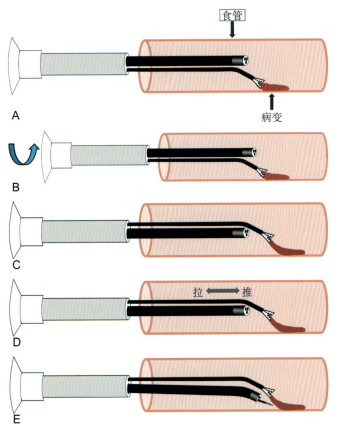

图 3-45 外套管附通道技术

A.用抓取钳夹住黏膜瓣；B.调整和旋转外置管；C.被钳夹的黏膜瓣旋转到 12 点位置，实现对黏膜瓣的牵引；D.通过推拉实现牵引作用；E.通过推拉实现牵引

六、临床评价

有研究表明，十二指肠肠腔狭窄，弯曲大，导致内镜手术治疗十二指肠病变比较困难，使用附通道钳夹牵引技术可以起到有效辅助的作用。

相比于其他 ESD 辅助牵引技术，附通道钳夹牵引技术有着自身的优势。第一，其具备硬式材料的特性，可对病灶实施拉、推、挑及旋转等多种动作来达到最佳牵引效果；第二，切开刀及牵引装置是两个独立装置，在控制、牵拉的过程中互不干扰；第三，该方法可反复钳夹组织及更换牵拉点，使术者操作更灵活；第四，辅助牵引器械撤拉方便，术后标本易取出，防止丢失。有关研究表明该项辅助牵引技术能节约 ESD 手术时间，减少黏膜下注射的次数。

（张学彦　黄　平）

第十五节 经皮牵引技术

一、简介

经皮牵引技术是将带有 2mm 套管针的腹腔镜端口（Trocar）经皮在腹壁打孔，透过胃壁插入套管，再将小圈套通过套管插入胃腔，牵拉已经剥离的病变边缘，以暴露术野。

二、适应证和禁忌证

同第一章第二节 ESD 适应证和禁忌证。

三、术前准备

（一）器械准备

胃镜、结肠镜、腹腔镜端口（Trocar）、透明帽、切开刀、电止血钳、异物钳、注射针、圈套器、止血夹、套管等。

（二）患者准备

同第一章第三节 ESD 患者术前准备。

四、操作方法

（一）于病灶区做标记

于病灶区外 0.5cm 处进行标记。

（二）黏膜下注射

于病灶边缘标记点外侧进行黏膜下注射，将病灶抬举。

（三）切开、剥离

麻醉满意后，采用切开刀切开病灶区。选择合适的穿刺点，将带有 2mm 套管针的腹腔镜端口（Trocar）经皮在腹壁打孔，透过胃壁孔插入套管，随后将小圈套通过套管插入胃腔，牵拉已经部分剥离的病变，以充分暴露术野。运用切开刀对病灶黏膜下层进行剥离。剥离过程中酌情追加黏膜注射以维持良好视野，逐渐把肌层与病变组织分离，完整切除病灶（图 3-46）。

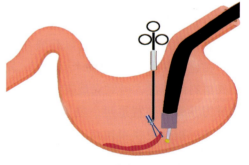

图 3-46 经皮牵引法示意图
圈套器通过腹腔镜对病灶进行牵拉，然后用电刀进行 ESD

（四）进行创面清理

对可见血管进行预防性止血，渗血部位使用电止血钳等止血，对剥离较深、肌层有裂隙者使用止血夹夹闭，术后给予禁食、胃肠减压、PPI 抑酸、抗生素预防感染及内科常规处置。

五、操作注意事项

（1）腹部穿刺建立进入胃建立的通道过程中，注意避免损伤肠管或其他脏器。

（2）封闭穿刺点瘘口必须切实有效。

六、临床评价

经皮牵引法类似于经胃造口牵引，在以往的研究中，在腹腔镜联合内镜下使用切开刀能安全、迅速、完整地切除较大面积的胃早期肿瘤性病变。与普通的 ESD 相比，经皮牵引法可以在直视下对胃内多个部位的肿瘤性病变进行安全有效的牵引，有利于对较大病变的整块切除。经皮牵引法下与腹腔镜下的胃癌切除术相比，创伤小，术后患者恢复进食的时间短，可在患者清醒镇静状态下手术。但是，经皮牵引技术仍需要助手辅助控制圈套器，腹腔镜经皮在腹壁打孔也会带来一定的创伤，临床上很少使用。

（张学彦　倪　欣）

第十六节　磁锚引导体外牵引技术

一、简介

磁锚引导体外牵引技术可有效辅助内镜黏膜下剥离术（endoscopic submucosal dissection，ESD），以提高手术效率和安全性（图 3-47）。目前对锚定磁体的选择有电磁体和永磁体两种。电磁体由导电线圈构成，该导电线圈仅在电流通过时才充当磁体。电磁体的主要优点是可以通过控制使用的电流量来快速改变磁场，主要缺点是体积大且笨重。电磁体的第二个缺点是电流依赖性。这需要外部电源和有线控制系统，因为现代电池的电压和容量太低，无法提供必要的能量。此外，每次电流通过都会产生热能是其第三个缺点。永磁体由保持磁化的材料制成，其优点是尺寸小。它们被用于包括 MRI 机器在内的各种商业应用中。钕铁硼稀土磁铁是目前可用的最强的永磁体。由于它们的原子结构，它们具有高度抗退磁性。但是，钕磁铁的耐腐蚀性低，需要保护层将钕磁铁与人体内部的组织和液体接触隔离。

二、适应证和禁忌证

同第一章第二节 ESD 适应证、禁忌证。除第一章第二节一般 ESD 禁忌证外，应注意使用起搏器是禁忌证。

三、术前准备

（一）器械准备

胃镜、结肠镜、透明帽、切开刀、电止血钳、异物钳、注射针、磁锚、锚定磁体、牙线、止血夹、套管等。

（二）患者准备

（1）术前患者需行充分的消化道准备工作。

（2）术前需行凝血功能检测，若存在导致手术风险增高的因素，应纠正之后再予手术。

（3）术前有使用抗凝和抗血小板药物的患者，建议阿司匹林和氯吡格雷至少停用 5d，但是对于需要预防严重出血并发症的特殊病例，应按照个体化要求酌情延长停用时间。

（4）签署内镜下治疗知情同意书。

四、操作方法

（一）确定病变范围与深度

了解病灶的部位、大小和形态，结合染色和放大内镜检查确定病灶的范围、性质和浸润深度。

（二）病灶边缘标记

明确病灶边界，距病灶边缘 3 ～ 5mm 处进行标记。

（三）黏膜下注射

于病灶边缘标记点外侧进行多点黏膜下注射，通过将注射液注入黏膜下层来提升黏膜将病灶抬起，与肌层分离，有利于 ESD 完整地切除病灶，而不容易损伤固有肌层，减少穿孔和出血等并发症的发生。

（四）切开

沿标记点外侧缘 5mm 切开病变周围部分黏膜，再深入切开黏膜下层，切开周围黏膜。

（五）黏膜下剥离及磁锚辅助牵引技术

见图 3-47、图 3-48。

具体操作步骤：①在体外用 3-0 手术线将内部钕磁体系于从内镜活检孔道伸出的可重复开闭止血夹单侧臂；②通过内镜将此磁性锚带入消化道内；③选择合适的牵引位置，多选择病灶近侧缘中点为牵引点，将止血夹夹住此处并释放，完成内磁锚的安放；④助手根据术者的要求及剥离需要，在患者体外调整外部锚定磁体的空间位置，通过磁力的牵引，将已经部分剥离开的病灶近侧部分拉向对侧，微调外部锚定磁体，保持良好的剥离视野，清晰暴露黏膜下层；⑤助手使用柔性机械臂将一个外部锚定磁体锁定；⑥追加黏膜下注射，在磁锚牵引法的良好辅助下，黏膜下剥离得以迅速、准确、安全地进行，剥离效率显著提

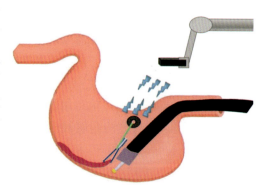

图 3-47　磁锚辅助牵引示意图

磁性锚带入消化道内完成内磁锚的安放，在患者体外调整外部锚定磁体，通过磁力的牵引，保持良好的剥离视野

高；⑦术中出现小血管出血，用电止血钳充分电凝止血，最后完整切除病灶；⑧对创面边缘及可疑小血管充分电凝处理，将标本及所附磁锚一并从消化道内顺利取出，取下磁锚，固定标本送病理学检查。

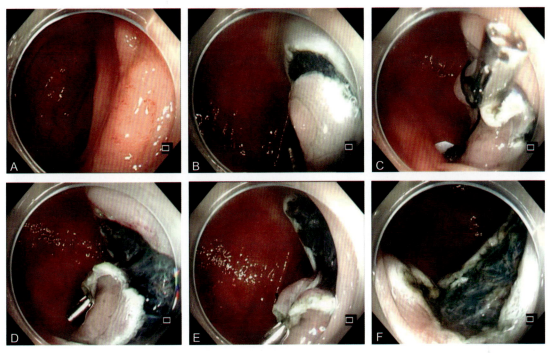

图 3-48　结肠磁锚辅助牵引 ESD

A. 内镜图像显示结肠病变；B、C. 边缘切开后，完成磁锚的安放；D、E. 在磁锚牵引法的良好辅助下，手术视野清晰，剥离层面充分暴露；F. 黏膜下剥离操作完成，病灶完整切除

（六）创面处理

对剥离后创面上所有可见血管进行预防性止血处理，渗血部位使用电止血钳、氩等离子体凝固术，对于局部剥离较深或肌层有裂隙者使用金属夹夹闭。

五、操作注意事项

由于磁牵引力与距离成反比，肥胖患者需要采取特殊措施，增强磁锚的牵引力。人体组织中的铁磁性异物可以与磁场相互作用，磁铁应尽可能远离主要血管。所有电动设备都应受到磁场保护。电气控制信号及无线电信号都可能受到磁场的干扰。所有永磁体都应与体内的组织和液体屏蔽，屏蔽材料中，环氧树脂廉价易得。磁场可能对人体组织产生影响。该技术不适用于使用起搏器的患者，对体内有金属异物或最近置入的金属骨科假体者建议评估安全后使用该技术，有研究证实，使用磁力吸引没有造成组织损伤。而且，磁体还被用于医学上的其他应用中，例如 MRI，所以磁体的应用被认为是安全的。

六、临床评价

传统 ESD 手术中，只能通过单孔道操作的"先天不足"，医师相当于只能用"一只手"进行治疗，因此术中缺乏反向牵引力，无法很好地暴露黏膜下视野，这可能导致手术时间较长，可能发生大出血、穿孔等并发症。磁锚牵引法辅助 ESD，使内镜下的操作变成了"两只手"协同，这是一种新颖的改善手术视野的方案，其通过使用大型外部锚定磁体，根据剥离的需要灵活地调整牵引方向和牵引力大小，实现"体外遥控"动态多方向牵引，这是目前其他牵引方法不能达到的优势，可有效改善手术视野，缩短手术时间，降低不良事件发生率。Matsuzaki 等于 2018 年报道并证明了磁锚辅助内镜黏膜下剥离术在人体胃部治疗的可行性。使用磁锚引导的方法对病变进行牵引，可以辅助 ESD 安全、高效地完成。

磁锚引导内镜黏膜下剥离术是一种极具吸引力的牵引方法，与双通道内镜牵引技术和外钳牵引技术不同，磁锚引导内镜黏膜下剥离术不会干扰执行 ESD 所需的复杂内镜运动。与牙线止血夹牵引技术、经皮牵引技术和重物牵引技术不同，磁锚引导内镜黏膜下剥离术可以通过调整外部磁体的空间位置来改变对病变的牵引力方向和大小，从而提供灵活可变的动态牵引。

磁锚辅助牵引技术在未来有可能充当内镜医师的无形的"第二只手"，对操作困难、黏膜下视野暴露不清者，可根据内镜医师的需要，在手术过程中动态调整牵引力方向与大小，使原本困难复杂的 ESD 操作变得安全且简单高效。目前需要以更高的精度对内部磁体进行控制，有效改善剥离可视化程度并最终提高内镜手术效率及安全性。

（张学彦　许鹏伟）

第十七节　圈套器辅助牵引技术

圈套器辅助牵引技术可有效辅助内镜黏膜下剥离术（ESD），以提高手术效率和安全性。

一、适应证和禁忌证

同第一章第二节 ESD 适应证及禁忌证。

二、术前准备

（一）器械准备

胃镜、结肠镜、透明帽、切开刀、电止血钳、异物钳、注射针、圈套器、EndoTrac、止血夹、套管等。

（二）患者准备

（1）术前需行凝血功能检测，若存在导致手术风险增高的因素，应纠正之后再予手术。

（2）术前有使用抗凝和抗血小板药物的患者，建议阿司匹林和氯吡格雷至少停用 5d，恢复用药后应密切观察以防术后出血。

（3）术前禁食至少 8h，禁水至少 2h，可按需使用小于 50ml 的黏膜清洁剂。推荐术前联合使用祛泡剂（二甲硅油）和黏液祛除剂（链霉蛋白酶）清洗，术前 30min 使用，能够改善胃 ESD 手术视野，缩短手术时间，降低并发症发生率。

（4）酌情静脉麻醉和气管插管全身麻醉、循环呼吸监测。

（5）签署内镜下治疗知情同意书。

三、操作方法

（一）确定病变范围与深度

了解病灶的部位、大小和形态，结合染色和放大内镜检查以确定病灶的范围，预判病变的性质和浸润深度。

（二）病灶边缘标记

明确病灶边界，距病灶边缘 5mm 处进行标记。

（三）黏膜下注射

于病灶边缘标记点外侧进行多点黏膜下注射，将注射液注入黏膜下层来抬举病灶，与肌层分离，有利于 ESD 完整地切除病灶，避免损伤固有肌层，减少穿孔和出血等并发症。

（四）切开

沿标记点外侧缘 5mm 切开病变周围部分黏膜，完成环周切开。

（五）黏膜下剥离及圈套器辅助牵引技术

圈套器辅助牵引技术分 4 种方法：①套管引导圈套器辅助 ESD；②带锁柄的圈套器辅助 ESD；③预套环辅助 ESD；④ EndoTrac 辅助 ESD。

1. 套管引导圈套器辅助 ESD　套管长 2.5m，较软，可弯曲，在外界压力下不易变形。套管可通过最大直径 1.8mm 的圈套器。首先，套管通过内镜带入胃中，将圈套器送入胃中。使用止血夹将圈套器固定到切开的黏膜瓣的一个或多个部位以实现黏膜牵引。可以选择 2 种类型的黏膜牵引。在单点黏膜牵引中，圈套器固定在切开的黏膜瓣上的一个部位。在多点黏膜牵引中，圈套器固定在多个部位，因此可以拉动或推动较大区域的黏膜瓣以提高黏膜牵引效率。可以辅助切除大面积黏膜病变。通过圈套器拉动或推动黏膜瓣以有效完全地暴露黏膜下层。即使在操作期间套管和内镜之间有摩擦阻力，也可有效地通过套管内的圈套器推动或拉动黏膜瓣。在多点法中，收紧圈套器使得止血夹能够相互靠近，从而使黏膜瓣外翻，以完全暴露黏膜下层，进行安全高效的剥离。

2. 带锁柄的圈套器辅助 ESD　带有锁柄的圈套器套在内镜上，在插入前，把圈套器在连接的透明帽的远端边缘处收紧。到达需要切除的病灶区域后，用电止血夹夹住病灶顶部。引导圈套器抓住黏膜下肿物。这有助于目标病灶在单点的锚定，在这一点上可以施加更均匀、更牢固的牵引力。套取需要牵引的部位后松开并取出异物钳。在剥离过程中，需要一个助手拉或推圈套器，可以根据需要准确地调整病变的角度，以获得清晰的视野。圈套器提供足够的张力，可选择最佳牵引方向。圈套器牵引辅助下的 ESD 可被用于辅助切除累及消化道全周的病变。切除的标本可以直接通过圈套器套住并取出。

3. 预套环辅助 ESD　将止血夹通过内镜工作通道置入，抓住病变一侧的黏膜瓣。松开已预先套在镜上的圈套器，沿着止血夹推送器将圈套器移到止血夹边。收紧圈套器以套紧止血夹，然后释放止血夹。通过独立于内镜的圈套器和止血夹来实现牵引。可良好暴露黏膜下层、剥离平面及病变边缘。

4. EndoTrac 辅助 ESD　用于直肠 ESD。EndoTrac 由带环的线、塑料鞘和 T 形手柄组成。在将线连接到止血夹后，可以通过操作手柄来调节止血夹和塑料鞘尖端之间的距离。黏膜环周切开，EndoTrac 装置连接止血夹并夹在病变肛侧缘。

当止血夹和塑料鞘的尖端相连时，推动塑料鞘难以进入黏膜下层。而当止血夹与塑料鞘分离并保持一定距离时，即可通过推动鞘管进入黏膜下层。另外，可以通过改变内镜和护套的位置来改变（向右或向左）牵引方向。这种技术被命名为"起重机技术"。这项技术提高了黏膜下层的可视度，从而更好地进行剥离。

（六）创面处理

对剥离后创面上的可见血管进行预防性止血，渗血部位使用电止血钳、氩等离子体凝固术止血，对于局部剥离较深或肌层有裂隙者使用金属夹夹闭。

四、操作注意事项

（1）ESD 剥离过程中，充分暴露黏膜下层非常重要，使用圈套器牵引时要注意，对于食管及胃部病变，应该选择从口侧或近端进行切开剥离；结肠病变，选择从肛侧开始切开剥离；可以利用重力作用，改善黏膜下层视野，注意选择距术者较近的位置进行切开剥离，有利于后续圈套器辅助牵引法的实施。

（2）圈套器的安装及送入，根据剥离病灶的大小选择合适尺寸的圈套器。将圈套器在体外塑形后，收紧于透明帽外下部，使得圈套器的边缘距离透明帽边缘 1 ～ 2mm，不宜套于透明帽上端，以免增加套取病灶时的释放难度。

（3）圈套器的释放和病灶套取，术者将携带带有圈套器的内镜插入患者体内，接近剥离病灶时，将镜头前端对准病灶处，在透明帽吸引下，将已分离病灶吸入透明帽内，此时视野为红色，类似静脉曲张套扎术吸引时视野，接下来，充分释放圈套器的同时，再次收紧圈套，放空吸引，略退镜观察圈套器是否已收住病灶。注意在收紧圈套器的过程中，力度适中，不可过度勒紧而导致病灶断裂。

（4）医师或助手体外操作圈套器夹住止血夹或病灶时要注意，不可用力过猛，以免将病灶勒断，影响术后病理学评估。圈套器套取病灶的目的在于帮助术者充分暴露需要分离的黏膜下层，所以并不要求将病灶完全收于圈套器中，以免过分收紧病灶带来的牵拉过度，防止人为的创面损伤，防止导致出血及穿孔等。

五、临床评价并发症

黏膜下层的充分暴露是 ESD 能够成功完成的关键，传统的透明帽辅助方法对于某些特殊部位的病变，如胃角、幽门管、贲门下及高位胃体、结直肠的侧向发育型肿瘤等，进入黏膜下层困难。因为在操作过程中，经常会出现镜头前端与病变呈垂直方向、镜身与病灶间的距离控制不佳。对于食管病变，由于食管操作空间有限，当肿瘤占食管周长的3/4以上时，尤其切除到肿瘤中心部分时，内镜视野缩小，进一步切除变得非常困难且不安全。ESD 操作时经常遇到部分病灶黏膜下层疏松组织较少，注射后黏膜隆起持续时间短，明显增加了操作的难度及风险。为了解决这些困难，使用圈套器辅助 ESD。缩短手术时间。足够的组织张力和清晰的视野是有效和安全地进行 ESD 的关键。因此，为了使 ESD 更加安全、快速，可以使用各种牵引方法，如夹线法、磁锚法、双镜法、经皮牵引等。

由于外圈套器的牵引力较柔和，在 ESD 中可以保持黏膜下剥离层面的清晰度。牵引的方向不仅可以由拉，还可以用推来控制。此外，圈套器可根据牵引需要从原牵引点释放，可重新抓住病变的更好的牵引点。ESD 剥离大部分病灶后，利用圈套器可直接切除病变以节约手术时间。

据报道，夹线法和改良的外钳方法用于辅助食管 ESD 的黏膜牵引方法比较有效。然而，夹线法只能单向拉动黏膜以暴露黏膜下层，并不能推动黏膜。改良的外钳法可以实现黏膜的拉动和推动，但是钳子和内镜在运动过程中相互干扰，因为钳子固定在内镜上，不是独立的。一项猪模型的实验研究，通过止血夹套管引导圈套器（cannula-guided snare with endoclips，CSC-ESD）来辅助食管、胃、结肠和直肠 ESD，可调节黏膜牵引的方向和强度。在 CSC-ESD 方法中，套管、圈套器和内镜是相互独立的，可以有效地拉动和推动黏膜。该套管相对较软，较薄，在研究中未观察到由插管引起的食管黏膜瘀伤、出血或穿孔，相对比较安全。

一些通过黏膜牵引辅助胃 ESD 的方法可以起到提高效率有效和增加安全的作用。夹线法只能实现单向牵引，而且似乎很难调整牵引位置。外钳的方法似乎难以处理贲门、小弯和胃体上部后壁的病变。在内部牵引方法中，牵引方向难以控制，需要特殊的辅助装置。在这些研究中，圈套器可以在套管引导下安全快速地送入胃中，单点或多点，拉、推方法相结合，可灵活调整牵引方向和力量，对病变的手术位置限制少。

由于结肠长且弯曲，常规的牵引方法在一定程度上受到牵引方向和力度、操控性的限制。对于结肠和直肠 ESD，双内镜法和外钳方法仅适用于位于直肠或远端乙状结肠的病变，因为难以将第二内镜或外钳送入深部结肠中操作。S-O 夹是一种相对常见的内部牵引方法，可以有效和安全地协助结肠 ESD。改进的 S-O 夹，带环的橡皮筋和乳胶带方法也有报道。这些方法不需要重复插入结肠镜，并且可以简便地将牵引装置送入结肠深部。用 CSC-ESD 技术可以使用两种黏膜牵引方法，即单点或多点拉、推方法，并且两者都可用于结肠，包括结肠深部。但该研究具有以下局限性：CSC-ESD 需要一个特殊的套管。这个套管很长，前后粗细一致，在 CSC-ESD 过程中，需要将结肠镜重新插入以将套管送到结肠。

ESD-SE（a snare with endoclips to assist in ESD）被成功应用于结直肠肿物切除，包括深部结肠病变的切除。通过内镜孔道将倒置圈套器安全地送到深部结肠中，不需要特殊的导管及重复插入内镜。将圈套器与内镜一起送入结肠的方法简单而安全。在该方法中，圈套器可以固定到黏膜瓣上多个需要剥离的部位，使黏膜下层大面积暴露和牵引位置的实时调整。另外，牵引效果可以通过圈套的手柄在体外调节，以更充分地暴露黏膜下层。需要指出的是，此方法中的圈套器相对较软；因此，在深部结肠中推动黏膜瓣暴露黏膜下层的效果差。尽管如此，通过拉动圈套器仍然可以有效地帮助深部结肠的 ESD。但已有研究有一些局限性。需要额外花费，因为黏膜牵引的圈套器和止血夹会提高成本。总之，基于目前的研究，在结肠和直肠 ESD 中，圈套器结合止血夹辅助结肠 ESD 安全有效。

临床操作中，相较于其他牵引方式所需材料或设备，圈套器作为常规的内镜治疗器械，获取十分方便。同时操作过程相对简单，更有利于初学者学习掌握，增加 ESD 治疗成功的信心。圈套器具有一定硬度，与其他线类器材牵引不同，圈套器在牵引辅助过程中，可以实现"推 - 拉结合"，操作更为灵活，实用性高。术者在剥离过程中，可更换牵引的位置，这是圈套器牵引辅助技术的优势。

综上所述，圈套器辅助 ESD 通过人为施加的可控牵引力，达到黏膜下层的充分暴露，提供更为清晰的手术视野，可提高 ESD 的成功率，缩短手术时间，操作便捷，值得临床上推广应用。

（张学彦　李　强）

第十八节　新型手术平台牵引技术

一、简介

传统内镜器械对病灶的牵引和暴露能力有限，导致使用内镜黏膜下剥离术（ESD）对结直肠病灶进行完整切除有较大挑战性，新型手术平台技术有望提高结直肠 ESD 手术的整块切除率和治愈率。目前使用的 Anubiscope 手术平台（由德国 Karl Storz 公司设计）拥有一个轴管，较软，可弯曲，直径为 1.8cm，内部可容纳两个 4.3mm 和一个 3.2mm 的工作通道，Anubiscope 工具箱内包括各种抓取器、各种切开刀以及内镜针座，可利用该平台在腔内环境中提供的"外科三角"来进行结直肠 ESD。

二、适应证和禁忌证

同第一章第二节 ESD 适应证和禁忌证。

三、术前准备

（一）器械准备

结肠镜、透明帽、注射针、Anubiscope 手术平台（图 3-49）、内镜电止血钳、止血夹等。

（二）患者准备

（1）术前需行凝血功能检测，若存在导致手术风险增高的因素，应尽量纠正之后再予手术。

（2）如术前有使用抗凝和抗血小板药物的患者，建议阿司匹林和氯吡格雷至少停用 5d，恢复用药后应密切观察以防术后出血。

（3）术前禁食至少 8h，禁水至少 2h。

（4）酌情静脉麻醉和气管插管全身麻醉、循环呼吸监测。

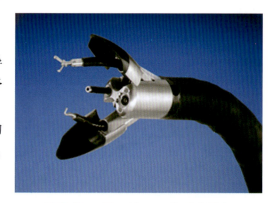

图 3-49　"Anubiscope"手术平台

（5）签署内镜下治疗知情同意书。

四、操作方法及步骤

（一）确定病变范围与深度

术前了解病灶的部位、大小和形态，结合染色和放大内镜检查确定病灶的范围，预判病变性质和浸润深度。

（二）病灶边缘标记

明确病灶边界，距病灶边缘 5mm 处进行标记。

（三）黏膜下注射

将"Anubiscope"手术平台的轴管插入直肠内，找到并标记的病灶，接着将注射针插入"Anubiscope"的 3.2mm 中心通道，于病灶边缘标记点外侧进行多点黏膜下注射，通过将注射液注入黏膜下层来抬举病灶，与肌层分离，有利于 ESD 完整切除病灶，不容易损伤固有肌层，减少了穿孔和出血等并发症。

（四）病灶预切割

撤出注射针，通过相同通道，将切开刀引入，沿标记点外侧缘 5mm 切开病变周围部分黏膜，再深入切开处黏膜下层，环周切开。

（五）黏膜下剥离

术者通过两个 4.3mm 口径的操作通道，引入内镜抓取器和切开刀，体外通过枪形手柄操作抓取器抓取病灶顶端，充分暴露病灶，同时用切开刀对病灶进行剥离。

（六）创面处理

对剥离后创面上所有可见血管进行预防性止血处理，渗血部位使用电止血钳、氩等离子体凝固术，必要时金属夹夹闭。

五、操作注意事项

（1）术者体外操作枪形手柄使用内镜抓取器抓取病灶时要注意，不可用力过猛，以免将病灶拉断，影响内镜术后病理学评估。

（2）直径在 3cm 以上的病灶完整剥离时，不能操之过急，否则容易出现出血、穿孔等并发症。

六、临床评价

相比于其他 ESD 辅助牵引技术，Anubiscope 手术平台牵引技术有着自身的优势：① Anubiscope 手术平台在体外操作时可用枪形手柄操作，根据术者需要，可左手和右手之间切换器械，方便视野暴露、牵引和解剖病灶；② Anubiscope 手术平台将外科三角优势转移到了腔内环境；③ Anubiscope 手术平台可良好地暴露黏膜下层并给予病灶剥离所需要的足够的牵引力，以确保对病灶精确的切割，与此同时减少了灼烧病灶对人体正常组织的损伤；④ Anubiscope 手术平台利用了人体工程学设计手段，使术者可通过两个直观的手柄操作工作仪器（抓取器和电切器）。

同时，该手术平台也存在其自身的不足之处，即多孔道的设计形式使镜身变粗，以至于不适合处理一些需要大角度操作和需大幅度反转镜身的病变。

（张学彦　黄　平）

第十九节　双通道内镜牵引技术

一、简介

通过双孔道内镜来行 ESD，是利用此内镜有两个孔道（图 3-50）。在 ESD 的过程中可以通过其中一个孔道送入紧握钳，钳夹病变一侧已经剥离需要牵引的黏膜边缘，通过推或拉紧握钳来获得良好的对抗牵引力，从而辅助牵引病灶，提起并将其向上牵拉并远离固有肌层，以进行反向牵引，另外一个通道插入切开刀完成剥离电切操作。

传统的双通道内镜不能像双手一样工作，通过辅助通道的两个器械都随着内镜的前端移动，而且双通道内镜并没有足够的自由度来提供稳定的反牵引力。为了解决这个问题，有专家发明并测试了一种新型原型内镜（R-scope）。这个

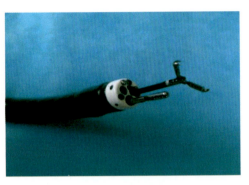

图 3-50　**双通道内镜**

利用此内镜有两个孔道，在 ESD 的过程中可以通过其中一个孔道送入紧握钳，通过推或拉紧握钳来获得牵引力，辅助切除大面积病变

R-scope 有两个独立的、可移动的、指向垂直方向的通道，其中一个通道可以伸入内镜电止血钳，能够牵拉组织提供反牵引，通过反向牵引病灶，充分暴露黏膜下视野，从另一个通道插入切开刀，进行剥离和切割，允许移动内镜电止钳与切开刀而不必移动 R-scope 本身，从而完成剥离。

双通道内镜在临床中有实际应用，有文章报道，可以通过双通道内镜螺纹牵引法辅助切除十二指肠大面积病变，庞勇等报道在双通道内镜下使用辅助牵引技术成功切除 16 例起源胃固有肌层的肿瘤，术后随访无肿瘤残留及术后的复发。Hijikata 等使用注射针外护套联合双通道内镜进行牵引辅助完成 ESD，只需要一个传统的抓取钳或者注射鞘就可以实现牵引，用注射鞘通过双通道内镜的一个通道将剥离黏膜层的底部推高，露出黏膜下层，保证足够的牵引力，通过另一个通道用切开刀来进行黏膜下层剥离。

二、适应证和禁忌证

同第一章第二节 ESD 适应证和禁忌证。

三、术前准备

（一）器械准备

双通道电子胃镜、透明帽、切开刀、内镜电止血钳、注射针、圈套器、 EndoTrac、止

血夹、套管等。

（二）患者准备

（1）术前需行凝血功能检测，若有异常，纠正之后择期再予手术。

（2）术前有使用抗凝和抗血小板药物的患者，建议阿司匹林和氯吡格雷至少停用 5d，恢复用药后应密切观察以防术后出血。

（3）术前禁食至少 8h，禁水至少 2h。

（4）酌情静脉麻醉和气管插管全身麻醉、循环呼吸监测。

（5）签署内镜下治疗知情同意书。

四、操作方法

（一）确定病变范围与深度

了解病灶的部位、大小和形态，结合染色和放大内镜检查确定病灶的范围，预判病变的性质和浸润深度。

（二）标记

在病灶周围进行电凝标记，标记点离病灶边缘约 5mm，对黏膜下病变紧靠病灶边缘进行标记。

（三）黏膜下注射

将 5ml 0.2% 靛胭脂、2ml 1% 肾上腺素和 100ml 生理盐水混合配制成混合溶液，自远端至近端，于病灶边缘标记点外进行多点黏膜下注射，每点至少 2ml，使黏膜明显隆起。

（四）切开病变外侧缘黏膜

应用切开刀沿病灶边缘标记点外约 5mm 切开黏膜。

（五）使用双通道内镜完成牵引

一个通道伸入夹持钳来牵引病灶，另外一个通道伸入电切割装置来进行剥离。术中保持直视下操作，注意及时止血，直至彻底完成黏膜剥离，或挖除病变。

（六）创面处理

对创面可见的小血管应用氩等离子体凝固术电凝治疗，较大血管用热活检钳电凝治疗，必要时应用止血夹闭合创面。

五、术后处理

切除病灶标本用大头针固定，使用甲醛固定之后送病理组织学检查。术后患者常规禁食 1～3d，上消化道手术予质子泵抑制剂、黏膜保护剂等治疗；观察腹部体征，判断是否有出血和穿孔等并发症，必要时给予抗感染治疗。

六、效果评价

虽然 ESD 相关牵引技术发展迅速、方法多样，但是在临床运用中需要根据术式特点、材料易获得性、技术掌握度、卫生经济学和治疗收益及风险等多个角度进行综合评估，然而，本项牵引技术可能不适用于幽门或贲门肿瘤，那里的空间是有限的，而且多孔道设计使镜身较粗不适合处理一些需大幅度反转镜身的病灶。双通道内镜比传统内镜更粗更重。抓取钳是通过内镜其中一个通道插入的，所以抓取钳与内镜同步移动，有时很难控制牵引方向，操作难度较大，尤其是在切除比较大的病变时。而且双通道内镜还有一个缺点，它往往不能够提供高分辨率的图像。此外，双通道内镜在向后弯曲的位置角度小而导致使用比较困难。但是与传统内镜相比，双通道内镜在多数情况下能明显缩短 ESD 手术时间，便于黏膜下层的可视化，从而能够准确识别切割线和黏膜下血管，然而目前报道，术后并发症的发生率差异无统计学意义。

（张学彦　赵智慧）

第二十节　双内镜牵引技术

一、简介

双内镜牵引法是指 2 个内镜同时插进消化道，其中一个内镜作为主操作镜进行病变切除，另一个内镜辅助进行病灶牵引（图 3-51）。此方法的优点是牵引方向可控，能更清晰地暴露黏膜下层，缩短 ESD 操作时间，减少并发症。不足之处是双内镜需要 2 个光源，需要 2 名以上内镜操作者及助手，而且 2 个内镜之间会相互干扰。

二、适应证和禁忌证

同第一章第二节 ESD 适应证和禁忌证。

三、术前准备

（一）器械准备

标准内镜（主内镜）、小口径内镜（图 3-52）、抓取钳、电凝钳、切开刀、注射针、夹持钳等。

（二）患者准备

（1）术前需完善凝血功能等检测。

（2）如术前患者使用抗凝血和抗血小板药物，建议阿司匹林和氯吡格雷至少停用 5d，若使用华法林，需在内镜检查前至少提前 5d 停用，必要时可用低分子肝素替代治疗，最后一次使用低分子肝素的时间距离行 ESD 的时间间隔需 ≥ 24h。

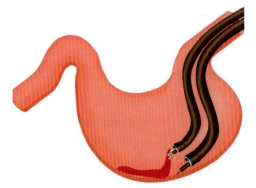

图 3-51　双内镜牵引法示意图

2 个内镜同时插进消化道，其中一个内镜作为主操作镜进行病变切除，另一个内镜辅助进行病灶牵引

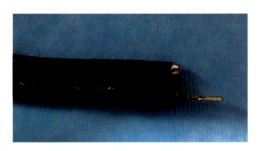

图 3-52　主内镜、小口径内镜

插入小口径内镜，在需要辅助牵引时用小口径内镜抓住病灶，调整小口径内镜的位置及调整角度，对病变进行适当的牵引

（3）上消化道病变者术前禁食8h，禁水至少2h。肠道病变者需在术前1d进食无渣半流质饮食，并服用复方聚乙二醇电解质散，直至排出清水样便。其他病变患者需术前禁食6～8h。体质虚弱的患者术前给予静脉营养支持。

（4）静脉麻醉，必要时气管插管全身麻醉。

（5）签署内镜下治疗知情同意书。

四、操作方法

（一）用主内镜进行 ESD 操作

用放大 NBI 和（或）色素染色确定病变范围，在距病灶边缘 5mm 处做标记，然后黏膜下层注射，使病灶均匀隆起，预切开，进行黏膜下剥离。

（二）插入小口径内镜

在需要辅助牵引时，将主内镜留在胃内，沿着主内镜插入小口径内镜。

（三）用小口径内镜抓住病灶

确认病变后，通过小口径内镜钳道插入抓取钳（或圈套器等），沿其边缘抓住病变。助手在用主内镜观察病变的同时，调整小口径内镜的位置及调整角度，对病变进行适当的牵引。

（四）用主内镜进行黏膜下剥离术

用主内镜进行剥离操作。应用小口径内镜提供所需要方向的牵引，更好地暴露黏膜下层，有效避免了出血、穿孔等风险，此牵引技术可以对大面积病灶的黏膜下剥离进行辅助牵引，缩短治疗时间。

在操作过程中，助手在保持对病灶牵引的同时，应调整好小口径内镜的位置避免造成对主内镜的影响，如果术中剥离时牵引力不足，可以调整抓住病变位置保证适当的牵引力，但需注意，不要过度牵引，过度牵引可能导致组织标本损伤或肌层抬高，增加切入肌层、穿孔风险。

（五）标本的处理

剥离完成后，切除的标本随抓取钳取出，用大头针展平标本，标记肛侧、口侧，拍照，固定，组织标本用福尔马林固定。

五、操作注意事项

由于两内镜之间会相互干扰，所以内镜医师与助手应及时沟通、减少干扰。牵引力度要适当，既要使黏膜下层充分暴露，以利于手术的顺利进行，又不要过度牵引损伤病灶。此方法不适用于食管入口、贲门等解剖狭窄及双内镜不能有效操作部位的病变。

六、效果评价

ESD 操作过程中我们通常借助内镜前端放置透明帽帮助的方式来暴露黏膜下层，辅助进行剥离，但作用有限。而与其他牵引方法相比，双内镜牵引法可通过操纵小口径内镜、改变角度、插入或收回抓取钳来调节牵引的力度和方向，术中牵引力不足，可以重新抓住病变进行调整。这种牵引方法使黏膜下层暴露更清晰，手术视野更好，可及时发现裸露的血管或固有肌层的损伤，及时进行预处理，可有效避免或减少并发症的发生。

双内镜法也有其局限性，由于两个内镜的同时置入，不适用于解剖位置狭窄或不易通过的管腔部位，如食管生理性狭窄、贲门附件病变、升结肠、盲肠等。

综上，双内镜牵引技术可作为常规 ESD 难以切除的病变的一种辅助牵引选择，是一种有效可行的牵引方法。

（吕成倩　杨玲玲）

第二十一节　双气囊辅助牵引技术

一、简介

该技术使用了一种新颖的双气囊装置，装置前后各有一个气囊，它们可以独立操控以进行充气。结合运用水下内镜黏膜下切除术（UESD）的混合技术，能够提升切除效率。该装置能够提升内镜的稳定性和可视度，降低操作难度并提升安全性。另外，该装置能够通过将组织吸附至气囊上，提供最优的组织牵引力。

二、适应证

在肠道内的内镜黏膜下剥离术，特别是在执行复杂内镜手术时。

三、器材准备

结肠镜、透明帽、止血夹、圈套器、3-0 丝线、切开刀、电止血钳等。

四、操作方法

（一）确定病灶范围与深度

掌握病灶的位置、大小和形状，结合染色和放大内镜检查明确病灶的界限，预判病变特征和侵袭深度。

（二）标记病灶边缘

确定病灶界限，离病灶边缘 5mm 处做标记。

（三）在黏膜下注射

在病灶周边标记点的外侧执行多点黏膜下注射，通过将注射液注入黏膜下层来提高病灶隆起，与肌肉层分离，有助于 ESD 完整地切除病灶，且不易损伤固有肌肉层，降低穿孔和出血等并发症的产生。

（四）切开病变周围黏膜

沿标记点外围 5mm 周缘切开病变周边黏膜。

（五）双气囊牵引辅助技术

在需求牵引辅助时，将 Dilumen 设备安装于肠镜之上。随后将器械置入管腔与病变部位相应的合适位置，使两个气囊位于病变两侧；用止血夹将前球囊与已部分脱离的黏膜固定，利用充气手柄控制旋钮来选择充气气囊（AB）充气选择器。按下充气/放气按钮，直至达到所需压力（显示指示灯变绿）。在充气之后，气囊膨胀程度可以通过指示器及内镜直接观察来确认。于前后两个充气球囊之间形成一个封闭的"治疗区"。助手启动注水泵，开始向治疗区灌注水，整个 ESD 操作在液体环境中进行，剥离时还可以通过操作杆将前气囊向远处推送，从而对剥离黏膜施加推力，维持剥离视野（图 3-53）。手术完成后吸除液体，取出标本。

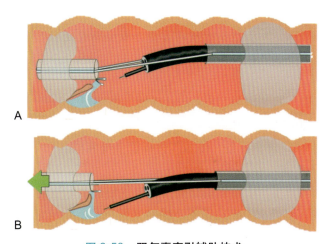

图 3-53　双气囊牵引辅助技术

将 Dilumen 设备安装于肠镜之上。随后将器械置入管腔与病变部位相应的合适位置，使两个气囊位于病变两侧；用止血夹将前球囊与已部分脱离的黏膜固定，利用充气手柄控制旋钮来选择充气气囊（AB）充气。剥离时还可以通过操作杆将前气囊向远处推送，从而对剥离黏膜施加推力，维持剥离视野

五、操作注意事项

（1）该方法仅适用于肠镜内镜下黏膜剥离术，受限于设备条件，肠道收缩、呼吸、黏膜下纤维化及出血等因素均可能影响手术效果。

（2）需要实时注意检测气囊压力，防止压力过大撑破肠壁或压力过小支撑不足。

六、临床评价

与常规手术相较明显减少了手术时长。牵引设备在水下更显术中优势。明显降低烟雾干扰，提升视觉效果，使手术视野清晰。降低组织烧伤。能够控制肠道活动并保持腔内空间稳定。适宜处理复杂病变，降低并发症。

（王弘利　辛莎莎）

第二十二节　咽喉部 ESD 辅助牵引技巧

目前，咽喉部的良性病变可以通过喉镜治疗，但是对于较大的病灶或恶性病变，胃镜有较大的诊断和治疗价值，尤其是 NBI，可以在检查期间发现可疑病灶并确定病灶范围。咽部的解剖结构，有其特殊的组织学特点，缺乏黏膜肌层。喉头水肿是内镜 ESD 治疗的严重并发症，可能是操作时局部黏膜下注射或操作时间过长导致。为更好地暴露视野，加快剥离速度，下面介绍几种辅助牵引进行咽喉部 ESD 中的技巧。

一、Fraenkel 喉钳辅助牵引

（一）适应证和禁忌证
1.适应证　术前病理证实高级别上皮内瘤变、原位癌或浅表上皮癌。
2.禁忌证　累及全周病变或双侧梨状隐窝。

（二）术前准备
1.器械准备　胃镜、弯曲喉镜、Fraenkel 喉钳、透明帽、切开刀、电止血钳、异物钳、注射针、圈套器、止血夹、套管等。
2.患者准备　同 ESD 患者准备，多需气管插管全身麻醉。

（三）操作方法及步骤
（1）由耳鼻喉医师使用弯曲喉镜抬起喉头，协助创造手术空间。

（2）于病灶区做标记：在白光内镜下，结合光学染色、碘染色，确定病变范围，然后用切开刀标记病变范围。

（3）黏膜下注射：于病灶边缘标记点外侧进行多点黏膜下注射，将病灶抬起。

（4）切开、剥离：采用切开刀切开病灶边缘。同时助手将 Fraenkel 喉钳经口沿着咽后壁进入，钳住需要牵引的部分剥离的组织，根据剥离需要向不同方向牵引，为术者提供更好的手术视野，更清晰地暴露黏膜下层，然后术者使用切开刀对病灶继续进行剥离（图 3-54）。

（5）创面处理：对可见血管进行预防性止血，渗血部位使用电止血钳等止血，术后给予禁食、对症治疗。

（四）操作注意事项
Fraenkel 喉钳夹牵引时需要注意牵引力度，避免过度用力，引起黏膜撕裂，导致出血等不良后果，黏膜撕脱较大时可能会影响病理结果的判定。

（五）临床评价
ESD 对浅表型喉咽癌有良好的治疗效果，但是，咽部结构有其特殊性，比如突出的软

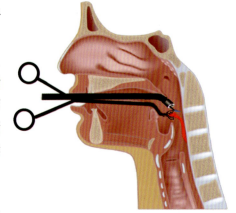

图 3-54　Fraenkel 喉钳辅助牵引

红色部位为病灶，Fraenkel 喉钳夹持住部分剥离的病灶，提供足够的牵引力，使病灶边缘的解剖线更加明显，经 Fraenkel 喉钳反牵引下安全、成功地完成 ESD（Fraenkel 喉钳，其钳头能夹持住病灶，向术者所需要的方向提供牵引力）

骨会影响病灶的整体切除，咽部上皮在进行黏膜下剥离时易脱落，并且手术空间狭窄，因而可能会影响病灶边缘的组织学检查结果，从而影响手术效果。所以在浅表型喉咽癌ESD中，可能需要有良好的牵引提供良好手术视野，帮助确定手术时的切割线。Fraenkel喉钳长度约23cm，钳头可以360°旋转，能根据术者需要提供任何方向的牵引力，并协助术者确定病灶的边缘。

浅表型喉咽癌ESD术的成功，主要在于可供操作的手术空间和清晰的病灶与正常组织的分割线。在食管、胃和结肠ESD里，已经有夹线牵引等牵引方式报道。但是在咽喉部，由于病变与切牙之间的距离较近，经口插入喉钳更容易接近病变，Fraenkel喉钳主要优点就在于其钳头可以根据术者需要旋转并提供牵引力，清晰显现病灶和正常组织之间黏膜下层的切割线。在Fraenkel喉钳经口牵引下，可以缩短咽喉部ESD的手术时间，从而更安全地完整切除整块病灶。

二、其他辅助牵引方法

咽喉部的解剖部位比较特殊，所以手术操作空间非常狭窄。插管、喉钳等外部的辅助牵引工具会干扰内镜，使内镜操作困难。近些年更新的牵引技术很好地克服了这些困难。在此介绍两种新兴的咽喉癌ESD辅助牵引技术。

（一）钳夹牵引带装置辅助牵引

牵引带有两个硅酮环，可以分别通过钳夹固定于病变的边缘，以及病变相反的位置，以到达调整张力方向的目的。

操作方法如下。①对病灶进行标记：利用碘染色确定病变范围，然后用切开刀标记病变范围。②黏膜下注射：于病灶边缘标记点外侧进行多点黏膜下注射，将病灶抬起。③切开、剥离：采用切开刀切开病灶边缘。④固定牵引带：将牵引带装置的一端固定于病变的边缘，利用可重复打开的钳夹将第一个环固定在病变的相反方向，提供良好的牵引力，提高解剖平面的可视化。⑤调整牵引张力：随着黏膜切开的过程，牵引的张力会逐渐消失，使手术视野再次不清晰。此时，再将第二个环和钳夹固定于其他相反的方向，从而再次提高牵引力。⑥利用ESD将病变顺利剥离，然后轻轻地将钳夹从喉壁取下。最后将病变黏膜病理送检。

由于硅胶环体积小，延展性差，因此适用于咽部狭窄的工作空间。此外，由于不需要应用抓钳，因此，内镜在ESD中的可操作性不受限制。该方法可以缩短手术时间，更具有安全性和可操作性，可以将病变完整切除。

（二）EndoTrac设备

EndoTrac设备见图3-55。

操作方法：将病变进行周径标记，行黏膜环周切口。随后，将EndoTrac经鼻置入口腔，使用经口内镜抓住器械尖端并将其拔出口腔。然后将

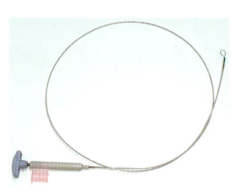

图3-55 EndoTrac设备

EndoTrac设备由一根线组成，其尖端有一个打结的环，穿过塑料鞘，在其末端有一个T形的手柄

EndoTrac 固定在夹子上并重新插入口腔。将带夹的尖端放置在病变边缘的口腔侧，并将器械端向鼻侧牵拉以优化上皮下层的可见性。利用这种方法获得了良好的反牵引，并且内镜操作不会被 EndoTrac 干扰。

（张学彦　刘喃喃）

第二十三节　食管病变 ESD 辅助牵引技巧

一、概述

内镜黏膜下剥离术（ESD），是一种可以一次性完整切除病变并获得对病灶完整病理评估的新的内镜微创技术，近些年越来越多地被运用于早期食管癌（early esophageal cancer，EEC）。ESD 病变整块切除率明显优于传统的内镜黏膜切除术（endoscopic mucosal resection，EMR），而且其局部复发率低。尽管 ESD 有这样的优点，但此技术还是一个具有挑战性的技术，因为在手术过程中常很难获得清晰满意的手术视野，此技术不但耗时而且存在损伤肌层甚至发生穿孔及出血的风险。对食管病变行 ESD 显得尤其困难，食管连接咽喉及胃，邻近心脏，因为食管管腔相对狭窄、管壁薄，很容易出现穿孔及纵隔积气等并发症。这使得食管 ESD 的操作难度相对其他部位更难，一旦出现穿孔，很容易出现纵隔感染甚至死亡，而且大多数食管的 ESD 只能从正面进行操作。为了避免 ESD 并发症的发生，要求术者术中必须清晰地判断黏膜下层的层面及黏膜下层的血管，通过适当的牵引辅助技术可能很好地解决这一问题。内镜医师一直努力寻找一种简单、安全、非侵入性的辅助牵引方法，希望通过利用现有的器材就可以协助改善手术视野。然而因为食管管腔狭窄，这就要求所使用的辅助牵引装置与内镜之间尽量不产生干扰，因此双镜联合不适用。同样，通过橡皮环或尼龙环来固定两枚止血夹的内牵引辅助剥离技术，在食管 ESD 中也很难实施。目前研究发现有带线钛夹、体外使用紧握钳及圈套器法适用于食管病变的剥离，下面将简单介绍在食管病变剥离中进行辅助牵引的应用技巧。

二、带线钛夹牵引方法

在 ESD 过程中，必须有良好的手术视野，才能减少术中及术后的并发症。如何获得良好的手术视野，充分的黏膜下层暴露和反向牵引是成功的关键，虽然在术中，我们可以使用透明帽去抵住黏膜下层，从而获得对抗性牵引，但这种对抗性牵引往往作用是有限的。因此，为了术中获得更清晰的手术视野，很多对抗性牵引技术被发明，其中，带线钛夹牵引方法是一种具有简单、安全、非侵入性等优点的牵引方法，此方法通过使用廉价、易得的器材就可以明显改善手术的视野。此方法往往需要一根线和一个钛夹就可完成有效牵引。大量文献报道了带线钛夹辅助剥离的 ESD 病例研究，此方法不但可以缩短手术时间、明显改善手术视野，而且可以减少剥离过程中对固有肌层的损伤，从而明显减少并发症发生率。如 Masaho Ota 等报道了带线钛夹辅助技术在食管 ESD 中的有效性和实用性。

具体实施方法和技巧：①在环周黏膜下切开后，制作带线钛夹（用一根尼龙丝线或牙线系在钛夹的一个翼的近端，再把钛夹收回钛夹释放器中备用）；②带线钛夹夹住切开的病变口侧的黏膜下层；③通过牵拉丝线进行牵引病灶，使得黏膜下层获得良好的对抗性牵引；④经带线钛夹的辅助下，顺利进行黏膜下层的剥离。

带线钛夹辅助食管早癌 ESD 手术过程中通过牵拉丝线，使黏膜下层充分暴露，而且术中还可以清晰的观察出血点及裸露的血管，便于对其进行电凝止血，减少术中出血的概率，进而保证清晰的手术视野，使食管 ESD 的手术效率得到明显提高。相应的研究结果显示，带线钛夹辅助食管 ESD 不但可以使手术可视视野得到改善，而且可以明显减少小于 1/2 环周的病变的剥离时间，减少了术中对固有肌层的损伤。

在手术过程中应注意，助手在体外的牵拉力一定要适度，以免牵拉力太大而造成止血夹脱落，或导致切除病变的标本不完整，影响术后病理的判定。另外，牙线反复牵引过程中易损伤组织黏膜，止血夹易脱落，需要退出胃镜后再进行牙线装置的重新安装，造成费时、费力、费器械的情况发生。

三、双止血夹滑轮牵引技术

该方法是对带线钛夹辅助 ESD 技术的改进。

具体操作步骤如下。

（1）病灶标记：充分冲洗并吸引食管腔内黏液及残渣，术前使用 NBI、碘液染色明确病灶边界后，用切开刀在病灶边缘约 0.5cm 处环周进行标记。

（2）黏膜下注射及环行切开：于病灶标志点外黏膜下注射配制的相应溶液，多点黏膜下注射，每点 2 ～ 3ml，直至局部黏膜隆起满意后。

（3）环周切开：沿标志点外环行切开黏膜至黏膜下层。

（4）第 1 个止血夹子的固定：退镜，将 3m 长的牙线固定在止血夹两臂中间交叉的空隙，把制好的直径约 1cm 的牙线圈串入 3cm 长的牙线并骑跨在一侧止血夹臂上后收回到透明帽中。再次进镜，轻轻抖动止血夹手柄将牙线圈从一侧止血夹臂上滑落后，将第 1 个止血夹固定在食管病灶口侧的黏膜上。

（5）第 2 个止血夹子的固定：止血夹释放器安装第 2 个止血夹，并通过活检通道进入食管腔内，将第 2 个止血夹骑跨在牙线圈内并顺着肛侧移动，将第 2 个止血夹固定在食管病灶肛侧的黏膜上，助手轻轻向外牵拉牙线使得病灶口侧的黏膜下层充分暴露。

（6）剥离：充分暴露食管黏膜下层，应用切开刀进行剥离，术中、术后使用电止血钳、APC 充分处理裸露血管避免迟发性出血。切除的标本随牙线牵拉取出。

滑轮技术对治疗范围较大的病灶具有其独特的优势：术中剥离时可预先发现粗大裸露血管，并可直接对其使用电止血钳预防性电凝止血治疗，微小出血点直接进行电凝凝固止血，减少术中出血、迟发型出血等并发症。可以更好地暴露手术视野，黏膜下层显示得更清晰，更容易判断及分辨剥离深度，从而减少穿孔等并发症。滑轮牵引时对病灶起到钝性分离的作用。剥离结束后，标本可直接由牙线牵拉出食管腔，无须再次由圈套取出。

但是，滑轮操作时需注意：①牙线圈直径不宜过大。以直径 0.8 ～ 1.0cm 为宜。直径过大，在牵拉第 2 个止血夹时会失去牵拉作用，牵引时无力而失去牵引效果；直径过小，增加第 2 个止血夹骑跨在牙线圈的难度，另外，第 2 个止血夹可能将牙线与牙线圈一同固定于肛侧黏膜上，失去滑轮作用，甚至失去牵引作用。②第 2 个止血夹的定位：文献介绍第 2 个止血夹可固定在正常黏膜，但也有文献中将第 2 个止血夹固定在病灶侧黏膜，视野暴露较理想，无周边正常黏膜损伤，手术顺利，对第 2 个止血夹定位需要更多临床实践。③第 1 个止血夹固定在口侧病灶黏膜前需抖出牙线圈，第 2 个止血夹需骑跨在牙线圈上向肛侧移动，上述两个操作步骤需要较熟练的操作技术，在抖动、移动时应注意避免损伤食管黏膜，以免造成出血、穿孔等并发症。④剥离时仍需要间断进行黏膜下注射，增加黏膜隆起程度。⑤助手牵引时需控制力度，避免力度过大导致止血夹脱落。⑥止血夹的固定需较熟练的技术，将第 1 个止血夹固定在病灶黏膜上至关重要，但是对于第 2 个止血夹是否可以固定在正常黏膜上、止血夹是否引起局部病灶或正常黏膜的撕裂，需更多的操作经验。

四、重物牵引技术

用电凝刀于病变环周标记后进行黏膜下注射，充分抬举病变，接着用切开刀沿标记点外缘切开口侧黏膜层，继而完成病变环周切开；然后将系有牵引重物的止血夹通过夹闭于口侧端黏膜，利用重力最高点原理逐层向肛侧剥离病变，利用重物的重力作用将已剥离的病变黏膜侧向低处翻转，从而创造出良好的黏膜下层空间，可以更加安全地完成 ESD 手术操作。术中用切开刀及电止血钳充分电凝止血，直到在重物牵引辅助下完整剥离病变，取出病变送病理学检查。

五、圈套器牵引法辅助 ESD 治疗

常规 ESD 剥离过程中，如术者感觉病灶黏膜下层暴露不充分时，即可考虑使用圈套器牵引法。对于食管病变，选择从口侧端进行分离；选择距术者较近的位置分离，有利于后续圈套器牵引法的实施。

操作方法如下。

（1）暴露病灶，结合染色及放大内镜，确定病灶边界，进行标记。

（2）于病灶边缘黏膜下注射预先配制好的黏膜下注射液，使病灶处充分隆起。

（3）内镜前端固定透明帽，进镜至病变处，用切开刀，行环周黏膜或 C 形部分黏膜分离后，按 ESD 规范操作方法，沿黏膜下层剥离病灶，剥离过程中出现黏膜下层视野暴露困难，病灶剥离层面显示不佳时，退镜。将圈套器体外塑形后，适度收紧于透明帽外，圈套器距透明帽边缘 1～2mm，由助手手持圈套器手柄。术者再次进镜，到达病灶处，在透明帽吸引下，将圈套器释放推出，在接近之前剥离交界处时，让助手逐步收紧手中圈套器手柄，适当退镜，观察病灶已在圈套器牵引下翻出于原剥离创面；助手推拉圈套器，以牵引病灶，充分暴露黏膜下层，继续黏膜下注射与剥离，直到最终将病灶进行完整切除，病灶可由圈套器套住之后随内镜一同退出，于体外固定并送病理学检查。

圈套器牵引法的优势如下。①提供良好的手术操作视野：圈套器牵引辅助下的 ESD 通过人为施加的可控牵引力，达到黏膜下层的暴露，提供更为清晰的手术视野，提高 ESD 的

成功率，缩短手术时间。②获取方便，易于掌握：临床实际操作中，相较于其他牵引方式所需材料或设备，圈套器作为常规的内镜治疗器械，获取十分方便。同时操作过程简便，利于初学者学习掌握。③牵引效果多样：圈套器具有一定硬度，与其他线类器材牵引不同，圈套器在牵引辅助过程中，可以实现"推-拉结合"，操作更为灵活，实用性强。④可实现单人操作：在圈套器牵引辅助切除的过程中，由于其良好的支撑度和硬度，病灶套取后使用维护力度即可，术者可独立完成剥离和牵引，不需要额外配备牵引助手。⑤可实现重复套取：术者在剥离过程中，有可能需更换牵引的位置，圈套器牵引辅助的独特优势得以体现。具体方法为：通过内镜钳道送入抓钳，与圈套器在腔内交叉后，用抓钳抓取需要牵拉的部分，带入圈套器内，再用圈套器从牵拉部根部收紧即可。⑥标本回收便利：被切除的病灶，可由圈套器直接带出体外，避免了病灶回收过程中的遗漏及丢失。

圈套器牵引法操作过程中需注意之处：应充分把握圈套器收紧病灶时力度，不可用力过猛，以免破坏病灶，影响术后的病理评估。圈套器套取病灶的目的在于帮助术者充分暴露需要分离的黏膜下层，并不要求将病灶完全收于圈套器中，以免过分收紧病灶而牵拉过度，这样可以防止人为的创面损伤，甚至出血及穿孔。

六、组织钳钳夹牵引辅助技术

目前已经有报道几种组织钳钳夹牵拉方法，都是应用不同的路径将组织钳伸进食管腔内，在完成四周预切开后，应用组织钳将需要剥离的黏膜夹紧并牵拉提起，充分暴露需要剥离的黏膜下层，组织钳起到操作者的另一只"辅助手"的作用，将需要剥离的病变黏膜层提起来暴露视野。

（一）双通道内镜

Lee等报道了应用可移动的双通道内镜，将组织钳通过这个双通道内镜其中一个通道伸进管腔内，另一个通道用于电刀切割，在ESD治疗过程中，通过组织钳将需要剥离的黏膜层钳紧并提起，而形成一种牵引力。此方法可以使大面积的ESD治疗更加容易，明显节约手术的操作时间，由于是直视下操作，还可减少手术穿孔等并发症的发生。

（二）附通道钳夹法牵引技术

有报道通过在内镜的镜身固定一个外套管，将设计好的一套可控制方向的组织钳抓紧器伸进外套管内，随内镜镜身进入管腔内，在ESD操作中，将组织钳伸出套管，夹住病变黏膜端，此装置中组织钳抓器的方向是可调整的，在治疗过程中根据需要，调整钳抓器的方向，进行ESD辅助操作。国外文献报道通过体外使用改良紧握钳的方法也可以应用于食管早癌的剥离，此方法是通过在内镜外面人工建立一个通道，紧握钳通过此通道到达病变部位，通过夹取病变来获得良好的牵引力。虽然此装置相对比带线钛夹复杂，而且术中对内镜操作存在一定干扰，但此方法不但可以通过牵拉，而且可以通过改变抓取钳方向来改变牵拉方向，目前已证实了其在食管ESD中的安全和有效性。

七、接吻牵引辅助技术

尽管ESD目前已广泛应用于食管癌和癌前病变的治疗，但对于环周样病变，ESD

仍在技术上具有挑战性并很费时。内镜医师们提出应用接吻牵引技术（kissing traction technique，KT-ESD）可以提高 ESD 在食管癌环周样病变的效果。

KT-ESD 操作方法：①对食管黏膜进行碘染色，标记病变部位；②在病变的肛侧和口腔侧（距离病变 0.5cm）将黏膜做一个环切；③从口腔侧对食管黏膜进行剖开，制作黏膜瓣；④牵引前用两条腿的钛夹夹住两个相近的黏膜瓣，这样只需要一次牵引就可以拉起整个病灶；⑤沿黏膜下层将病变黏膜进行完全剥离；⑥将曲安奈德注射液均匀地注射到创面；术后给予口服类固醇以防止出现狭窄。

学者们通过实际操作证实 KT-ESD 对环周性食管病变的解剖效率有显著提高，并且没有增加并发症的概率。

八、磁辅助牵引技术

磁锚定和磁珠辅助技术被较为广泛地应用于结直肠癌的 ESD 中，Yuan Gao 等将磁珠辅助牵引技术应用于食管癌 ESD 中。

在切开病变边缘后，用金属夹将带线的磁珠固定在病变的边缘。然后，在两个肩胛骨中间使用另一个外部强大的磁铁进行牵引。同时，通过改变磁体在体外的位置来调整牵引方向。这样就可暴露清晰的切割线，顺利进行黏膜下剥离，无不良事件发生。

夹线牵引法是协助 ESD 的常用方法，但由于食管管腔狭窄，该方法有时受到牵引方向的限制。然而磁牵引方法可有效且及时地调整牵引方向，使 ESD 的过程更安全、更高效。

（张学彦　刘喃喃）

第二十四节　胃部病变 ESD 辅助牵引技巧

一、概述

内镜黏膜下剥离术（ESD），作为一种治疗早期胃肿瘤的标准术式最早在日本确立，目前已在全球广泛开展，它的优点在于创伤小、恢复快、花费低，对患者生活质量影响小，且治疗效果好，但 ESD 也有很多并发症，例如出血、穿孔等，需要熟练的技术水平。为了减小并发症、提高手术效率，不断有各种基于重力、磁力、机械牵拉力、弹力等不同力量的内镜下辅助 ESD 的牵引方法被开发。目前已有很多 ESD 辅助牵引技术用于胃病变剥离术，如双内镜牵引法、经皮牵引法、双通道内镜法、牙线牵引法、磁力牵引法、内牵引法、磁力锚牵引技术等，这些创新方法通过重力、磁力、机械牵拉或弹性回缩等物理效应，有效增强黏膜下间隙的显露度，对确保复杂病例（如大面积病变、瘢痕粘连性病灶）及特殊解剖部位的安全剥离具有重要临床价值。对有效且安全的剥离是非常重要的，特别是对一些不能很好暴露视野的困难位置（如胃底贲门部、胃体小弯和上部大弯），能更好地保证安全有效地剥离。本章将系统阐述各类辅助牵引技术在胃 ESD 中的应用进展，重点剖析其作用机制、操作要点及适应证选择，以期为临床实践提供帮助。

二、双内镜牵引术

双内镜牵引术是指 2 个内镜同时插进消化道，其中一个内镜起到病变牵引作用，另一个作为主操作镜进行病变切除（图 3-56）。研究表明双内镜牵引法的优势在于另一个内镜提供的牵引力方向可控，不存在筷子效应，对于困难位置及合并溃疡性瘢痕的早期胃癌均安全有效，且可缩短 ESD 操作时间。不足之处在于需要 2 个光源、2 名以上内镜操作者及助手，且 2 条内镜可能影响主操作镜的操作性，反转后两个内镜远端相互影响，使用该方法很难切除贲门附近的病变，不适用于贲门等解剖狭窄及双内镜不能有效操作的部位的病变。

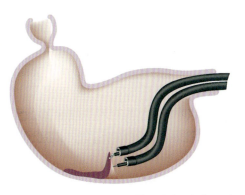

图 3-56　双内镜牵引术辅助内镜黏膜下剥离术

2 个内镜同时插进消化道，其中一个内镜起到病变牵引作用，另一个进行病变切除

三、夹线牵引方术

此方法是目前国内外最为广泛应用的方法之一，原理较为简单，可操作性较好，材料较容易获得，丝线、尼龙线、牙线均可充当拉线材料。

具体实施方法和技巧如下。

（1）病灶标记：术前使用 NBI 或者喷洒靛胭脂染色明确病灶边界后，用切开刀在病灶边缘环周进行标记。

（2）黏膜下注射：于病灶标志点外黏膜下注射配制的相应溶液，多点黏膜下注射，直至局部黏膜隆起满意后。

（3）环周切开：沿标志点外环行切开黏膜至黏膜下层。

（4）制作带线金属夹：在环周黏膜下切开后，制作金属夹丝线（用一根尼龙丝线或牙线系在金属夹双侧夹臂之间）。

（5）固定金属夹：通过内镜治疗通道，将金属夹释放并夹闭在已切开边缘的口侧病灶上（图 3-57）。

（6）剥离：轻拉丝线用于保持适度张力，使得病灶被充分拎起，而后进行黏膜下层的剥离，切除的标本随牙线牵拉取出。

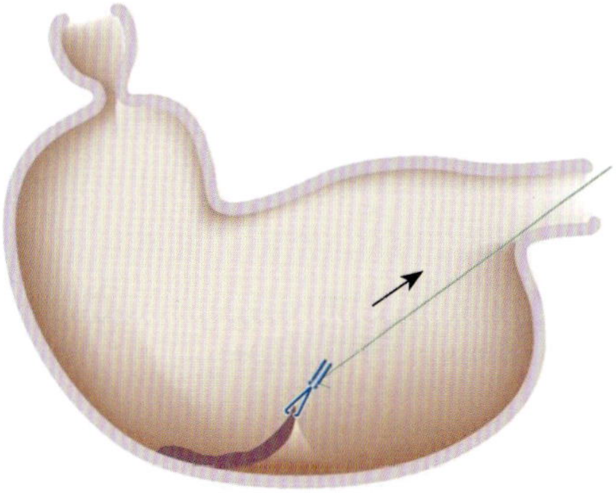

图 3-57　夹线牵引术

将金属夹夹闭在已切开边缘的口侧病灶上，轻拉丝线，使得病灶被充分拎起，进行剥离

（7）标本处理：完全展开并测量标本大小，固定后标本送病理，以进一步病变性质及切缘有无瘤细胞残留。

我们知道在胃 ESD 中，因为胃的操作空间很大，并且胃的肌层比食管和结肠更厚，所以基本的牵引技术如重力牵引和内镜帽推抵，能够提供一定的牵引作用。在胃 ESD 的实际操作中可以有选择性地使用夹线牵引技术，当病灶主要位于胃的中上 1/3 处，夹线牵引可在剥离面提供牵引力，牵拉病灶的肛侧，将其肛侧向口侧牵拉，翻转黏膜；当病灶位于胃的下1/3处，牵拉病灶的口侧，夹线牵引可在剥离面提供牵引力。但是，由于夹线牵引的方向仅在口腔一侧，可能会限制位于贲门附近的病变的剥离操作，因为当病变位于贲门时，操作空间很小。此技术的不足之处还有其牵引方向有限，难以向病变的对侧（肛侧）方向施力。

四、滑轮牵引技术

滑轮牵引技术是对带线金属夹辅助 ESD 技术的改进，在第一个金属夹的对侧黏膜壁上固定另一个金属夹，将结扎于第一个金属夹的丝线从此处绕过，产生类似"滑轮组"效应，以获得肛侧方向拉力，更清晰地暴露黏膜下层，便于剥离、提高安全性（图 3-58）。

具体操作步骤如下。

（1）病灶标记：术前使用 NBI 或者色素染色明确病灶边界后进行标记。

（2）黏膜下注射：注射点在邻近标记点外侧进行，使病变形成均匀隆起。

（3）环周切开：沿标志点外切开黏膜至黏膜下层。

（4）制作带线金属夹：在环周黏膜下切开后，制作金属夹丝线（用一根尼龙丝线或牙线系在金属夹双侧夹臂之间）。

（5）固定第一个金属夹：通过内镜治疗通道，将金属夹固定夹闭在已切开边缘的口侧病灶上。

（6）固定第二个金属夹：在第一个金属夹的对侧黏膜壁上固定另一个金属夹，将结扎于第一个金属夹的丝线从此处绕过。

（7）剥离：轻拉丝线用于保持适度张力，使得病灶被充分拎起，暴露黏膜下层，进行黏膜下层的剥离，切除的标本可随牙线牵拉取出。

（8）标本处理：用大头针展平标本，标记肛侧、口侧，拍照，固定。

对于病变范围大、位置特殊（如胃窦小弯）、黏膜下层纤维化或血管丰富的病变，采用滑轮牵引法能获得良好效果，可完整切除病变，且减少出血、穿孔等并发症；对贲门、幽门等部位，因空间有限，放置滑轮牵引装置有一定困难，不适合该牵引方法。

还有一种更为直接的金属夹丝线联合牵引技术，即把第二枚金属夹与丝线同时固定于对侧黏膜上，使剥离组织产生来自对侧的张力（图 3-59），此方法可以更好地暴露黏膜下层、便于剥离（图 3-60）。但是此种

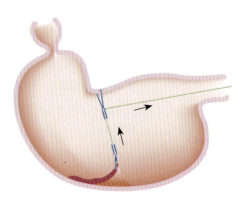

图 3-58　滑轮法辅助内镜黏膜下剥离术示意图

用一根牙线系在金属夹夹臂之间，将金属夹夹闭在已切开边缘的口侧病灶上，在对侧壁上丝线从此处绕过并固定另一个金属夹，轻拉丝线使得病灶被拎起，暴露黏膜下层

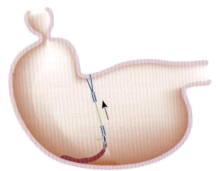

图 3-59　金属夹丝线联合牵引技术

把第二枚金属夹与丝线同时固定于对侧黏膜上，使剥离组织产生来自对侧的张力，亦称为对侧丝线牵引法

方法的不足，一是丝线只能提供定向拉力；二是丝线没有收缩性，随着剥离面的加大，丝线的张力会减小，其拉力作用也会减弱。

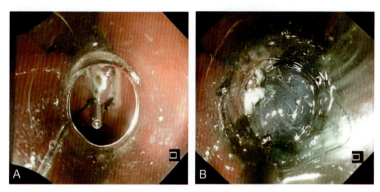

图 3-60　**金属夹 + 牙线牵引**
A. 夹住病灶近侧黏膜的边缘；B. 牵引后清晰显示黏膜下层

五、体内牵引技术

体内牵引方法简便、安全、无创，可在消化道任何病变位置使用，有助于更好地暴露术野，加快切除速度。

（一）金属夹弹力圈联合牵引技术

金属夹弹力圈联合牵引技术为一种体内牵引技术，利用与金属夹相连弹力圈产生弹力进行牵引，相对于拉线而言，弹力圈依靠自身的延伸在体内提供作用力。此牵引技术不受解剖位置和消化道管腔大小的限制，适用于 ESD 手术操作困难位置。弹力圈所使用的材质比较方便，如食管静脉曲线套扎器的 O 型圈、外科无菌手套等橡皮圈或者乳胶圈，其在体内性质稳定，不会产生过敏反应。

具体实施方法和技巧如下。

（1）病灶标记：术前使用 NBI 或者色素染色明确病灶边界后进行标记。

（2）黏膜下注射：注射点在邻近标记点外侧进行，使病变形成均匀隆起。

（3）环周切开：沿标志点外切开黏膜至黏膜下层。

（4）制作金属夹弹力圈：在体外以 3.0 丝线将医用弹力圈扎于金属夹一侧臂上，而后与金属夹一起收纳于释放器鞘内。

（5）固定金属夹：在体内完成预分离黏膜后，将金属火固定于病灶边缘，第二个金属夹侧臂穿过弹力圈固定于病灶对侧边缘。

（6）剥离：病灶表层黏膜因弹力作用外翻，暴露视野（图 3-61），进行黏膜下层的剥离；手术完成后，辅助器械连标本回收。

（7）标本处理：用大头针展平标本，标记肛侧、口侧，拍照，固定。

在操作过程中，因考虑到弹力圈要预收纳于鞘内以及其操作性，此圈折叠和展开后的理想半径分为 2mm 和 5mm，为了便于与手术背景产生对比，结扎所用的丝线可用红色丝线。

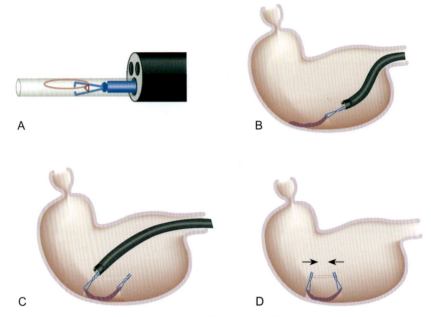

图 3-61 金属夹弹力圈联合牵引技术

A. 金属夹和弹力圈在体外收纳于释放器鞘内；B. 附有弹力圈的首枚金属夹夹闭于预分离黏膜上；C. 第二枚金属夹穿过弹力圈固定于对侧分离黏膜；D. 两枚金属夹依靠弹力作用翻起黏膜，暴露视野

（二）S-O 金属夹牵引技术

2009 年两位日本学者 Sakamoto 和 Osada 以弹簧、金属夹和尼龙圈为基础设计出另一种体内牵引技术，并以两人名字的首字母命名为 S-O 金属夹牵引技术。该方法由金属夹弹力圈联合牵引法衍变而来，以弹簧替代弹力圈，为求获得更大的伸缩性，对病变较大的胃早期肿瘤的 ESD 切除（图 3-62）。本装置中的弹簧长度为 7mm，宽度为 1.8mm，1g 以上的力可使弹簧产生形变，最大伸展长度为 10 倍，最大可承拉力为 20g。完成黏膜剥离后，用内镜剪开尼龙圈，随标本取出。但操作中要注意：S-O 夹可能会影响病变观察，需慎重选择金属夹固定部位，以避免产生干扰。

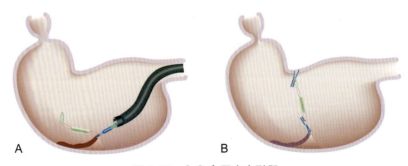

图 3-62 S-O 金属夹牵引器

A. 首枚金属夹夹闭于预分离黏膜上；B. 另一枚金属夹夹闭于对侧胃壁上

六、钳牵引技术

目前已经有报道几种组织钳钳夹牵拉方法，都是应用不同的路径将组织钳伸进胃腔内，在完成四周预切开后，应用组织钳将需要剥离的黏膜夹紧并提起牵拉，充分暴露需要剥离的黏膜下层，组织钳犹如操作者的另一只"辅助手"，将需要剥离的病变黏膜层提起。

（一）附通道钳夹法牵引技术

用单通道内镜时，可通过在内镜的镜身固定一个外套管，将设计好的一套可控制方向的组织钳抓紧器伸进外套管内，随内镜镜身进入胃腔内。在ESD操作过程中，可将组织钳伸出套管，夹住所需剥离的病变黏膜端，在治疗过程中根据需要，此装置可调节组织钳抓器的方向，进行ESD辅助操作（图3-63）。虽然此装置相对带线钛夹复杂，而且术中对内镜操作存在一定干扰，但此方法不仅可以通过牵拉，还可以通过改变抓取钳方向来改变牵拉方向。

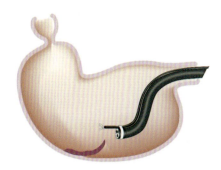

图 3-63　附通道钳夹法牵引技术
采用自制鞘将钳身固定于镜身上，通常为镜下视野12点位

（二）双通道内镜

采用双通道内镜，可通过其中一孔道送入组织钳实施牵拉，另一孔道送入电刀实施剥离操作（图3-64），无须更换器械，缩短了操作时间。在ESD治疗过程中，通过组织钳将需要剥离的黏膜层钳紧并提起，形成牵拉的力量。此种方法可使较大面积病变ESD治疗变得更加容易，节约手术时间，减少出血、穿孔等并发症的发生。

目前已设计出专业内镜如R-scope（Olympus公司，XGIF-2TQ240R）满足这一需求，两个腔道内器械在把手和抬举器控制下可分别做纵向及横向运动，另外镜身还具有多层折叠功能，极大方便了手术操作。不足之处是其镜身较粗（14.3mm），不适合处理一些需大幅度反转镜身及空间有限处的病变，如幽门或贲门部位。

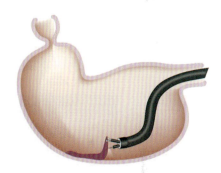

图 3-64　双通道内镜牵引技术
双活检通道内镜可在一条内镜下进行牵拉和手术操作

（三）外钳法牵引技术

外钳法牵引技术是从活检孔道送入异物钳（夹持钳），夹住内镜外的另一把用于牵引的异物钳（外持钳）的头端，带入消化道内病变部位，操控夹持钳来调整外持钳，夹持住需要牵引的病变黏膜边缘（图3-65），进行辅助牵引，然后撤收夹持钳，更换手术器械，这样可清楚地暴露黏膜下层，有利于直视下进行黏膜剥离，有效辅助内镜黏膜下剥离术，提高手术效率和安全性。适

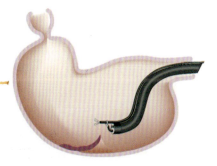

图 3-65　外钳法牵引技术示意图
外持钳夹持住需要牵引的病变黏膜边缘，进行辅助牵引暴露黏膜下层，主钳道手术器械进行黏膜剥离

用于除位于贲门和胃体上部小弯或后壁外的胃部病变。

钳牵引技术作为一种体外牵引技术，优势在于：①可对靶组织实施"拉""推""挑"以及"旋转"等多种动作，达到有效的牵引；②可反复钳夹组织及更换牵拉点；③可直视下对胃内病变进行安全有效牵引；④有利于较大病变的整块切除；⑤撤收方便，并可帮助回收手术标本。

七、磁锚引导牵引技术

磁锚引导下 ESD（magnetic anchor-guided ESD，MAG-ESD），可以实现不受内镜影响的动态辅助牵引的效果，被认为是更具应用前景的辅助牵引技术。在整个过程中，先将一个小磁铁用金属夹送入体内并固定在病变边缘，再利用体外的永磁铁或电磁控制系统来实现ESD 辅助牵引（图 3-66），可通过改变体外磁铁的位置来实时调整牵拉方向，可根据剥离的需要灵活地调整牵引方向和牵引力大小，实现"体外遥控"动态多方向牵引，可有效暴露黏膜下层，改善手术视野（图 3-67），缩短手术时间，降低并发症。但 MAG-ESD 的不足是磁力发生控制系统巨大笨重，迫切需要小型化，另外产生的磁力随人体脂肪厚度增加以指数方式衰减。

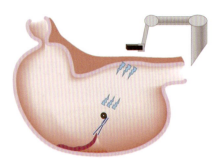

图 3-66　磁力锚牵引技术示意图
将一个小磁铁用金属夹送入体内并固定在病变边缘，再利用体外磁铁控制系统来实现 ESD 辅助牵引

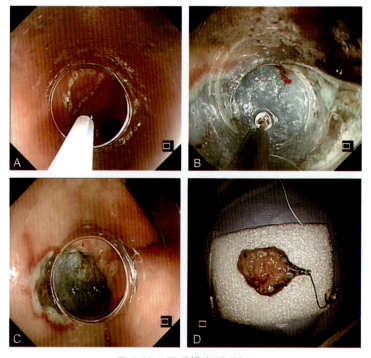

图 3-67　胃磁锚牵引 ESD
A. 标记；B. 磁锚牵引清晰地显示黏膜下层；C. 顺利剥离，完整切除病变；D. 切下的病变

总之，每种牵引方法都各有利弊，在临床实践中，我们应充分地考虑适应证，选择理想的牵引方法，同时也期待有更经济、方便、有效的牵引技术的出现，使ESD操作更安全、高效。

（吕成倩　张学彦）

第二十五节　十二指肠病变ESD辅助牵引技巧

一、概述

自20世纪80年代起，日本专家多田正弘首次发明了一种治疗消化道疾病的内镜技术即内镜黏膜切除术（endoscopic mucosal resection，EMR）后，随着电子内镜设备的不断改进和内镜医师微创治疗技术的提高，已经逐渐演变出现在的一种新技术，即内镜黏膜下剥离术（endoscopic submucosal dissection，ESD）。其与EMR相比，ESD不仅可以一次性地将整块病变组织切除以提供完整的病理诊断资料，而且可以降低被切除的病变周围的复发率。尽管ESD有以上优点，但仍然存在手术时间长、存在穿孔出血等并发症的问题。

十二指肠因其解剖结构特殊，弯曲较大，肠壁较薄，毗邻胰胆管且位于腹膜后，一旦发生穿孔，可能引发致命性感染，处理复杂且风险极高，导致ESD手术操作难度显著增加。为降低ESD并发症风险，术中需精准判断黏膜下层层面及黏膜下层的血管。借助适当的牵引辅助技术，可有效改善手术视野，提高剥离效率，减少并发症发生。目前研究发现，夹线牵引法、磁珠法、附通道钳夹牵引法及磁力锚牵引法等多种技术适用于十二指肠病变的剥离。以下简述这些辅助牵引方法在十二指肠病变剥离中的应用技巧。

二、夹线牵引法

夹线牵引法作为一种辅助牵引技术，因其操作简便、材料易得及临床效果显著，已成为十二指肠ESD手术中应用最广泛的技术之一。该方法通过钛夹与医用线材（如牙线、手术线或尼龙线）的组合（图3-68），能够有效暴露病变部位黏膜下层血管，优化手术视野，显著缩短操作时间，并减少对固有肌层的损伤，从而降低术后并发症风险。文献报道显示，夹线牵引法在辅助剥离病灶时，可显著提升手术效率，减少术中出血及穿孔风险。

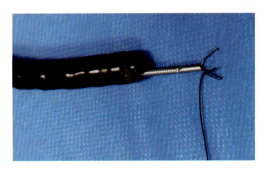

图3-68　将手术线与止血夹连接组成夹线装置
用一根牙线、尼龙线或手术线系在钛夹一个翼的近端，再把钛夹收回钛夹释放器内备用

具体实施方法和技巧：①在环周黏膜下切开后，制作夹线装置（用一根牙线、尼龙线或手术线系在钛夹一个翼的近端，再把钛夹收回钛夹释放器内备用）；②夹线装置夹住切开的病变口侧的边缘；③通过牵拉丝线进行病灶边缘的牵引，通过外界的牵拉，获得良好的黏膜下视野（如图3-69）；④经夹线装置辅助，进行黏膜下层的剥离。

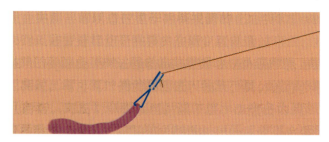

图 3-69　线夹牵引十二指肠病灶模式图

夹线装置夹住切开的病变口侧的边缘，通过牵拉丝线进行病灶边缘的牵引，获得良好的黏膜下视野

夹线牵引辅助十二指肠病变 ESD 手术过程中，通过牵拉丝线就可以获得一个较好的牵引对抗，使黏膜下层充分暴露，同时可以使黏膜下层保持良好的可视性。通过调整牵引角度和力度，减少剥离部位和切开刀之间的接触面积。术中可清晰地观察到出血点及裸露的血管，便于对其进行电凝止血，从而有效降低术中出血及穿孔风险。最终能够保证清晰的手术视野，提高手术效率。

在十二指肠 ESD 手术中，牵拉力的控制至关重要。助手在体外的牵拉力一定要适度，避免因牵拉力过大导致止血夹脱落或病变标本不完整，从而影响术后病理结果的判定。此外，牙线安装及反复牵引过程中易损伤组织黏膜，止血夹易脱落，可能需要退出内镜后再进行牙线装置的安装，可能造成手术费时、费力、费器械，而且夹线牵引提供的牵引力方向只能向口侧牵引。

在十二指肠 ESD 手术中，牵拉力的控制至关重要。助手在体外施加的牵拉力需严格控制在适度范围内，避免因牵拉力过大导致止血夹脱落或病变标本不完整，从而影响术后病理评估的准确性。此外，牙线装置的安装及反复牵引过程中可能对组织黏膜造成损伤，增加止血夹脱落风险。有可能需要退出内镜重新调整，导致手术时间延长、器械损耗增加及操作复杂性提升。值得注意的是，夹线牵引技术的牵引方向受限，仅能实现向口侧的单向牵引。

三、双止血夹滑轮牵引法

双止血夹滑轮牵引法是针对夹线牵引法辅助 ESD 技术的改进。主要方法是于病灶环周切开和部分剥离后，使止血钳手柄进入活检通道，将 3m 长的牙线固定在止血夹两臂中间交叉的空隙，把制好的直径约 1cm 的牙线圈串入 3cm 长的牙线并骑跨在一侧止血夹臂上后收回到透明帽中。利用内镜将该装置带入，轻轻抖动止血夹手柄将牙线圈从一侧止血夹臂上滑落后，将第 1 个止血夹固定在口侧的病灶黏膜上。此后止血夹释放器安装第 2 个止血夹，将第 2 个止血夹骑跨在牙线圈内并顺着肛侧移动，将第 2 个止血夹固定在十二指肠肛侧的病灶黏膜上。助手轻轻向外牵拉牙线使得病灶口侧的黏膜下层充分暴露（图 3-70）。而后进行黏膜剥离，最后将切除的标本随牙线牵拉取出，固定后标本送检。

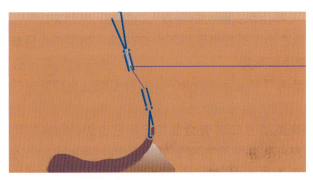

图 3-70　双止血夹滑轮牵引十二指肠病灶模式图

将第1个止血夹固定在口侧的病灶黏膜上，将第2个止血夹固定在十二指肠肛侧的病灶黏膜上。向外牵拉牙线使得病灶口侧的黏膜下层充分暴露

　　滑轮技术对治疗范围较大的病灶具有其独特的优势，因此可用于十二指肠巨大病变的辅助牵引：术中剥离时可预先发现粗大裸露血管，并可直接对其使用电止血钳预防性电凝止血治疗，微小出血点直接进行电凝止血，减少术中出血、迟发型出血等并发症。同时滑轮技术在夹线辅助牵引法的基础上，实现了牵引方向的改变，可以按照术者意愿更好地暴露手术视野。滑轮牵引时还可对病灶起到钝性分离的作用。剥离结束后，标本可直接由牙线牵拉出管腔，无须再次由圈套器取出，防止标本丢失，使ESD手术更加简单有效。

　　但是，滑轮操作时需注意：牙线圈直径不宜过大，以直径0.8～1.0cm为宜；剥离时仍需要间断进行黏膜下注射，增加黏膜隆起程度；助手牵引时需控制力度，避免力度过大导致止血夹脱落；止血夹的固定需较熟练的技术。

四、磁珠法

　　有相关报道通过将磁珠系统（包括一个磁珠重1.5g，直径10mm；附着两个丝线，分别为20mm和10mm长，可选择缝合线或牙线）应用于十二指肠ESD术中能有效提高内镜手术的安全性。在病灶被部分剥离后，准备进行牵引辅助时，将其中一个长20mm的丝线附于止血夹，回拉固定在内镜的内腔，这种长线的使用可避免磁珠对内镜视野的干扰，利用内镜将磁珠系统送到病变周围，然后将磁珠的线用止血夹固定于部分切割的病灶边缘，对病灶提供有效的重力牵引（图3-71），并且不损伤其他肠壁，因此，黏膜下层及切割线可以充分暴露，直至病灶全部切除并取出，进行病理组织学分析。

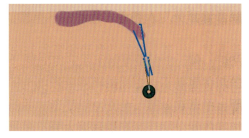

图 3-71　磁珠系统辅助牵引模式图

将磁珠的线用止血夹固定于部分切割的病灶边缘，对病灶提供有效的重力牵引

　　磁珠法有较大的优势，例如，在相同或不同的位置相应增加磁珠系统，可以容易地增加牵引力，达到连续牵引的效果；磁珠系统插装简单，磁珠法成本较低，不需要昂贵的设备，也不需要巨大的器械。因此，磁珠法简单、廉价、有效，但磁珠发挥的作用主要是重

力牵引，且只有在相同位置添加额外的磁珠时，磁力才能发挥作用。

五、附通道钳夹牵引法

目前研究出的适合用于十二指肠 ESD 的钳夹装置为已经投入市场应用的 EndoLifter，该装置由一个可伸缩的夹钳组成，夹钳通过铰链连接到透明帽上，允许同时夹取、回拉和提起黏膜。透明帽的直径为 13.85mm，可以安装在 9.8mm内镜的顶端。当内镜靠近病变组织时，首先将可伸缩夹钳伸至十二指肠腔，然后钳夹住需要牵引的病变边缘黏膜，回拉夹钳提起黏膜，清晰暴露出黏膜下视野（图 3-72）。接下来继续按常规 ESD 流程继续剥离切除病变即可。

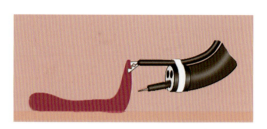

图 3-72　EndoLifter 牵引示意图

EndoLifter 附着在内镜末端，将可伸缩的夹钳延伸至目标病灶，打开夹钳钳夹组织并将其伸至目标黏膜处，用夹钳夹取组织，回拉夹钳抬起黏膜，暴露黏膜下层，进行切割

六、S-O 金属夹法

有关研究表明利用长 5mm、宽 1.8mm 的弹簧一端连接止血夹，另一端连接尼龙圈制成的 S-O 金属夹装置可用于十二指肠 ESD 的辅助牵引，十二指肠病灶部分切开及剥离后，将 S-O 金属夹通过内镜送入十二指肠，使用止血夹将 S-O 金属夹夹附于需要牵引的剥离黏膜边缘，再使用另一个止血夹钩住附着在病变部位的 S-O 金属夹的尼龙环，并将尼龙环固定到病变对侧的肠壁上（图 3-73）。由装置施加在病灶边缘上的牵引力，使黏膜下层切割线在内镜下清晰可见，便于安全、快速地剥离。在病变完整剥离后，将 S-O 夹从肠壁上分离并与标本一起取出体外，固定标本送检。

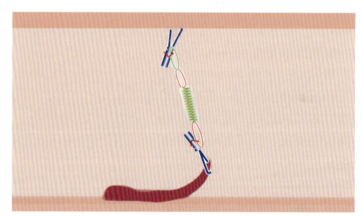

图 3-73　S-O 金属夹辅助牵拉十二指肠病灶模式图

使用止血夹将 S-O 金属夹夹附于黏膜边缘，使用另一个止血夹钩住附着在病变部位的 S-O 金属夹的尼龙环，并将尼龙环固定到病变对侧的肠壁上。由装置施加在病灶边缘上的牵引力，使黏膜下层切割线在内镜下清晰可见

（孔晨爽　赵智慧）

第二十六节　结直肠病变 ESD 辅助牵引技巧

结直肠内镜黏膜下剥离术（ESD）的实施面临显著技术挑战，其难度主要源自两大核心因素。首先，解剖学特征构成固有障碍：结直肠壁薄、节段性蠕动活跃、半月形皱襞形成的锐角解剖结构，加之肠腔空间受限，均显著增加内镜操作难度。其次，动态手术进程中，病灶随剥离进展进行性回缩，已离断的黏膜边缘内翻卷曲，形成"帐篷效应"，导致术野模糊及组织张力丧失，这种双重作用显著提升精准剥离的技术门槛。

对于初阶内镜医师而言，上述技术瓶颈常导致较高的未完成率，部分病例迫使转为分次 EMR 切除，进而增加病灶残留风险。因此，维持稳定术野的三大要素——充分组织牵拉、有效黏膜下层暴露和持续张力维持，成为实现安全整块切除的核心技术突破点。应对策略需多维度协同：基于解剖分区的差异化剥离技术（如直肠的"逆向剥离法"与升结肠的"口袋法"），结合创新辅助牵引技术，共同构建安全操作体系。

牵引技术的革新应用可产生显著的临床获益：通过创建垂直牵引矢量，有效对抗组织回缩力，使黏膜下层可视化得到提升。值得注意的是，不同肠段存在显著技术差异：直肠 ESD 因操作空间充裕和肠壁相对固定，适合应用简便的经肛牵引或弹性夹联合技术；而近端结肠受限于解剖迂曲和呼吸动度影响，需采用磁锚定等高级牵引方式，其操作成功率较直肠降低。

本节将系统解析当前结直肠 ESD 领域的主流辅助牵引技术，重点探讨：①基础牵引装置的选择方案；②不同解剖分区的技术适配原则；③复杂病例的联合应用策略。为临床 ESD 实践提供参考。

一、体位改变法

体位调控是获取对抗牵引效应的基础性策略，在消化道内镜黏膜下剥离术（ESD）中具有重要临床价值。当病变部位受黏液湖积聚影响而导致术野模糊时，通过精准的体位调整可使黏液湖因重力作用向病变下方转移，此时形成独特的力学优势：一方面病变组织自身的重力作用产生向下牵引力，另一方面黏膜下注射的液体形成支撑效应，两者协同作用下使目标病灶与肠壁形成自然悬吊状态。这种基于重力原理构建的力学平衡系统，可使黏膜下层剥离平面获得充分暴露，显著提升术野清晰度，从而降低 ESD 操作难度。

以直肠左侧壁病变为例，常规肠镜检查采用的左侧卧位易使粪水积聚于解剖低位区域（即左侧壁），导致该区域术野暴露困难。此时若将患者调整为右侧卧位，通过体位反转使目标区域转至解剖高位，不仅有效避免体液积聚干扰，更可利用重力牵拉作用形成理想的黏膜下层剥离空间。值得注意的是，体位调节的时效性对手术效果具有直接影响，建议在黏膜下注射后及时实施体位调整，以最大程度发挥重力辅助的力学优势。临床实践表明，这种基于解剖学特征的重力辅助技术能显著提高 ESD 手术的安全性和效率。

二、内牵引法

内牵引法在结直肠 ESD 中实施较为方便，研究表明内镜医师可以通过内牵引力量使黏膜下层剥离获得良好的视野。如弹簧 S-O 夹系统、环线反牵引法、夹扣法等，此方法能应用于所有部位结肠 ESD。内牵引方法不需要反复进镜，仅仅通过钛夹结合弹簧和尼龙环、钛夹结合丝线、钛夹结合钛夹就可以完成牵引，这些牵引操作系统是独立的、非侵入性的。

（一）弹簧 S-O 夹系统

S-O 夹辅助 ESD 具有以下核心优势。首先，其显著的操作便捷性体现在无须退出结肠镜即可实现全结肠任意解剖部位的病灶牵引，突破了传统技术的位置限制；其次，模块化设计使 S-O 夹系统与内镜操作完全独立，有效避免了器械间相互干扰；更重要的是，该技术无须依赖体外牵引装置或附加内镜系统，显著降低了设备复杂性和操作成本。该装置采用精密的三段式结构设计：近端为可重复开闭的钛合金夹持部件，通过弹性合金弹簧与远端牵引装置连接，末端的医用级尼龙环构成完整的力学传导系统。整套装置符合 ISO13485 医疗器械标准，适配 3.7mm 标准内镜活检通道，可实现 270°多轴向牵引调节。临床操作时，术者可通过单孔道完成夹持—牵引—释放的全流程操作，显著提升手术效率。

具体操作步骤：①显露病灶，结合染色及放大内镜，确定病灶边界，进行标记。②于病灶边缘黏膜下注射预先配制好的黏膜下注射液，使病灶处充分隆起。③内镜前端安装透明帽，进镜至病变处，用切开刀，行环周黏膜或 C 形部分黏膜切开后，按 ESD 规范操作方法，沿黏膜下层剥离病灶。④将 S-O 夹固定于病灶的近端。然后，用一个普通的夹子钩住附在病变上的 S-O 夹子的尼龙环，并将尼龙环固定在病变对面的结肠壁上。S-O 夹在病变边缘施加的牵引力可以很好地显示黏膜下层的切割线，从而使剥离安全和容易。⑤完全剥离后，将 S-O 夹从结肠壁上取下，与标本一起取出。在整个手术过程中内镜不需要被取出。

结肠作为消化道末端器官，其解剖结构具有肠壁肌层菲薄、环状皱襞锐利、肠腔弯曲成角及有效操作空间受限等特征，这些特殊组织结构显著增加了内镜黏膜下剥离术（ESD）的操作难度。在实施结肠 ESD 过程中，若黏膜下层切割平面辨识不清，易引发医源性穿孔等严重并发症。值得关注的是，S-O 夹凭借其独特设计优势，可适用于全大肠各节段病变的治疗，特别是对于解剖位置特殊的右半结肠病变同样具有显著临床应用价值。临床研究数据显示，结直肠 ESD 手术耗时普遍较胃 ESD 延长 30%～50%，而长时间操作在解剖结构复杂的结直肠区域会显著增加肠内容物渗漏、穿孔继发腹膜炎等风险。因此，通过引入 S-O 夹等创新器械缩短关键操作时间窗，不仅能够有效降低手术相关并发症发生率，更成为优化结直肠 ESD 治疗的重要技术手段。

（二）环线反牵引法

具体操作方法：①在病变的环周黏膜切开后，将带有环形线圈的第一个钛夹夹住病变的黏膜边缘。②带有环形线圈的第一枚钛夹固定后，将第二枚钛夹夹住线圈的另一侧，并将其固定于病灶的另一侧。③进行黏膜下层的剥离。此方法是通过使两枚钛夹之间形成一定张力，从而使两侧的黏膜下层获得对抗牵引，最终获得清晰手术视野。随着黏膜下剥离的继续进行和环形线牵引力的降低，可以继续添加第三个止血夹以获得进一步的反牵引。

环线反牵引法是一种高效、简便、成本低的比较常用的内牵引方法，相较于 S-O 夹等其他方法，它无须特殊高价器械，而且随着黏膜下层的剥离弹力减弱，可以通过追加止血夹及环形线圈获得更大的牵引力。

（三）夹扣法

夹扣法（clip-on-clip traction method，CCTM）具体操作方法：①充分暴露病灶，结合染色及放大内镜，明确病灶边界后进行标记。②于病灶边缘黏膜下注射黏膜下注射液，充分抬起病灶。③内镜前端戴透明帽，用切开刀，行环切或 C 形部分黏膜切开分离后，沿黏膜下层剥离病灶。④在病变剥离开的黏膜上放置一个夹子，再将第二个夹子放在第一个夹子的尾柄上。然后，第三个夹子的夹臂穿过作为锚的第二个夹子的夹臂之间的间隙，然后固定到对侧正常大肠黏膜上。

CCTM 可以充分暴露黏膜下层，安全地进行结直肠 ESD，操作简便，即使在乙状结肠或直乙交接等狭窄的肠道，也能安全应用，进行有效的辅助牵引。

三、带线钛夹法

在黏膜下层剥离的过程中，如果能牵拉病变，我们就能获得较好的反向牵引，从而获得良好的手术视野。在 ESD 过程中，简单有效地牵引，带线钛不但适用于上消化道的 ESD，对结肠的 ESD 也是非常有效的。这种带线钛夹的制作方法如下：①把一根 2m 左右的丝线一端系在钛夹的一个翼上，系好之后钛夹关闭备用；②待病变行环周切开后，拔出内镜，钛夹释放器通过内镜的活检孔道送入；③再进镜，用钛夹夹住病变的边缘进行牵引，使手术视野更清晰辅助操作。

该方法可以用于食管、结肠及十二指肠病变的剥离，能使手术视野更清晰，减少出血及穿孔的风险，缩短手术时间。但是此方法仅仅只能通过牵拉获得牵引可能力，牵引方向有限；另外，由于需要退出内镜后再进行牙线装置的安装，结肠操作可能费一定时间。

四、双止血夹滑轮牵引技术

单枚带线钛夹的牵引方向是有限制的，滑轮方法就可以解决这一问题，这时我们至少需要两个钛夹来辅助剥离，先将第一枚带线钛夹夹住病变的肛侧黏膜下层，再将第二枚钛夹跨过第一枚带线钛夹的丝线固定于病变的对侧，这样第二枚钛夹就起到了滑轮的作用。

滑轮技术对治疗范围较大的病灶具有其独特的优势：术中剥离时可预先发现粗大裸露血管，并可直接对其使用电止血钳预防性电凝止血治疗，微小出血点直接进行电凝止血，减少术中出血、迟发性出血等并发症。可以更好地暴露手术视野。剥离时配合副送水冲洗，黏膜下层显示得更清晰，更容易判断及分辨剥离深度，从而减少穿孔等并发症。滑轮牵引时对病灶起到钝性分离的作用。剥离结束后，标本可直接由牙线牵拉出肠腔，无须由圈套取出。但是，因为结肠镜必须退出才能安装牙线装置，使得此方法在近端结肠的应用中受限。

五、新型带线钛夹牵引法

在上消化道的 ESD 中，带线钛夹牵引方法具有简单、安全、非侵入性等优点，但在结肠 ESD 应用中却面临技术瓶颈——传统装置安装需反复退镜操作，这不仅显著延长手术时间，也有副损伤风险。为突破这一技术壁垒并推动该方法在结直肠病变 ESD 中的应用效率，Yasushi Yamasaki 等设计了一种新的牵引方法，即用夹子和线的牵引辅助结肠 ESD（traction-assisted colonic ESD using clip and line），不需要退出和重新插入结肠镜。

具体操作步骤如下：①使用结肠镜和透明帽进行 ESD，在插入结肠镜之前，先用止血钳抓住牙线末端，将直径为 0.2mm、长度为 3m 的牙线插入附件孔道中，并通过附件通道将其拉起，随后将牙线的两端在结肠镜外系在一起。②插入结肠镜，开始 ESD 操作。完成黏膜下注射后，在病变的肛侧切开黏膜。③在结肠镜的附件孔处将环形牙线剪断，将线系于止血夹侧翼，插入活检孔道，止血夹到达结肠病变处完全打开，夹住已经部分剥离的病变肛侧，然后轻轻拉动牙线，从而更好地暴露病变黏膜下层。

新型带线钛夹牵引法不需要退出和重新插入结肠镜，只需几分钟，就可以在手术过程中获得一个较好的牵引，使黏膜下层充分暴露，保持清晰视野，便于观察出血点及裸露的血管，对其及时进行电凝止血，减少术中出血的概率，使结直肠 ESD 的手术效率明显提高。

在手术过程中应注意，助手在体外的牵拉力一定要适度，以免牵拉力太大造成止血夹脱落，或导致切除的病变标本不完整，影响术后病理结果的判定。此外，牙线安装及反复牵引过程中注意避免损伤组织黏膜及止血夹脱落。

六、钛夹 - 圈套器牵引法

带线钛夹仅能通过牵拉而获得单向牵引力，Yamada 等发明了钛夹 - 圈套器方法，此法通过圈套器勒紧钛夹后，不但可以牵拉病变，还可以推动病变来辅助 ESD。

基本操作步骤如下：①对病灶行环周切开后，退镜并将圈套器套住内镜前端，再次进镜并将圈套器随内镜送入消化道；②钛夹通过活检孔道送入并夹住病变的黏膜边缘；③放松圈套器并向前滑向钛夹并勒紧钛夹；④释放钛夹，通过牵拉或推动圈套器而获得牵引力，最终获得良好的手术视野。

此方法通过内镜外面的圈套器钛夹完成牵引，对内镜的干扰少。和带线钛夹相比，此方法通过圈套器的推拉及旋转可以多个方向进行牵引，而且相对灵活，正面操作或翻转镜身操作都可以，也可以通过在病变边缘夹取多枚钛夹，从而达到多个方向的牵引。

七、紧握钳牵引法

王芳军等使用体外异物钳牵引法在直肠、乙状结肠 ESD 中的辅助牵引，发现通过异物钳牵引后，黏膜下层可以充分暴露，易于剥离，而且能及时发现、电凝黏膜下血管，通过预处理血管，避免术中出血而影响视野，从而有助于降低手术操作难度，减少手术时间。

此方法具体步骤如下：①术前评估病变的范围、性质、可能的浸润深度。②于病灶边缘黏膜下注射黏膜下注射液，使病灶处充分抬起。行环周黏膜或 C 形部分黏膜分离后，沿黏膜下层分离病灶，需要牵引时退出肠镜。③在体外通过活检孔道送入异物钳（夹持异物钳），助手打开异物钳，并钳夹另一把异物钳（牵引异物钳）前端，以牵引异物钳可自由开合为度，回拉夹持异物钳至恰当位置。④术者右手握持肠镜和牵引异物钳，经肛门插入，送达病变部位，肠镜引导牵引异物钳夹持病变黏膜肛侧后，助手松开并撤回夹持异物钳，术者通过牵拉和调整牵引异物钳的位置以达到辅助牵引效果。⑤充分暴露黏膜下层后，用切开刀剥离病灶，对可见血管通过热活检钳电凝处理，术后创面必要时钛夹夹闭。术后标本送病理。

采用异物钳作为体外牵引工具的主要优点为：①异物钳可自由开合，钳夹组织小，夹取牵引部位准确；②异物钳具有适当的硬度，在内镜监视下可在体外自由调整牵引方向，不仅可进行"拉""推"来移动牵引组织，还能以肛门为支点，进行小幅度横向的移动牵引，从而达到更好的牵引效果；③当牵引位置不理想或者术中需要改变牵引位置时，可不必取出异物钳而直接在内镜的监视下改变牵引位置，有助于缩短手术时间。但是此方法的缺点是操作略复杂并受解剖部位的影响较大，而且体外送入紧握钳的过程中要注意避免损伤黏膜。

八、重物牵引技术

具体操作步骤如下：①于病变环周标记后进行黏膜下注射，充分抬举病变；②使用切开刀沿标记点外缘切开口侧黏膜层，继而完成病变环周切开；③取出内镜，然后装上连接有重物的止血夹重新插入内镜；④进入肠腔后将系有牵引重物的止血夹夹闭于病灶肛侧端黏膜，利用重力最高点原理逐层向口侧剥离病变，通过改变患者的体位来控制牵引的方向，从而创造出良好的黏膜下空间，安全完成手术操作；⑤术中用切开刀及电止血钳电凝止血，继续在重物牵引辅助下完整剥离病变，取出病变送病理检查。

重物牵引技术可以使ESD操作中更好地暴露黏膜下层，从而降低并发症的发生，通过改变患者的体位可以控制牵引的方向，手术完成后重物与标本可以一起取出，不会对患者造成影响。但是重物安装及重复进镜过程中有可能损伤组织黏膜，另外重复进镜可能造成一定程度的费时、费力。

九、双钳道内镜法

Lee等报道了双通道内镜牵引法，将组织钳通过双通道内镜其中一个通道伸进消化道管腔内，另一个通道用于电刀的进出，在ESD治疗过程中，通过组织钳将需要剥离的黏膜边缘钳紧并提拉，形成牵引力。应用此种方法可以使大面积的ESD治疗变得更加容易，节约手术时间，直视下操作能够减少穿孔等并发症的发生。

此方法仅需一个普通的紧握钳就可辅助剥离，并且获得比较好的牵引力，但此方法也有其局限性，因为双钳道镜子比普通治疗内镜的直径及重量要大，在操作过程中相对笨重，不如普通治疗镜操作灵活，且由于内镜直径较大，在ESD的过程中不易钻入黏膜下层空间，而且在操作过程中紧握钳通过内镜孔道送入，它们和内镜一起移动，产生筷子效应，较难控制牵引方向，因此此方法在临床上未普遍应用。

十、磁锚引导牵引技术

磁锚引导下 ESD（magnetic anchor-guided ESD，MAG-ESD），可以实现不受内镜影响的动态的辅助牵引，是具有应用前景的辅助牵引技术。具体操作步骤如下：①酌情进行病灶标记及黏膜下注射后，环周切开黏膜至黏膜下层。②撤出内镜，携带磁锚重新插入。③将磁锚固定在病变的黏膜边缘，在腹部体外移动外磁铁以获得合适的牵引力，进行黏膜下剥离直至完整切除病变。④取出切除的组织和磁锚。固定后标本送病理（图 3-74）。

MAG-ESD 通过改变体外磁铁的位置可以实时调整牵引方向，减少了对患者体位改变的需求，对全身麻醉手术较为方便。根据剥离的需要灵活地调整牵引方向和牵引力大小，实现"体外遥控"动态多方向牵引，这是其独到的巨大优势。需要注意以下几个问题：首先，对于腹壁较厚的肥胖患者，磁牵引作用会受影响。其次，在反转内镜切除时磁铁容易吸引在内镜上。另外，MAG-ESD 的主要问题是需要将内镜退出或重新插入，无法将磁性锚栓直接传递到胃肠道。在今后的研究中，通过活检通道快捷置放的磁锚的替代方法能够明显提高 ESD 的效率。

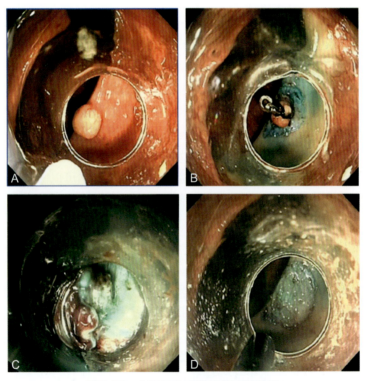

图 3-74　直肠肿物磁锚引导牵引技术
A. 直肠神经内分泌肿瘤；B、C. 将磁锚固定在病变的黏膜边缘，在腹部体外移动外磁铁以获得合适的牵引力；D. 进行黏膜下剥离直至完整切除病变

（张学彦　耿欣宇）

第二十七节 ESD 牵引技术的护理配合

一、护理相关 ESD 技术介绍

（一）ESD 牵引技术应用的概述

内镜黏膜下剥离术（ESD）是内镜下使用高频电刀与专用器械，将胃肠道病灶（包括胃肠道早期肿瘤）与其下方正常的黏膜逐层剥离，以达到将病灶干净、完整切除的目的。在内镜剥离病变过程中保持清晰的操作视野至关重要。近年来各种牵引技术已逐步应用于早期胃肠道肿瘤及早期癌变的内镜治疗，在借助牵引技术的优势下，操作者行内镜黏膜下剥离术，等同于给操作者安装了第二只手，极大提升了黏膜下剥离速度，缩短平均手术时间，并能使得病灶完整切除，减少相关并发症的发生，例如出血、穿孔、标本过度烧灼、切缘阳性等，现就其国内外应用进展，将内镜黏膜下剥离术的牵引技术的应用与护理配合等内容介绍如下。文中将着重介绍夹-线体外牵引技术及圈套器预套环牵引技术。

（二）ESD 牵引技术应用的目的

在内镜黏膜下剥离术（ESD）中利用体外牵引技术使黏膜下层充分暴露，使术野清晰，暴露肿瘤与正常组织的界限，易于操作者剥离，所需黏膜下注射的次数更少，节约时间，同时因黏膜下层充分暴露，出血或肌层损伤等情况减小，使手术更安全。

（三）ESD 牵引技术的作用原理

利用金属夹-线、外抓钳、圈套器、尼龙绳、磁锚等相关器械提拉病变黏膜，使黏膜下层充分暴露。

二、ESD 常规操作的护理配合

（一）用物准备

1. 治疗用内镜 采用带附送水的电子胃镜（Olympus GIF-Q290J），电子结肠镜（Olympus GIF-HQ290I）。

2. 治疗器械 黏膜注射针、KD-611LIT2-knife、KD-650LDual-knife、FD-410LR 电止血钳、KD-620LRHook-knife、HX-610-090 止血夹、Flex 圈套器、Cook 套扎器、南京微创可旋转止血夹（和谐夹）、对应内镜头端尺寸的透明帽（Olympus），所有器械应符合相关消毒灭菌要求，一次性物品应包装完好，使用期限在有效期内，常用易损器械应备齐备用品。

3. 设备 爱尔博高频电刀、CO_2 治疗气泵、注水泵。

4. 药品 注射溶液为 1：10 000 肾上腺素注射液 2ml+0.9% 生理盐水 250ml+ 亚甲蓝注射液 0.5ml 混合液，酌情使用透明质酸钠注射液。

5. 物品 一次性使用手术包（内含无菌手术服、无菌单、治疗碗、无菌手套、无菌纱布等）、不同规格注射器、负极板等。

（二）护理方法

1. 术前护理

（1）一般护理：全面了解患者病史，认真阅读病历，主动与医师沟通，明确病变部位及手术术式；主动与患者沟通，了解有无麻醉药物过敏史、高血压及严重心肺病史，体内有无金属植入物品等，明确有无手术禁忌证；心脏及大血管手术后长期服用抗凝剂者，以及患有血液病、凝血功能障碍者，在凝血功能没有得到纠正前，严禁行 ESD 治疗。严格把握手术适应证，如服用华法林等抗凝剂者需暂缓行 ESD。

（2）心理护理：与患者交谈，根据患者的具体情况耐心地给予心理指导，运用简单易懂的语言讲解 ESD 的流程，向患者讲解手术的目的、过程、方法及术后注意事项，可以向患者介绍成功手术案例，消除患者紧张情绪和恐惧心理，帮助患者树立治疗的信心。

（3）术前常规准备：检查血常规、凝血象、血型、心电图、胸片等，检查化验结果是否提示有传染性疾病、手术知情同意书是否齐全。做好术前饮食指导，术前 6h 禁食、禁水。对于肠道病变患者，充分做好肠道准备，手术前 48h 食用无渣半流质饮食，术日行肠道准备，服用复方聚乙二醇电解质，需排出清水样便；体质虚弱的患者则应该在术前进行静脉营养支持。

（4）术前给药：根据患者情况可以术前 30min 常规肌内注射阿托品注射液 0.5mg 或静脉注射山莨菪碱 2mg，以减少术中腺体分泌，减轻消化道平滑肌痉挛；给予患者静脉留置针，保证静脉通道；术前帮助患者摘除口腔义齿，检查并去除患者身上所有的金属及贵重物品，交家属保管；备好多功能监护仪、吸氧等用物。

2. 术中护理

（1）ESD 开始前：护士应为患者连接心电监护仪，给予持续低流量吸氧，同时在术中观察患者的血压、心率和血氧饱和度等，若发生异常情况，及时报告医师。为患者粘贴好负极板，粘贴部位选择皮肤完整、无破损处，注意负极板一患一用。

（2）ESD 过程中：护士应详细掌握 ESD 的操作步骤。①标记；②黏膜下注射；③预切开；④剥离病灶；⑤创面处理。期间密切观察内镜图像，根据手术进行情况，及时转换高频电刀的电凝电切设置，首次注射药液前将注射针管道里的空气排空，如操作需要二氧化碳气体，护士应立即打开二氧化碳气泵开关，及时关闭主机上的空气开关。整个 ESD 操作过程中，护士应熟悉操作的每个步骤，协助医师快速准确地送入电刀、调整器械方向（如调整 Hook 刀前端方向等），撤出器械时科学缠绕，避免体液飞溅。在 ESD 过程中，需要进行牵引辅助时，能准确领会术者意图，密切配合，操作准确，实现确实有效的辅助牵引，提高手术效率。术中严密观察患者的生命体征，及时吸出口腔内分泌物，以防窒息，保持呼吸道通畅。

（3）病变剥离完毕后：护士应将切除的病灶进行展平固定，用大头针固定在 1cm 厚塑料泡沫板上，同时观察其是否完整，测量标本大小，图像采集后浸泡于甲醛溶液送病理学检查。并注意在病理瓶外标明患者姓名、年龄、性别、部位、科室等关键信息。术者再进镜观察手术部位是否有出血或穿孔，必要时进行电止血钳止血，注意不同出血部位可调节不同电频频率，或用止血夹夹闭创面，或用尼龙绳荷包缝合等。

（4）ESD结束后：护士用转运车将内镜送至洗消中心，一次性器械严格按要求毁型处理，尤其是注射针的针头，应剪断后弃至锐器盒内。

3. 术后护理

（1）患者护理：患者术毕送入麻醉复苏室，由麻醉护士密切观察生命体征，持续低流量吸氧，氧气吸入2～3L/min，严密观察生命体征及神志，清醒后观察患者是否发生腹痛情况。无特殊情况护送回病房，与病房护士严格交接。

（2）饮食护理：术后常规禁食1～3d，禁食期间做好口腔护理，经常漱口，保持口腔清洁湿润。如创面较大或切割较深，禁食应达到3d，遵医嘱予静脉补液营养支持，3d后如无出血等并发症可进温凉流食，循序渐进逐步过渡到无渣软食、半流食、软食，忌过饱、过热，避免甜食、油腻、辛辣刺激性、粗糙坚硬食物（如浓茶、咖啡、坚果类、芹菜、韭菜等），以防出血甚至穿孔的发生，1个月后可过渡至正常饮食。

（3）药物护理：根据医嘱常规使用抑酸剂及黏膜保护剂、抗生素、止血药物、补液支持等治疗，准确、及时、安全有效地给药，加强巡视，注意观察用药后反应。

（4）并发症的观察及护理：近期会出现腹痛、出血、穿孔等ESD并发症，远期会出现消化道狭窄、梗阻等情况。由于ESD切除黏膜面积较大，患者最常见的并发症为出血或穿孔。有效闭合ESD后的黏膜缺损有助于降低迟发性出血或穿孔的发生率。再出血多发生于术后24h内或止血夹脱落时，指导患者术后24h内绝对卧床休息，病变较大者可酌情延长至48h，常规心电监护。注意患者有无胸骨后剧痛，腹部压痛及反跳痛，有无便意，有无烦躁不安、神志淡漠、呕血、黑粪，如患者出现异常，立即通知医师并采取相应治疗手段。

（5）出院指导：ESD后恢复保养至关重要，根据患者自身需求或主诉，有针对性地进行饮食指导。患者忌食油煎、油炸、麻辣刺激性、坚硬、粗纤维食物，忌暴饮暴食，饮食宜温凉，少量多餐，细嚼慢咽，4周内进食软食。术后根据病理和患者病情酌情于术后第1、6、12个月复查胃镜，观察创面愈合情况、病变有无残留或复发。

（6）出院随访：需要建立合理的随访制度，以进一步提高ESD治疗的安全性、有效性、延续护理的持续性，进行中长期的出院随访。责任护士应详细登记患者的信息资料，定期电话随访，详细记录每次随访结果，给予健康指导等有效措施，真正达到随访的目的。

三、ESD体内牵引技术的护理配合

（一）体内牵引技术——体位调整牵引技术的护理配合

体位调整牵引技术不需要任何附加装置，利用自身重力作用调整已剥离病变的位置而产生的牵引力，目的是充分暴露ESD的操作视野，便于继续切开及剥离。ESD中正确的改变体位对成功进行手术非常重要，体位由术者综合考虑重力与病变组织等多种因素，选择理想的体位。

注意事项

（1）患者改变体位前护士应把器械的电源连接线与器械处于分离状态，避免更换体位过程中意外灼伤患者黏膜或灼坏内镜。

（2）坚决杜绝坠床事件发生：因患者处于麻醉状态，ESD 中可能的体位变化为左侧卧位，仰卧位和右侧卧位。更换体位后及时做好约束，例如加床挡，系好约束带，保证患者安全。

（3）合理使用体位垫：为满足手术需要，难免体位长时间维持，影响血液循环，合理使用体位垫可以避免肢体等发生意外损伤。

（4）更换体位时严密观察患者的生命体征，注意防止分泌物误吸等情况，仔细观察呼吸情况，检查血氧监护和静脉输液是否处于正常状态，吸氧管及心电连接线是否脱离，注意保护患者隐私。若发生异常情况，及时报告医师。

（二）体内牵引技术——夹 - 线体外牵引技术的护理配合

夹 - 线体外牵引技术是金属夹联合线牵引技术，将牵引线固定在金属夹一脚，然后将此带线钛夹夹在已切开病灶的侧缘（或再用一枚金属夹，将牵引的线固定到病变的对侧正常黏膜）向外轻拉线保持适度张力，将黏膜掀起，使黏膜下层充分暴露。夹 - 线牵引法的优势在于可以使黏膜下层保持良好的可视性，减少剥离部位和切开刀之间接触面积，从而加快病变切除速度。此外还可以减轻胃肠壁随呼吸或动脉搏动运动，也不需要额外的特殊设备配件，是目前应用较广的牵引技术。其缺点在于安装夹线时必须撤出内镜，而且提供的牵引力方向有限。

注意事项

（1）首先助手协助医师进行标记，黏膜下注射，用电刀切开病变口侧（或肛侧）的黏膜，并适当剥离。

（2）准备好带线金属夹，医师退出内镜，护士将金属夹从活检孔道伸入，打开金属夹，取合适长度的牙线，将牙线捆绑固定在金属夹一个脚上。关闭金属夹，并将其退回活检孔道，牙线在镜身外备用。

（3）再次进镜，在腔内伸出金属夹，打开，并夹住切开的黏膜边缘，释放金属夹；再用另一枚金属夹，将用于牵引的牙线固定到病变的对侧正常黏膜。

（4）在体外轻拉牙线，将黏膜拉起，充分暴露黏膜下层。继续使用电刀沿病变与正常组织的边界剥离。

（5）完整切除病变，并取出标本、固定。处理创面，术毕，撤镜。

（三）体内牵引技术——金属夹弹力圈联合牵引技术的护理配合

金属夹弹力圈联合牵引技术是在体外将金属夹打开后，夹住橡皮圈，经活检孔道送入，将金属夹固定在预定位置后，再次经活检孔道放入另一枚金属夹，钩住橡皮圈，根据所需牵引方向及管腔大小，调整第二枚金属夹固定的位置及橡皮圈直径，形成牵引力。

注意事项

（1）所用的弹力圈按术者要求准备，术中用到的所有器械及物品要求无菌。

（2）在体外检查金属夹张开夹闭功能是否完好，用金属夹夹住橡皮圈后配合术者将其送入预定位置。

（3）准确的固定很重要，护士正确使用金属夹，如镜下金属夹开口方向不满意，及时沟通，迅速调节金属夹开口的角度，配合术者准确将装置释放在病变边缘。注意释放时护士缓慢地回收手柄，镜下观察金属夹两侧向中央夹闭，避免夹闭过程中关闭过快金属夹偏移，或钳夹组织不够紧密，达不到预期效果。

（4）第二枚金属夹在镜下需要金属夹的一侧臂钩住橡皮圈，此时医护的默契配合非常重要，护士注视镜下金属夹与橡皮圈的角度，一旦钩住橡皮圈迅速关闭金属夹，但注意，并不是释放，此处关闭金属夹的力量需护士严格把握，金属夹带着橡皮圈至术者指定的位置释放。

（5）ESD 结束后用鳄齿钳用力夹住金属夹夹臂，使止血夹一侧夹臂变形，即可用鳄齿钳拔除固定在黏膜上的金属夹，橡皮圈脱离后，标本用网篮或圈套器取出，或用内镜的前端透明帽直接将病变带出体内。

（6）全部过程均需无菌操作，避免交叉感染。

（四）体内牵引技术——S-O 夹牵引技术的护理配合

S-O 夹牵引技术是由一个金属夹、尼龙绳、橡胶带或弹簧组成，将带有橡胶带或弹簧的 S-O 金属夹连接到病变的近端边缘，然后使用常规止血夹钩住附着在病变部位的 S-O 止血夹的尼龙环，并将尼龙环固定到病变的对侧黏膜上。

注意事项

（1）所用的橡胶带或弹簧按术者要求准备，用到的所有器械及物品要求无菌。

（2）按要求仔细操作橡胶带或弹簧与金属夹及尼龙环的安装，安装前观察止血夹张开夹闭功能是否完好，安装后反复检查无误后方可使用，安装期间注意无菌操作。

（3）准确的固定很重要，护士正确使用金属夹，及时沟通，迅速调节金属夹开口的角度。

（4）第二枚金属夹也称标准夹，需要金属夹的一侧臂钩住尼龙环，此时医护的默契配合非常重要，护士注视镜下金属夹与尼龙环的位置，一旦钩住尼龙环迅速关闭止血夹，但不是释放，使带着尼龙环的止血夹至病变的对侧位置释放。

（5）ESD 结束后用内镜剪刀配合术者准确将尼龙环剪开，然后将病变及 S-O 夹装置一同从内镜中取出。

（6）全部过程均需无菌操作，避免交叉感染。

另外：南京某医学公司创新发明一种牵拉夹，理论与 S-O 夹牵引技术极为相似。牵拉夹是金属夹与牵拉环的组合套装，可以在金属夹固定好之后，拉住牵拉环，随心所欲地固定第二枚金属夹，通过张力牵拉达到较好暴露创面的目的。牵拉夹的套装组合使用非常方便，打开包装就带有出厂装好的"环和夹"。

四、ESD 体外牵引技术的护理配合

（一）体外牵引技术——带线尼龙皮圈牵引技术的护理配合

在金属夹 - 线牵引技术的基础上改进，采用尼龙皮圈（平时用于结扎的尼龙绳）联合线的牵引技术，将线一端固定在尼龙绳的头端，尼龙绳套扎瘤体，体外由助手拉线牵引，暴露瘤体边界与周围组织，使剥离视野清晰，避免出血、穿孔的发生。

注意事项

（1）首先助手协助医师进行标记，黏膜下注射，用电刀切开病变口侧（或肛侧）的黏膜，适当分离瘤体。

（2）退镜，在患者体外安装带线尼龙皮圈，并将牙线一端固定在尼龙皮圈的头端，注意系紧防脱落，避免重复操作，线附在镜身外，二次进镜，见图3-75。

（3）尼龙皮圈套肿瘤的治疗方法：将尼龙皮圈套在肿瘤底端并收紧尼龙绳，由助手牵拉牙线，当牙线能够提供一个牵引力后，肿瘤与周围组织的边界分层显现，变得清晰，随后将病变完整切除。

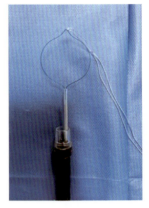

图3-75 带线尼龙皮圈牵引技术护理配合

将线一端固定在尼龙绳的头端，尼龙绳套扎瘤体，体外由助手拉线牵引

（二）体外牵引技术——外部钳拉法牵引技术的护理配合

外部钳拉法是通过插入活检孔道的异物钳将抓钳随内镜带入胃腔，外部抓钳抓住病变后，不仅可以外拉病变，还可以内推病变或加强重力牵引作用，从而更好地暴露视野。在ESD操作过程中，可将异物钳伸出套管，夹住所需剥离的病变黏膜端，牵引方向可控，可推—拉结合，进行ESD辅助操作。护理配合中要注意在进镜、撤镜时因有外套管增大与黏膜摩擦力，注意损伤，操作时因有了外套管相当于给内镜又增加了一个通道，收放自如，也可将组织钳换成圈套器，应用灵活，可反复圈—夹发挥牵引作用，位于贲门和胃体上部小弯或后壁的病变，该方法临床应用受限。另外，抓钳会损伤黏膜，尤其在剥离食管贲门交界处病变时，应格外小心配合。

注意事项

（1）护士协助医师完成标记、黏膜下注射，分离部分病变至黏膜下层。

（2）外钳随内镜进入体内，将异物钳经活检孔道插入打开，抓紧线圈一端，注意不要抓偏，见图3-76。

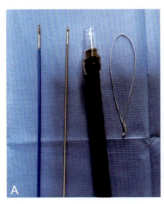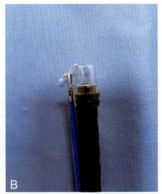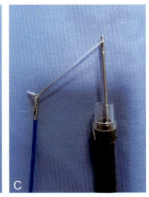

图3-76 外部钳拉法牵引技术护理配合

A. 用物准备；B. 外部异物钳抓紧线圈；C. 内部异物钳钳夹病变同时外部异物钳牵拉，暴露剥离视野

（3）用外部异物钳抓住切开黏膜病变牵拉或推举，从而更好暴露视野，顺利推进手术。

（4）外部异物钳抓紧线圈另一端靠近镜身，随内镜进镜，将外部异物钳带入腔内，打开外部异物钳，将异物钳连同线圈撤出。

（5）另外，用外部异物钳抓住切开黏膜病变牵拉或推举时，可以时时调整方向与角度，重复操作，保持好的剥离视野，完整切除病变。

（三）体外牵引技术——圈套器预套环牵引技术的护理配合

在患者体外将圈套器预先套在内镜前端透明帽外部，随内镜一并进入，实现一次进镜。然后经内镜活检孔道插入金属夹装置，打开金属夹抓紧病变一侧的黏膜瓣后，助手松开圈套器，并沿金属夹植入器移到金属夹两脚的根部，收紧圈套器，可实现准确抓紧金属夹，实施体外利用圈套器牵引。如果病变面积大，也可以同法，松开圈套器，再安装一枚或多枚钛夹，夹在合适位置再用圈套器圈套2枚或多枚金属夹实施牵引。独立于内镜的圈套器操控灵活，牵引的方向不仅可以由牵引来控制，也可以由推来控制，可以良好显示黏膜下层、切除病变。

注意事项

（1）对于食管及胃部病变，选择从口侧或近端着手切除病变；结肠处病变，可以选择从肛侧开始分离；一方面可以利用病变重力作用，帮助黏膜下层的暴露，同时选择距术者较近的位置分离，有利于后续圈套器预结扎牵引法的实施。

（2）圈套器的安装及送入：根据剥离病灶的大小选择尺寸不同的圈套器。将圈套器在体外塑形后，打开后收紧于透明帽外下部，使得圈套器的边缘距离透明帽边缘1～2mm，不宜套于透明帽上端，以免增加圈套器滑脱概率及套取病灶时的释放难度（图3-77）。

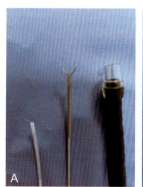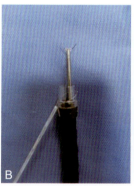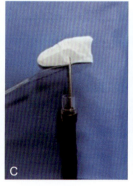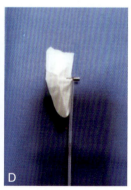

图3-77 圈套器预套环牵引技术护理配合

A. 用物准备；B. 圈套器收紧于透明帽外部；C. 金属夹抓紧病变黏膜；D. 圈套器于金属夹根部收紧，实施外部牵引

（3）当护士在外部操作时，圈套器提供足够的张力，使其处于最佳方向，操作圈套器时要注意，不可牵拉过度，以免使病灶缺损，影响术后病理学评估。

（4）夹-圈套器牵引技术可以实现切开病变黏膜的一个或多个部位，以实施黏膜单点和多点牵引。在单点黏膜牵引中，夹-圈套器固定在切开病变黏膜上的一个部位。在多点黏膜牵引中，夹 - 圈套器固定在多个部位，因此可以拉动或推动较大区域的黏膜瓣以提高黏膜牵引效率，适合切除大黏膜病变。在多点法中，收紧圈套器使得钛夹能够相互靠近，从而使黏膜瓣外翻，以完全暴露黏膜下层进行剥离。

（四）体外牵引技术——磁锚引导牵引技术

磁力锚定装置包括 3 个部分：磁体（尺寸 1.0cm×1.0cm×1.5cm，提供磁力牵引）、微型钳（用于夹住黏膜）、连接线（连接磁体及微型钳）。磁力发生 / 控制系统由一个可以上下移动的电磁铁和一个可平行移动的检查平台组成，可以针对患者体位调整磁力方向，以达到最佳黏膜牵拉。

（五）体外牵引技术——经皮牵引法

2004 年报道了经皮牵引法，即用腹腔镜设备经皮在腹壁打孔（直径 2mm）透过胃壁插入套管，再将小圈套器通过套管插入胃腔，牵拉部分剥离的早期胃癌组织，以暴露术野。这种方法可以在直视下对胃内任何部位肿瘤病变进行安全有效牵引，更有利于较大病变（平均大小 50mm）的整块切除。在护理配合中助手帮助控制牵引圈套器，动作稳，力量适中，因经腹壁打孔，带来一定创伤，术后和病房护士做好交接班，注意伤口护理，避免感染。

（六）体外牵引技术——机器人辅助法牵引技术

随着人工智能技术的发展，机器人辅助 ESD 也在开发研究中，相继有报道主从式经腔道内镜机器人（master and ave transluminal endoscopic robot，MASTER）辅助 ESD 的临床研究，证实了其有效性。MASTER 配合双孔道治疗内镜使用，包括 3 个主要部分：控制器、电外科工作站、操纵器，使用方法和腹腔镜手术相似。其将传统的 ESD 的工作分为两部分，即一名医师负责控制镜身，保持视野和位置稳定，另一名医师操作控制端，负责内镜前端的器械操作，完成牵拉、切割、剥离等多种操作。此外，MASTER 所独有的触觉反馈功能可以在无视野情况下感知有无组织接触，提高了操作的安全性，护理配合时应注意由于内镜机器人是人机交互系统，在处理手术中复杂和意外情况时，仍需传统内镜进行补充，所以护士配台要双重准备。

（七）其他

体外辅助牵引技术方式繁多，各有利弊，临床可根据不同手术选择适宜的牵引方式，使用前需要有充分的病例评估、手术预案和物质准备，相关人员要完善相关器材准备，以简单、省时、经济为原则；操作前术者、护士、麻醉师要进行良好沟通，需要良好的团体协作；操作中助手要熟练掌握体外牵引技术操作流程和护理配合技巧，能及时应对术中的突发情况，最大限度减少手术风险，保证 ESD 手术顺利完成。

（杨玲玲　李翠华）

参 考 文 献

大圃研，港洋平，2019. 大圃流 ESD 手术技巧 (M). 林香春，译 . 沈阳：辽宁科学技术出版社 .

范志宁，王建坤，赵黎黎，2017. 钛夹联合尼龙圈技术在内镜治疗中的研究进展 [J]. 中华消化内镜杂志，34(3):223-225.

高淑静，2017. 内镜下黏膜切除术牵引技术的进展 [J]. 中国城乡企业卫生，184:27-30.

梁玮，徐丽霞，邓万银，2015. 滑轮牵引辅助下内镜黏膜下剥离术治疗食管早癌的初步应用 [J]. 中华消化内

镜杂志 , 32(6):404-406.

梁莹莹 , 张学彦 , 2021. 磁相关 ESD 辅助牵引技术的研究进展 [J]. 胃肠病学和肝病学杂志 , 30(10):1183-1185.

凌世宝 , 王业涛 , 2021. 2020 年日本胃肠内镜学会 (JGES)《早期胃癌 ESD 和 EMR 指南》要点 [J]. 胃肠病学和肝病学杂志 , 30(3):268-271.

刘雪 , 张静智 , 曾玲 , 2024. 橡皮圈联合金属夹的内牵引技术在内镜黏膜下剥离术中的临床应用 [J]. 中国当代医药 , 31(2):37-40.

聂绪彪 , 于劲 , 樊超强 , 等 , 2014. 带线钛夹在食管内镜下黏膜剥离术中的应用价值 [J]. 第三军医大学学报 , 36(24):2508-2510.

田慧 , 孙畅 , 王策 , 2017. 消化道早癌内镜黏膜下剥离术的配合及护理 [J]. 临床荟萃 , 32(11):943-945.

王芳军 , 高昳 , 赵可 , 等 , 2018. 异物钳牵引辅助技术在远端肠道病变内镜黏膜下剥离术中的应用价值 [J]. 中华消化内镜杂志 , 35(10):750-752.

王贵齐 , 2019. 消化道早期内镜黏膜下剥离术 (M). 北京 : 人民卫生出版社 .

王洪波 , 刘苗 , 徐明垚 , 等 , 2018. 牙线牵引辅助技术在内镜黏膜下剥离早期直肠癌及癌前病变中的应用研究 [J]. 中国内镜杂志 , 24(6):71-77.

吴文明 , 魏志 , 孙自勤 , 2016. 内镜下黏膜剥离术相关辅助牵引技术研究进展 [J]. 中华胃肠外科杂志 , 19(1):109-112.

谢霞 , 2017. 带线钛夹牵引在食道病变及胃异位胰腺内镜黏膜下剥离术中的应用 [D]. 第三军医大学 .

永田信二 , 冈志郎 , 2022. 大肠 EMR•ESD 操作基础及技巧 (M). 孟凡冬 , 译 . 沈阳 : 辽宁科学技术出版社 .

余福兵 , 何夕昆 , 郝玲 , 等 , 2013. 尼龙圈联合钛夹闭合术在内镜黏膜下剥离术中的价值 [J]. 中国内镜杂志 , 19(6):585-588.

张学彦 , 张金峰 , 2020. 内镜黏膜下剥离术的辅助牵引技术 [M]. 北京 : 中国协和医科大学出版社 .

赵鑫 , 姚方 , 2019. 内镜黏膜下剥离术的辅助牵引技巧 [J]. 中华消化内镜杂志 , 36(8):541-547.

周巍 , 于红刚 , 2018. 内镜隧道剥离术在结直肠病变中的临床应用 [J]. 中国内镜杂志 , 24(9):28-33.

朱丹丹 , 窦晓坛 , 郭慧敏 , 等 , 2024. 单钛夹辅助牵引在十二指肠内镜黏膜下剥离术中的应用价值 [J]. 中华消化内镜杂志 , 41(9):707-711.

ACHKASOV SI, SHELYGIN YU A, LIKUTOV AA, et al., 2022. One thousand endoscopic submucosal dissections. Experience of the national center[J]. Khirurgiia(Mosk), (8):5-11.

AIHARA, H, KUMAR, N, RYOU, M, 2014. Facilitating endoscopic sub-mucosal dissection:the suture-pulley method significantly improves procedure time and minimizes technical difficulty compared with conventional technique:an ex vivo study(with video)[J]. Gastrointest Endosc, 80(3):495-502.

AIHARA, H, RYOU M, KUMAR N, et al., 2014. A novel magnetic countertraction device for endoscopic submucosal dissection significantly reduces procedure time and minimizes technical difficulty[J]. Endoscopy, 46(6):422-425.

BAI Y, CAI JT, CHEN YX, et al., 2016. Expert consensus on perioperative medications during endoscopic submucosal dissection for gastric lesions(2015, Suzhou, China)[J]. Journal of Digestive Diseases, 17(12):784-789.

BEST SL, BERGS R, GEDEON M, et al., 2011. Maximizing coupling strength of magnetically anchored surgical instruments:how thick can we go?[J]. Surg Endosc, 25(1):153-159.

BEST SL, KABBANI W, SCOTT OT, et al., 2011. Magnetic anchoring and guidance system instrumentation for laparo-endoscopic single-site surgery/natural orifice translumenal endoscopic surgery:lack of histologic damage after prolonged magnetic coupling across the abdominal wall[J]. Urology, 77(1):243-247.

BETHGE J, YE L, ELLRICHMANN M, et al., 2018. Advanced endoscopic submucosal dissection with magnetic bead-assisted traction based on gravity for a flat colorectal neoplasm with severe fibrosis[J]. Endoscopy, 50(8):824-825.

CHEN HY, YAMADA M, 2019. Successful removal of a serrated lesion involving the appendiceal orifice using a traction device[J]. Digest Endosc, 31(3):333.

CORON E, GRESSOT P, BICHARD P, et al., 2022. Endoscopic submucosal dissection:advances and perspectives[J]. Revue Médicale Suisse, 18(793):1584-1587.

DIANA M, CHUNG H, LIU KH, et al., 2013. Endoluminal surgical triangulation:overcoming challenges of colonic endoscopic submucosal dissections using a novel flexible endoscopic surgical platform:feasibility study in a porcine model[J]. Surg Endosc, 27(11):4130-4135.

DOBASHI A, STORM A, WONG KEE SONG LM, et al., 2019. Efficacy and safety of an internal magnet traction device for endoscopic submucosal dissection:ex vivo study in a porcine model(with video)[J]. Surg Endosc, 33(2):663-668.

FUJII L, ONKENDI EO, BINGENER-CASEY J, et al., 2013. Dual-scope endoscopic deep dissection of proximal gastric tumors(with video)[J]. Gastrointest Endosc, 78(2):365-369.

FUSAROLI P, GRILLO A, IANARINI S, et al., 2009. Usefulness of a second endoscopic arm to improve therapeutic endoscopy in the lower gastrointestinal tract. Preliminary experience – a case series[J]. Endoscopy, 41(11):997-1000.

GOTODA T, ODA I, TAMAKAWA K, et al., 2009. Prospective clinical trial of magnetic-anchor-guided endoscopic submucosal dissection for large early gastric cancer(with videos)[J]. Gastrointest Endosc, 69(1):10-15.

HASHIMOTO R, HIRASAWA D, IWAKI T, et al., 2018. Usefulness of the S-O clip for gastric endoscopic submucosal dissection(with video)[J]. Surg Endosc, 32(2):908-914.

HE Y, FU K, LEUNG J, et al., 2016. Traction with dental floss and endoscopic clip improves trainee success in performing gastric endoscopic submucosal dissection(ESD):a live porcine study(with video)[J]. Surg Endosc, 30(7):3138-3144.

HIGUCHI K, TANABE S, AIUMA M, et al., 2013. Double-endoscope endoscopic submucosal dissection for the treatment of early gastric cancer accompanied by an ulcer scar(with video)[J]. Gastrointest Endosc, 78(2):266-273.

ICHIJIMA R, IKEHARA H, SUMIDA Y, et al., 2023. Randomized controlled trial comparing conventional and traction endoscopic submucosal dissection for early colon tumor(CONNECT-C trial)[J]. Digest Endosc, 35(1):86-93.

IMAEDA H, HOSOE N, IDA Y, et al., 2009. Novel technique of endoscopic submucosal dissection using an external grasping forceps for superficial gastric neoplasia[J]. Digest Endosc, 21(2):122-127.

IMAEDA H, HOSOE N, KASHIWAGI K, et al., 2014. Advanced endoscopic submucosal dissection with traction[J]. World J Gastrointest Endosc, 6(7):286-295.

IMAEDA H, IWAO Y, OGATA H, et al., 2006. A new technique for endoscopic submucosal dissection for early gastric cancer using an external grasping forceps[J]. Endoscopy, 38(10):1007-1010.

JIN P, YU Y, FU KI, et al., 2015. A new traction method with use of the snare as a "second hand" during endoscopic submucosal dissection[J]. Endoscopy, 47(S1):E286-E287.

KAMIGAICHI Y, OKA S, TANAKA S, et al., 2022. Factors for conversion risk of colorectal endoscopic submucosal dissection:a multicenter study[J]. Surg Endosc, 36(8):5698-5709.

KOBIELA J, GRYMEK S, WOJANOWSKA M, et al., 2012. Magnetic instrumentation and other applications of magnets in NOTES[J[. Wideochir Inne Tech Maloinwazyjne, 7(2):67-73.

LEE JH, KEDIA P, STAVROPOULOS S, et al., 2021. AGA clinical practice update on endoscopic management of perforations in gastrointestinal tract[J]. Clinical Gastroenterology and Hepatology, 19(11):2252-2261.

MA X, MA H, GAO T, et al., 2022. Comparison of efficiency and safety between dual-clip and rubber band-assistedESDand conventionalESDfor colonic lateral spreading tumors(LSTs)with different levels of technical difficulty[J]. BMC Gastroenterology, 22(1):460.

MATSUMOTO K, NAGAHARA A, SAKAMOTO N, et al., 2011. A new traction device for facilitating endoscopic submucosal dissection(ESD)for early gastric cancer:the "medical ring" [J]. Endoscopy, 43(S 02):E67-E68.

MATSUZAKI I, HATTORI M, HIROSE K, et al., 2018. Magnetic anchor-guided endoscopic submucosal dissection for gastric lesions(with video)[J]. Gastrointest Endosc, 87(6):1576-1580.

MATSUZAKI I, HATTORI M, YAMAUCHI H, et al., 2020. Magnetic anchor-guided endoscopic submucosal dissection for colorectal tumors(with video)[J]. Surg Endosc, 34(2):1012-1018.

MILAD MP, TERKILDSEN MF, 2002. The spinal needle test effectively measures abdominal wall thickness before cannula placement at laparoscopy[J]. J Am Assoc Gynecol Laparosc, 9(4):514-518.

MORI H, KOBARA H, NISHIYAMA N, et al., 2017. Novel effective and repeatedly available ring-thread counter traction for safer colorectal endoscopic submucosal dissection[J]. Surg Endosc, 31(7):3040-3047.

NEUHAUS H, COSTAMAGNA G, DEVIERE J, et al., 2006. Endoscopic submucosal dissection(ESD)of early neoplastic gastric lesions using a new double-channel endoscope(the "R-scope")[J]. Endoscopy, 38(10):1016-1023.

NOMURA T, KAMEI A, OYAMADA J, 2018. New closure method for a mucosal defect after endoscopic submucosal dissection:the clip-on-clip closure method[J]. Endoscopy, 50(5):547.

NOMURA T, KAMEI A, SUGIMOTO S, et al., 2018. Colorectal endoscopic submucosal dissection using a clip-on-clip traction method[J]. Endoscopy, 50(8):E197-E198.

OGATA K, YANAI M, KURIYAMA K, et al., 2017. Double endoscopic intraluminal operation(DEILO)for early gastric cancer:outcome of novel procedure for endoscopic submucosal dissection[J]. Anticancer Res, 37(1):343-348.

OYAMA T, SAITO Y, KITAGAWA Y, et al., 2002. Endoscopic mucosal resection using a hooking knife(hooking EMR)[J]. Stomach Intest, 37(9):1155-1161.

OYAMADA J, NOMURA T, SUGIMOTO S, 2018. Colorectal endoscopic submucosal dissection using a clip-on-clip traction method[J]. Endoscopy, 50(8):E197-E198.

RITSUNO H, SAKAMOTO N, OSADA T, et al., 2014. Prospective clinical trial of traction device-assisted endoscopic submucosal dissection of large superficial colorectal tumors using the S–O clip[J]. Surg Endosc, 28(11):3143-3149.

SAITO Y, EMURA F, MATSUDA T, et al., 2005. A new sinker-assisted endoscopic submucosal dissection for colorectal cancer[J]. Gastrointest Endosc, 62(2):297-301.

SAKAMOTO N, OSADA T, SHIBUYA T, et al., 2009. Endoscopic submucosal dissection of large colorectal tumors by using a novel spring-action S-O clip for traction(with video)[J]. Gastrointest Endosc, 69:1370-1374.

SAKAMOTO N, OSADA T, SHIBUYA T, et al., 2014. The facilitation of a new traction device(S-O clip) assisting endoscopic submucosal dissection for superficial colorectal neoplasms[J]. Endoscopy, 40(Suppl 2):E94-E95.

SAPCI I, GORGUN E, 2020. Advanced colonic polypectomy[J]. Surg Clin North Am, 100(6):1079-1089.

SHICHIJO S, TAKEUCHI Y, MATSUNO K, et al., 2019. Pulley traction-assisted colonic endoscopic submucosal dissection:a retrospective case series[J]. Digestive Diseases, 37:473-477.

SUZUKI K, SAITO S, FUKUNAGA Y, 2022. Current status and prospects of endoscopic resection technique for colorectal tumors[J]. Journal of the Anus, Rectum and Colon, 5(2):121-128.

SUZUKI S, GOTODA T, KOBAYASHI Y, et al., 2016. Usefulness of a traction method using dental floss and a hemoclip for gastric endoscopic submucosal dissection:a propensity score matching analysis(with videos) [J]. Gastrointest Endosc, 83(2):337-346.

SUZUKI Y, TANUMA T, NOJIMA M, et al., 2020. Multiloop as a novel traction method in accelerating colorectal endoscopic submucosal dissection[J]. Gastrointest Endosc, 91(1):451-457.

TANAKA S, OKA S, CHAYAMA K, 2008. Colorectal endoscopic submucosal dissection:present status and future perspective, including its differentiation from endoscopic mucosal resection[J]. J Gastroenterol, 43(9):641-651.

TEOH A Y B, ChIU P W Y, SO FEI HON, 2013. Ex vivo comparative study using the Endolifter? as a traction device for enhancing submucosal visualization during endoscopic submucosal dissection[J]. Surg Endosc, 27(4):1422-1427.

TOYONAGA T, TANAKA S, MAN-I M, et al., 2015. Clinical significance of the muscle-retracting sign during colorectal endoscopic submucosal dissection[J]. Endosc Int Open.3(3):E246-E251.

TSUJI K, YOSHIDA N, NAKANISHI H, et al., 2016. Recent traction methods for endoscopic submucosal dissection[J]. World J Gastroenterol, 22(26):5917-5926.

TSUJI, Y, FUJISHIRO M, KODASHIMA S, et al., 2014. Desirable training of endoscopic submucosal dissection:Further spread worldwide[J]. Ann Transl Med, 2(3):27.

WANG Z, WANG LJ, TANG BJ, et al., 2008. Retraction by surface ferromagnetisation of target tissues:preliminary studies on feasibility of magnetic retraction for endoscopic surgery[J]. Surg Endosc, 22(8):1838-1844.

WANI S, DRAHOS J, COOK MB, et al., 2014. Comparison of endoscopic therapies and surgical resection in patients with early esophageal cancer:a population-based study[J]. Gastrointest Endosc, 79(2):224-232.

WINTER K, WIODARCZYK M, WIODARCZYK J, et al., 2022. Risk stratification of endoscopic submucosal dissection in colon tumors[J]. J Clin Med, 11(6):1560.

WOLBER T, RYF S, BINGGELI C, et al., 2007. Potential interference of small neodymium magnets with cardiac pacemakers and implantable cardioverter-defibrillators[J]. Heart Rhythm, 4(1):1-4.

YAMADA S, DOYAMA H, OTA R, et al., 2016. Impact of the clip and snare method using the prelooping technique for colorectal endoscopic submucosal dissection[J]. Endoscopy, 48(3):281-285.

YAMASAKI Y, TAKEUCHI Y, UEDO N, et al., 2016. Traction-assisted colonic endoscopic submucosal dissection using clip and line:a feasibility study[J]. Endoscopy International Open, 4(1):E51-E55.

YE L, YUAN X, PANG M, et al., 2019. Magnetic bead-assisted endoscopic submucosal dissection:a gravity-based traction method for treating large superficial colorectal tumors[J]. Surg Endosc, 33(6):2034-2041.

YEUNG BP, GOURLAY T, 2012. A technical review of flexible endoscopic multitasking platforms[J]. Int J Surg, 10(7):345-354.

YONEZAWA J, KAISE M, SUMIYAMA K, et al., 2006. A novel double-channel therapeutic endoscope("R-scope")facilitates endoscopic submucosal dissection of superficial gastric neoplasms[J]. Endoscopy, 38(10):1011-1015.

YOSHIDA M, TAKIZAWA K, ONO H, et al., 2016. Efficacy of endoscopic submucosal dissection with dental floss clip traction for gastric epithelial neoplasia:a pilot study(with video)[J]. Surg Endosc, 30(7):3100-3106.

YOSHIDA M, TAKIZAWA K, SUIUKI S, et al., 2018. Conventional versus traction-assisted endoscopic submucosal dissection for gastric neoplasms:a multicenter, randomized controlled trial(with video)[J]. Gastrointest Endosc, 87(5):1231-1240.

YOSHIDA, N, DOYAMA H, OTA R, et al., 2014. The clip-and-snare method with a pre-looping technique during gastric endoscopic submucosal dissection[J]. Endoscopy, 46(S 01):E611-E612.

ZELTSER IS, CADEDDU JA, 2008. A novel magnetic anchoring and guidance system to facilitate single trocar laparoscopic nephrectomy[J]. Curr Urol Rep, 9(1):62-64.

ZHANG X, LIANG Y, LI X, et al., 2020. Magnetic anchor-guided endoscopic submucosal dissection of rectal submucosal tumor in difficult location[J]. Techniques in Coloproctology, 24(8):893.

ZHANG X, ZHANG JY, LIANG YY, et al., 2023. First pilot trial of colorectal ESD guided by a new magnetic anchor for ease of placement[J]. Techniques in Coloproctology, 27(8):679-683.

第四章
ESD 改良操作技术

第一节 隧道法 ESD 技巧

隧道法内镜黏膜下剥离术（endoscopic submucosal tunnel dissection，ESTD）是一种改良的 ESD 技术，主要用于食管、胃和结直肠的大面积病变。它通过在病变部位的黏膜下层建立一条"隧道"，沿着这条隧道进行病变的分离和切除，以达到完整切除病变的目的。

在临床实践中，对于某些病变情况，采用常规内镜治疗方式往往难以实现彻底切除。早在 2009 年，相关领域的学者敏锐地观察到传统内镜治疗的局限性，进而初次构思并设计了消化内镜隧道技术。时间来到 2011 年，这项饱含创新理念的隧道技术开始在动物实验领域崭露头角。研究人员通过严谨的试验设计和精细的操作，成功运用该隧道技术将起源于固有肌层的黏膜下肿瘤完整切除，这种基于消化内镜隧道技术发展而来的手术方法，被命名为隧道法内镜黏膜下肿瘤切除术（ESTD）。

ESTD 技术所呈现出的优势十分显著。与传统的内镜黏膜下剥离术（ESD）相比，ESTD 为手术操作提供了更为广阔的空间和清晰的操作视野。更为重要的是，在整个手术过程中，它能够充分保证患者消化道黏膜的完整性，这一点对于患者术后生理功能的恢复和整体治疗效果的提升有着不可忽视的作用。此外，当 ESTD 与传统外科手术及腹腔镜手术放在同一维度进行对比时，它所展现出的低侵袭性和低并发症发生率优势更是其一大亮点。通过大量的临床研究数据深入分析可知，采用 ESTD 技术治疗之后，对于患者身体造成的创伤相对较小，术后出现各种并发症的风险也明显降低，这无疑为广大患者带来了新的希望和更好的治疗选择。已研究显示：ESTD 与 ESD 治疗贲门黏膜下肿瘤均有较好临床效果，但相对于内镜黏膜下剥离术，隧道法内镜黏膜下剥离术能明显减少患者术中出血量，降低患者术后并发症发生率，更有效的抑制炎症反应，改善患者免疫能力，在临床上值得应用推广。

以下是关于单隧道 ESD 技巧的详细介绍。

患者取左侧卧位。鉴于病变部位及手术时间较长，需要全身麻醉并采用机械通气。气管插管可防止误吸，正压通气可降低与空气相关的不良事件风险，具体操作过程详见图 4-1。

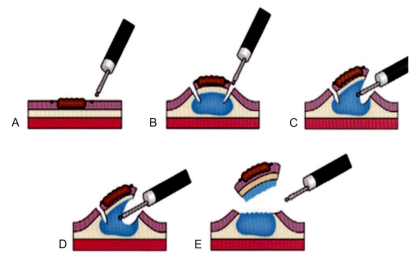

图 4-1　隧道法内镜黏膜下单剥离术示意图

A.评估并划定肿瘤范围；B.标记病变边缘；C.建立黏膜下隧道；D.使用绝缘头电刀进行侧向切除；E.完整切除病变

一、术前准备

（一）患者评估

详细了解患者的病史、病情，进行全面的身体检查和相关辅助检查，如胃镜、肠镜、CT等，评估病变的位置、大小、形态、深度及与周围组织的关系，确定是否适合进行ESTD。

（二）肠道准备

对于结直肠病变的患者，要进行充分的肠道准备，清洁肠道，以确保手术视野清晰，减少感染的风险。

（三）器械准备

准备好内镜、高频电刀、剥离钳、注射针、止血夹、缝合线等手术器械，确保器械性能良好，电量充足。

二、术中操作技巧

（一）标记定位

采用放大窄带成像和碘染色来划定病变范围。使用氩等离子体凝固术（APC）或电刀在病变边缘外5mm处做点标记。对于环形病变，环形点可显示肛侧和口侧边缘。标记点要均匀分布，间距适中，以便后续操作。

（二）黏膜下注射与黏膜切开

在标记点外侧进行黏膜下注射，使病变隆起，便于分离和操作。先用前向刀横向切开肛侧的黏膜。在中国，常用的注射液是100ml生理盐水或甘油果糖注射液、1mg肾上腺素及靛胭脂或亚甲蓝的混合液，因为其使用方便且成本低廉。高黏性的透明质酸能长时间维持较厚的液垫，在日本内镜医师中被广泛使用。随后，沿标记点对黏膜口侧进行同样的切开操作。切口肛侧是黏膜下隧道终点的有用指标。更重要的是，黏膜下隧道与管腔之间的沟通可防止在分离过程中气体积聚和隧道压力急剧升高，避免过度分离正常黏膜，并降低与空气相关的不良事件风险。

（三）建立黏膜下隧道

使用黏膜下剥离术从口侧向肛侧创建一条隧道。为将黏膜从黏膜下层（MP）分离并维持足够空间，需要反复进行黏膜下注射。带有小陶瓷球的内镜下 IT 刀（IT2 型或 IT nano 型）是一种安全高效的工具，可实现向侧方和后方的剥离操作。黏膜下剥离应在靠近固有肌层处进行，此处缺乏丰富的血管网，这与黏膜上层和黏膜肌层不同。根据内镜下隧道式切除术（DETT）的基本原则，黏膜下隧道至少一侧应保持完整，这是通向纵隔的唯一屏障。因此，刀刃应尽可能平行于固有肌层，并将黏膜下纤维聚拢至隧道中心进行电切，以避免损伤固有肌层。在隧道侧向剥离过程中，黏膜上的小点可提示隧道边界，同时不断将内镜从隧道内回拉也能确保隧道大小一致，从而避免因过度剥离导致术后狭窄。分离过程中要注意保持黏膜的完整性，避免损伤肌层。同时，要注意控制分离的速度和方向，避免过度分离或偏离预定的路径。

（四）侧向切除

在隧道构建完成后，内镜撤回，使用 IT 刀从肛侧向口侧靠近标记处进行黏膜侧向切除，直至完全切除病变。在隧道两侧同时进行切除操作。这样，对侧黏膜的牵拉可使操作更简便。切除过程中要注意控制切割深度和范围，避免损伤周围正常组织。对于较大的病变，可以分块切除，但要确保切除的完整性。

（五）创面处理

在切除病变后，应用止血钳和氩等离子体凝固术（APC）对人工溃疡表面的可见血管进行电凝，以防止延迟性出血。应更关注溃疡边缘的血管。当黏膜下层（MP 层）受损时应放置预防性止血夹。可使用纤维蛋白胶或硫糖铝来保护溃疡。

三、术后管理

（一）观察生命体征

术后要密切观察患者的生命体征，如血压、心率、呼吸等，及时发现并处理可能出现的并发症。

（二）饮食管理

根据患者的恢复情况，给予适当的饮食指导。术后早期一般禁食，待肠道功能恢复后逐渐过渡到流食、半流食和软食。

（三）并发症防治

常见的并发症有出血、穿孔、感染等。要密切观察患者的症状和体征，如腹痛、腹胀、便血等，及时发现并处理并发症。对于出血较多的患者，可以进行内镜下止血或手术治疗；对于穿孔的患者，要及时进行修补或引流。

单隧道 ESD 手术是一种复杂但有效的内镜手术方法，需要医师具备丰富的经验和精湛的技艺。通过不断的学习和实践，可以提高手术的成功率和安全性。

（刘沙沙　张学彦）

第二节　多隧道法 ESD 技巧

内镜多隧道黏膜下剥离术（endoscopic multi-tunnel submucosal dissection，ESMTD）是一种先进的内镜下微创治疗技术，用于切除消化道（如食管、胃、结直肠等）较大或复杂的病变。与单隧道 ESD 相比，多隧道 ESD 通过创建多个隧道，可以更有效地剥离大面积病变，同时减少手术时间和并发症的发生。研究表明：ESMTD 方法能有效加快消化道早癌、癌前病变及间质瘤病灶的剥离速度，提高剥离效率，缩短手术总时间，降低术后疼痛程度。同时，我们还发现 ESMTD 可显著减少术后食管狭窄的发生率，减少术后再次手术治疗需求，具有较高的应用价值。ESDTD 主要适用于以下情况。①较大病变：病变直径较大，传统 ESD 手术操作困难或难以一次性完整切除的病变，如较大的食管早癌、胃早癌、结直肠腺瘤等。②复杂病变：病变形态不规则，累及消化道管壁多个层面，或存在多个病灶且相互毗邻的情况，例如病变呈环周型、结节型，或有溃疡、凹陷等复杂表现。③特殊部位病变：位于消化道特殊部位，如食管胃交界部、直肠肛管交界部等，手术操作难度较大的病变。

以下是关于多隧道 ESD 技巧的详细介绍。

一、术前准备

（一）患者评估

全面且深入地开展患者评估工作，细致了解患者完整病史，包括基础疾病、过往手术经历、过敏史等关键信息，并对当前病情进行系统梳理。在此基础上，进行全方位的身体检查，包括生命体征监测、一般体格检查等。同时，依据患者具体病情，安排针对性的相关辅助检查，如胃镜检查以清晰观察食管、胃部及十二指肠内部状况；肠镜检查聚焦于结直肠区域的细致探查；CT 检查则为判断病变的空间位置、与周边组织的毗邻关系提供翔实依据。通过综合各项检查结果，精准评估病变的位置、大小、形态、深度，以及其与周围组织的复杂关系，进而严谨判断患者是否具备实施 ESTD 手术的适应条件。

（二）肠道准备

针对结直肠病变患者，必须进行严格且充分的肠道准备工作。向患者详细说明肠道准备的重要性及具体操作流程，取得其充分配合。根据既定方案，合理安排肠道清洁药物的使用剂量与服用时间，引导患者正确饮水，促进肠道蠕动，以实现肠道的彻底清洁。在肠道准备完成后，加强对患者排便情况的观察，确保粪便排出清水样且无明显粪渣残留，以此保证手术视野的高度清晰，从源头上降低术后感染等并发症的发生风险。

（三）器械准备

严格依照手术需求，精心准备各类手术器械。内镜是整个手术操作的核心工具，务必提前进行全面检查，确保其成像清晰、操作灵活；高频电刀的性能稳定对于切割和凝血效果至关重要，需对其输出功率等参数进行校准调试；剥离钳、注射针、止血夹等器械应逐一核对其数量，检查其功能完整性，确保其在手术过程中能够精准发挥作用；同时准备好适宜规格的缝合线，以满足不同部位、不同程度的组织缝合需求。在准备过程中，尤其要注重检查器械的电量情况，提前为需要充电的设备进行充足充电，或者更换新的电源装置，以保障每一件器械都能以最佳性能状态投入手术。

二、术中操作技巧

（一）标记定位

运用放大窄带成像与碘染色技术，准确划定病变范围。随后，借助氩等离子体凝固术（APC）或者电刀，在病变边缘外 5mm 处开展点标记工作。针对环形病变，这些环形点能够呈现出肛侧和口侧的边缘形态。标记点需均匀分布，且间距合理，以利后续操作。

（二）黏膜下注射

在标记点的外侧实施黏膜下注射操作，通过注射使病变部位隆起，这样能够为后续的分离及操作提供便利条件。在进行具体操作时，首先使用前向刀横向切开肛侧的黏膜。临床上常用的注射液是由 100ml 生理盐水或甘油果糖注射液、1mg 肾上腺素及靛胭脂或亚甲蓝混合而成的混合液。注射时要均匀、适量，避免注入过深或过浅。

（三）建立隧道

精准标记肛侧与口侧位置，于肛侧实施注射操作后，沿着肛侧的标记，从黏膜层朝黏膜下层进行肛侧的环形切开。接着，在口侧完成注射后沿着口侧的标记，由黏膜层向黏膜下层做间隔切开，形成隧道开口。随后，开辟多个通向肛侧环形切开的通道，最后切开各通道之间的支撑壁，并去除隧道口侧的相连黏膜。分离过程中要注意保持黏膜的完整性，避免损伤肌层。同时，要注意控制分离的速度和方向，避免过度分离或偏离预定的路径。

（四）病变切除

在成功构建隧道之后，内镜缓缓撤回，此时运用 IT 刀自肛侧朝口侧逐渐靠近标记处展开黏膜的侧向切除，持续直至将病变完整切除。需要注意的是，应在隧道的两侧同步进行切除操作。如此一来，凭借对侧黏膜的牵拉作用，能够让操作过程更加便捷流畅。在整个切除过程中，务必对切割的深度与范围进行严格把控，以防对周边正常组织造成损伤。倘若面对的是较大面积的病变，可以选择分块切除的方式，但始终要保证切除的完整性。

（五）创面处理

病变切除完成后，要对创面进行处理。使用高频电刀对创面进行电凝止血，去除残留的组织和血液。对于创面较大的患者，可以使用止血夹或缝合线进行缝合，促进创面的愈合。

三、术后管理要点

（一）观察生命体征

术后需对患者的生命体征予以密切且持续的监测，涵盖血压、心率、呼吸等关键指标。医护人员应定时测量并详细记录各项数据，同时留意其动态变化趋势。凭借敏锐的临床洞察力，及时甄别任何细微的异常表现，以便迅速发现潜在的并发症，并在最短时间内启动针对性的处理措施，全力保障患者术后的生命安全与身体稳定状态。

（二）饮食管理

术后饮食管理需紧密结合患者的个体恢复情况，制订科学合理的个性化方案。在术后早期，鉴于肠道功能尚未恢复，为避免增加肠道负担及引发消化不良、吻合口瘘等不良事件，通常需实施禁食措施。随着肠道功能的逐渐复苏，可按照由稀到稠、循序渐进的原则，逐步从流食过渡至半流食，最终恢复正常软食。在此过程中，护理人员应给予患者及其家属详细且清晰的饮食指导，耐心讲解各类食物的选择标准、进食量及进食频次等相关注意事项。

（三）并发症防治

术后常见的并发症包括出血、穿孔、感染等，密切观察患者的症状和体征是早期发现的关键。在日常护理过程中，应时刻警惕患者是否有腹痛、腹胀、便血等异常表现。一旦发现任何可疑症状，需立即评估其严重程度，并依据具体病情制订个体化的处理策略。针对出血情况，若出血量较少，可先采取保守治疗措施，如应用止血药物等；对于出血较多的患者，则需迅速启动紧急处理预案，根据实际病情选择内镜下止血（如通过电凝、注射、夹闭等方法）或及时开展手术止血，以有效控制出血，防止病情进一步恶化。若患者发生穿孔并发症，需立即评估穿孔的大小、位置及程度，对于较小的穿孔，可尝试采用内镜下修补技术；若穿孔较大或伴发严重感染等情况，则需及时进行手术修补或充分引流，以促进穿孔愈合，避免引发严重的腹腔内感染等致命性后果。

四、优势与局限性

（一）优势

1. 提高手术安全性　通过创建多个隧道，可以减少对肌层的损伤，降低穿孔等严重并发症的发生风险。

2. 提高手术效率　多隧道操作可以同时进行不同区域的剥离，缩短手术时间，尤其适用于较大或复杂的病变。

3. 便于操作　在隧道内进行操作，视野相对清晰，有利于准确分离和切除病变，提高手术的成功率。

（二）局限性

1. 技术要求高　ESMTD 需要医师具备丰富的内镜操作经验和熟练的技巧，对手术团队的配合和协作要求也较高。

2. 设备要求高　需要配备先进的内镜设备和器械，以保证手术的顺利进行。

3. 可能存在隧道间相互影响　在创建和操作多个隧道时，可能会出现隧道间相互干扰、粘连等情况，影响手术效果。

（刘沙沙　张学彦）

第三节 口袋法 ESD 技巧

口袋法 ESD（pocket-creation method of ESD）是一种用于内镜黏膜下剥离术（ESD）的技术，旨在提高大型浅表性结直肠肿瘤切除的效率和安全性。最新研究表明：借助牵引装置的口袋法 ESD（PCM-TD）能够在 PCM 的基础上进一步提高剥离速度，同时保持高整块切除率和低并发症发生率。现有研究证据表明，在采用内镜黏膜下剥离术（ESD）治疗结直肠肿瘤、胃早癌的过程中，口袋法相较于传统方法展现出了更为突出的优势。具体而言，口袋法在手术的有效性方面表现更为卓越，能够更精准、彻底地切除肿瘤组织，提高治疗的成功率；在解剖速度上也有显著提升，能够更快速地完成手术操作，减少患者在手术台上的暴露时间；尤为值得一提的是，口袋法可将穿孔率控制在更低水平，大大降低了手术风险，为患者的术后恢复提供了更有力的保障。

以下是关于口袋法 ESD 技巧的详细介绍。

一、术前准备

（一）患者评估

详细了解患者的病史、病情，进行全面的身体检查和相关辅助检查，如胃镜、肠镜、CT 等，评估病变的位置、大小、形态、深度及与周围组织的关系，确定是否适合进行 ESTD。

（二）肠道准备

对于结直肠病变的患者，要进行充分的肠道准备，清洁肠道，以确保手术视野清晰，减少感染的风险。

（三）器械准备

准备好内镜、高频电刀、剥离钳、注射针、止血夹、缝合线等手术器械,确保器械性能良好,电量充足。

二、术中操作技巧

（一）PCM

PCM 的技术要点是仅通过一个较小的黏膜切口，在病变的下方创建一个的黏膜下口袋。这样就能防止注入黏膜下层的溶液发生渗漏，从而促进黏膜下剥离的进行。此步骤是 PCM-ESD 的关键特征。

1. 标记 使用氩等离子体凝固术（APC）或电刀在病变边缘外 5mm 处做点标记。

2. 黏膜下注射 用透明质酸钠、稀释的肾上腺素（1/10 000）和靛蓝胭脂红的混合物作为黏膜下注射溶液来抬高病变。

3. 初始黏膜切开 进行黏膜下注射后，在距离病变远端边缘 10mm 的位置，进行黏膜切开，长度约 20mm。

4. 创建口袋 使用小口径锥形透明帽在黏膜下层制作口袋。

（1）环形切开：沿口袋开口在黏膜下向病变对侧进行剥离。

（2）完整切除：分别切开病变其余两侧的黏膜，从而完整地切除病变。

5. 创面处理　详见本章第一节单隧道 ESD 技巧。

有部分术者选择在镜子前端套上末端为锥形的透明帽（ST 帽），后再以 Dual 刀以口袋法沿黏膜下层剥离切除，顺利进入黏膜下层，分清黏膜下层和固有肌层后，再以 Dual 刀或 IT 刀逐渐剥离病灶。

6. 优点

（1）该技术易于进入黏膜下层，且能够产生反向牵引作用。凭借这一特性，医师在进行操作时，可以在直视黏膜下层的基础上，同步开展切开操作，极大地提高了操作的精准性和效率。

（2）对于位于钳口对侧的病变，此技术呈现出的独特优势在于，钳口尖端能够始终稳定地处于视野中央。这就意味着，医师在进行切开操作时，无须大幅度调整内镜轴向，就能顺利地针对这些病变开展操作，进一步优化了手术过程，减少了因频繁调整带来的潜在风险和操作难度。

（3）其针状刀尖端设计得十分精细且粗细适中，这不仅保证了操作的灵活性，还赋予了针状刀良好的稳定性。即便在处理那些受呼吸运动影响幅度较大的部位病变，或是纤维化现象显著的溃疡瘢痕病变时，医师也能够凭借针状刀的良好性能，对操作进行精确调控，从而安全且可靠地完成剥离操作。

此外，ST 帽的应用具有重要意义。它有效避免了盲目操作的情况发生，使手术过程更加可控，显著降低了穿孔及损伤血管等并发症的发生风险。

（二）PCM-TD

PCM-TD 这种方法的关键特征是在初始黏膜切开之前，将 TD 连接到肛侧距离病变10mm 处的黏膜上。使用 TD 形成黏膜瓣并创建黏膜下口袋变得更容易，提高了操作的稳定性和效率。

盐水浸没技术联合口袋法是通过黏膜瓣的漂浮实现自然牵引，从而无须患者翻身或使用额外的牵引装置。由水射流通道的灌洗产生的盐水压力及盐水浸泡的浮力效应有助于打开口袋。一种帽状末端附件也有助于更容易地打开口袋。

（三）技术要点及注意事项

（1）在内镜手术操作过程中，内镜先端配备的透明帽选用长度略长且口径相对较小的锥形设计，这种设计选择具有重要的临床意义，能够为手术的顺利开展提供有力保障。同时，最初弧形切口的长度需要精准把控，确保其适中。这样做的好处在于能够助力内镜前端顺利进入黏膜下层。

（2）在实际操作中，弧形切口长度的控制尤为关键。倘若弧形切口过长，手术过程中的稳定性将难以保证，内镜很容易因操作过程中的各种因素而退出黏膜下层，进而影响后续操作；相反，若切口过短，内镜进入黏膜下层则会面临较大困难。更为重要的是，切口位置的选择也有严格要求，需距离病灶 1.0 ～ 1.5cm。这一设计是基于手术原理和临床经验的考量，如此设置可以使内镜在到达病灶之前，就能充分进入黏膜下深层，为在病灶黏膜下层深处进行剥离操作创造良好条件，从而确保对黏膜下浅层（SM1）早癌的完全剥离。

（3）当黏膜下层剥离进行到较为充分的阶段时，需要适时将内镜从口袋中退出。此时，仔细观察病灶两侧及口侧边缘的正常黏膜状况是非常必要的诊断步骤。随着剥离操作继续推进，当剥离范围超出病灶的两侧及口侧边缘时，应果断停止剥离。这一操作要点的遵循，目的在于防止剥离过程中因超出病灶过多，导致正常黏膜的黏膜下层被过度剥离。

（四）其他处理

完成上述操作后，退出内镜。随后，使用 Dual 刀或 Hook 刀，借助透明帽的支撑作用及病灶两侧边缘的牵拉效果，沿肛侧切口的两侧展开进一步操作。具体操作方式为，可交替从病灶两侧进行切开，或者从重力低位侧开始，再操作另一侧，由浅入深，逐步向病灶口侧推进切开过程，从而使口袋逐渐展开直至口袋底部。在两侧切开操作过程中，需要特别注意保留一定距离的边缘正常黏膜。这一细微而关键的举措，能够确保病灶的完整切除，进而提高手术的治疗效果和安全性。

三、术后管理

（一）观察生命体征

术后要密切观察患者的生命体征，如血压、心率、呼吸等，及时发现并处理可能出现的并发症。

（二）饮食管理

根据患者的恢复情况，给予适当的饮食指导。术后早期一般禁食，待肠道功能恢复后逐渐过渡到流食、半流食和软食。

（三）并发症防治

常见的并发症有出血、穿孔、感染等。要密切观察患者的症状和体征，如腹痛、腹胀、便血等，及时发现并处理并发症。对于出血较多的患者，可以进行内镜下止血或手术治疗。对于穿孔的患者，要及时进行修补或引流。

四、优势

（一）提高整块切除率

PCM 法的整块切除率和 R0 切除率均高于传统 ESD 法。

（二）减少并发症

通过保持肌层在视野内，减少损伤，降低穿孔和出血的风险。

（三）适用于复杂病变

对跨皱襞、游离或转角部位等较困难的结肠病变仍可保持良好视野。

口袋法ESD是一种创新的内镜技术，通过创建黏膜下口袋，提高了ESD的效率和安全性，尤其适用于复杂病变的切除。

（刘沙沙　张学彦）

第四节　杂交法 ESD 技巧

杂交内镜黏膜下剥离术（hybrid endoscopic submucosal dissection，H-ESD）是一种改良的内镜技术，它结合了传统 ESD 和 EMR 技术的内镜微创治疗方法，包括进行黏膜切开，然后在 ESD 部分进行部分黏膜下剥离，在 EMR 部分进行计划性圈套。计划性套扎省去了黏膜下剥离的后半部分并简化了 ESD 操作流程。H-ESD 旨在提高病变切除的效率和安全性。H-ESD 在有效性及安全性方面与 C-ESD 表现相似。而在经济效益层面，H-ESD 在成本控制方面展现出一定优势，因而具有较高的临床应用价值，值得在临床上广泛推广。

以下是关于杂交法 ESD 技巧的详细介绍。

一、术前准备

（一）患者评估

详细了解患者的病史、病情，进行全面的身体检查和相关辅助检查，如胃镜、肠镜、CT 等，评估病变的位置、大小、形态、深度及与周围组织的关系，确定是否适合进行 ESTD。

（二）肠道准备

对于结直肠病变的患者，要进行充分的肠道准备，清洁肠道，以确保手术视野清晰，减少感染的风险。

（三）器械准备

准备好内镜、高频电刀、剥离钳、注射针、止血夹、缝合线等手术器械，确保器械性能良好，电量充足。

二、术中操作技巧

（一）标记

用内镜刀或圈套器的远端尖端在病变周围做标记点。

（二）黏膜下注射

将肾上腺素和生理盐水（1 ∶ 10 000）混合含有亚甲蓝的溶液注射到病变下方以提供黏膜下缓冲垫。

（三）部分黏膜剥离

黏膜下注射后，在病变下方使用双极刀或 IT 刀进行环形切开和黏膜下剥离。

（四）圈套器辅助切除

黏膜下剥离后使用圈套器进行圈套切除，以切除剩余的病变。其他步骤与传统 ESD 方法类似。

（五）创面处理

病变切除后基底中的可见血管用止血钳处理。切除缺损后对创面使用夹子闭合缺损。具体步骤详见图 4-2 和图 4-3。

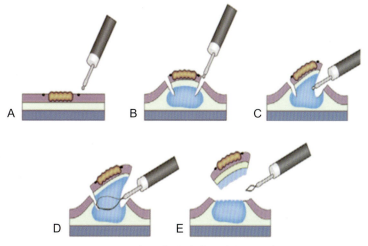

图 4-2　H-ESD（杂交内镜黏膜下剥离术）的操作流程

A～E. 展示了 H-ESD 操作的各个步骤。在目标病变周围标记点放置好之后，进行黏膜切开，接着进行部分黏膜下剥离（A～C）。在 H-ESD 操作中，在部分黏膜下剥离之后通过圈套器套取剩余的黏膜下组织来圈套切除目标病变（D、E）

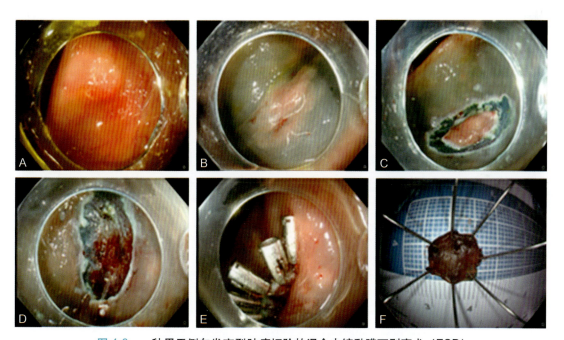

图 4-3　一种用于侧向发育型肿瘤切除的混合内镜黏膜下剥离术（ESD）

A. 一种颗粒型侧向发育型肿瘤累及回盲瓣下唇；B. 黏膜下注射，在病变处进行环形切开，适度黏膜下剥离；C. 使用圈套器切除病变；D. 切除病变后的创面；E. 使用止血夹闭合缺损；F. 标本固定

（六）H-ESD 过程

相比较常规 ESD，H-ESD 完成环周切口后，继续使用一次性黏膜切开刀进行部分黏膜下剥离后，直接予以圈套器完整套除剩余病变。

三、术后管理

（一）观察生命体征

术后要密切观察患者的生命体征，如血压、心率、呼吸等，及时发现并处理可能出现的并发症。

（二）饮食管理

根据患者的恢复情况，给予适当的饮食指导。术后早期一般禁食，待肠道功能恢复后逐渐过渡到流食、半流食和软食。

（三）并发症防治

常见的并发症有出血、穿孔、感染等。要密切观察患者的症状和体征，如腹痛、腹胀、便血等，及时发现并处理并发症。对于出血较多的患者，可以进行内镜下止血或手术治疗；对于穿孔的患者，要及时进行修补或引流。

四、优势

（一）手术速度更快

与传统的 ESD 相比，杂交法 ESD 在切除大型无蒂结直肠肿瘤时，手术速度显著更快，尤其在结肠病变中表现更为明显。

（二）操作简便

通过部分黏膜下剥离和圈套器的使用，杂交法 ESD 简化了操作步骤，降低了技术难度，使得手术更加高效。

（三）安全性高

杂交法 ESD 在整块切除率、R0 切除率和不良事件发生率方面与传统 ESD 相当，确保了手术的安全性和有效性。

（四）适应证广泛

杂交法 ESD 适用于直径在 20 ～ 50mm 的无蒂结直肠肿瘤，包括 Kudo PP Ⅴ 型和 Paris 0- Ⅱ c 型等复杂病变。

（刘沙沙　张学彦）

参 考 文 献

陈瑶莉，姜萌，2020. 内镜黏膜隧道肿瘤切除术治疗食管固有肌层黏膜肿瘤疗效研究 [J]. 陕西医学杂志，49(8):991-994.

廖春丽，2018. 胃早癌内镜治疗中标准 ESD 及口袋法 ESD 的比较 [J]. 中国医药科学，8(16):16-19.

令狐恩强，2017. 消化内镜隧道技术专家共识 (2017, 北京) 解读 [J]. 中华胃肠内镜电子杂志，4(04):159-161.

沈波，王庆华，张林英，等，2020, 口袋法内镜黏膜下剥离术对早期结直肠癌及其癌前病变的疗效评价 [J]. 中国内镜杂志，26(1):81-84.

王希瞳，张学彦，2020. 口袋法和传统方法在内镜黏膜下剥离术治疗结直肠肿瘤中临床疗效的 Meta 分析 [J]. 胃肠病学和肝病学杂志，29(7):731-737.

许灵玲, 金希, 周雨薇, 等, 2024. 两种内镜黏膜下剥离术治疗直径≥ 20mm 结肠肿瘤的效果和经济效益比较 [J]. 浙江医学, 46(11):1187-1191, 1238.

詹鹏, 2022. 隧道法内镜黏膜下剥离术治疗贲门黏膜下肿瘤的疗效及安全性 [D]. 苏州大学, DOI:10.27351/d.cnki.gszhu.2022.000977.

张宇, 姜媛媛, 梁倩萍, 等, 2021. 内镜下多隧道黏膜剥离术对食管癌早癌及癌前病变患者手术临床指标、术后疼痛程度的影响 [J]. 中国医学工程, 29(9):100-102.

ESAKI M, SUMIDA Y, FUJII H, et al., 2023.Hybrid and conventional endoscopic submucosal dissection for early gastric neoplasms:A multi-center randomized controlled trial[J]. Clin Gastroenterol Hepatol, 21(7):1810-1818.

GAN T, YANG JL, ZHU LL, et al., 2016. Endoscopic submucosal multi-tunnel dissection for circumferential superficial esophageal neoplastic lesions(with videos)[J]. Gastrointest Endosc, 84(1):143-146.

IDE D, OHYA TR, ISHIOKA M, et al., 2022.Efficacy of the pocket-creation method with a traction device in endoscopic submucosal dissection for residual or recurrent colorectal lesions[J]. Clin Endosc, 55(5):655-664.

INOUE H, TIANLE KM, IKEDA H, et al., 2011.Peroral endoscopic myotomy for esophageal achalasia:technique, indication, and outcomes[J]. Thorac Surg Clin, 21:519-525.

JAVIA SB, 2023. Saline-immersion endoscopic submucosal dissection using pocket-creation method[J]. VideoGIE, 15,9(1):35-37.

KANAMORI A, NAKANO M, KONDO M, 2017.Clinical effectiveness of the pocket-creation method for colorectal endoscopic submucosal dissection[J]. Endosc Int Open, 5(12):E1299-E1305.

LI L, WANG W, YUE H, et al., 2019. Endoscopic submucosal multi-tunnel dissection for large early esophageal cancer lesions[J]. Acta Gastroenterol Belg, 82(3):355-358.

LIBÂNIO D, PIMENTEL-NUNES P, BASTIAANSEN B, 2023. Endoscopic submucosal dissection techniques and technology:European Society of Gastrointestinal Endoscopy(ESGE)Technical Review[J]. Endoscopy, 55(4):361-389.

LINGHU E, FENG X, WANG X, et al., 2013. Endoscopic submucosal tunnel dissection for large esophageal neoplastic lesions[J]. Endoscopy, 45:60-62.

ZHAI Y, LINGHU E, LI H, et al., 2014.Comparison of endoscopic submucosal tunnel dissection with endoscopic submucosal dissection for large esophageal superficial neoplasms[J]. Nanfang Yike Daxue Xuebao, 34:36-40

ZHAI YQ, LI HK, LINGHU EQ, 2016. Endoscopic submucosal tunnel dissection for large superficial esophageal squamous cell neoplasms[J]. World J Gastroenterol. 7, 22(1):435-445.

第五章
机器人辅助 ESD

第一节　机器人辅助 ESD 概述

一、机器人辅助 ESD 研究背景与研究现状

（一）研究背景

内镜黏膜下剥离术（ESD）作为一种针对消化道早期癌和癌前病变的治疗方法，与内镜黏膜切除术（EMR）相比，它能够切除直径 > 2cm 的病灶，具有更高的完整切除率和更低的原位复发率。与外科手术相比，ESD 具有创伤小、手术相关死亡率低、医疗成本低等优点，现已成为消化道早期癌的标准治疗方式。然而，传统的 ESD 主要依赖医师的经验，操作难度较大，学习曲线较长。由于消化内镜的结构限制，医师在进行病变组织剥离时，难以同时对组织进行有效的牵引，这使得手术视野受限，增加了手术的难度和风险。此外，手术器械的自由度较低，缺乏力感知，医师在操作过程中难以精确控制手术器械，容易导致出血、穿孔等并发症的发生。这些因素在很大程度上限制了 ESD 的推广和普及，使得许多患者无法及时接受最佳治疗。

为了解决传统 ESD 中存在的问题，提高手术的安全性和有效性，机器人辅助 ESD 应运而生。机器人辅助 ESD 通过引入先进的机器人技术，能够为医师提供更加精确、稳定的操作支持，有效改善手术视野，降低手术难度。机器人的机械臂具有良好的自由度，可以实现更加灵活的运动，能够在狭小的空间内进行精确的操作，为医师提供更好的手术视野和操作空间。此外，机器人还可以配备先进的传感器和控制系统，实现对手术器械的精确控制，减少手术误差，降低并发症的发生率。因此，机器人辅助 ESD 有望成为消化道早癌治疗的重要发展方向，为患者带来更好的治疗效果和生活质量。

通过对机器人辅助 ESD 的研究，能够深入了解其在消化道早癌治疗中的应用效果和优势，为临床实践提供科学依据。同时，研究还可以发现机器人辅助 ESD 中存在的问题和不足，为进一步改进和优化手术技术提供方向。这对于推动消化道早癌治疗技术的发展，提高患者的治愈率和生存率，具有重要的现实意义。

（二）国内外研究现状

在国外，机器人辅助 ESD 的研究起步较早，取得了一系列具有开创性的成果。2013 年，法国研究人员基于 Anubiscope 平台报道了 STRAS 系统的第一代（STRAS V1），这是一种柔性消化内镜机器人。2017 年，Zorn 等对其进行改进，推出 STRAS V2。该系

统内镜模块包含 1 条主镜和 2 个操作臂，主镜远端配置与标准内镜相似，2 个柔性操作臂从主镜头端两侧专用通道伸出，可向内弯曲形成环形，构成操作三角，各系统协同提供 10 个自由度的精细操作。在 12 只动物 ESD 实验中，STRAS V2 系统平均剥离时间为 34.25min，剥离速度明显高于传统内镜，且手术穿孔率显著降低，展现出了在 ESD 手术中的巨大潜力。

2014 年，中国香港 Yeung 等设计发明了仿生柔性机器人系统，其主系统为美国 USGI 医疗公司的 "Transport" 内镜平台及 2 条仿人手腕的机械臂。该平台具有 2 个自由度，4 条工作通道，在离体猪胃组织实验中，2 名内镜医师可顺利切除 75%～85% 的标记黏膜病变，并均在 30min 内完成。虽然该系统在进镜安全性和机械臂稳定性方面有一定优势，但在视野观察和临床实用性方面仍存在一些问题，有待进一步研究和改进。

Flex 手术机器人系统起源于美国卡耐基梅隆大学设计的应用于心脏外科微创手术的蛇形手术机器人系统，后经多次改进，于 2017 年获得美国食品药品监督管理局（FDA）批准应用于消化系统 ESD。该系统内镜模块包含 1 条主镜和 2 个外挂通道，柔性操作臂通过外挂通道到达操作部位，可在 3D 高清可视化下进行抓取、切割和缝合。2019 年的一项随机对照研究显示，在无 ESD 经验的医师中，Flex 手术机器人系统较传统 ESD 具有更高的完全切除率、更短的手术时间和更低的穿孔率趋势，在提高手术效率和安全性方面表现出明显优势。在国内，机器人辅助 ESD 的研究也在积极开展，取得了不少重要进展。2008 年，新加坡 Phee 等设计发明了主从式腔道内窥镜机器人（MASTER）系统，其主系统安装在双通道治疗内镜上。经过改进，二代 MASTER 操作臂由串联式改为并联式，自由度显著增加，末端执行器包括 "L" 形钩刀和抓钳，可有效提高 ESD 的可行性和安全性。2012 年的一项多中心前瞻性研究纳入了 3 例来自印度中心、2 例来自中国香港中心的早期胃癌患者，所有患者均成功完成 MASTER 辅助下的 ESD，平均黏膜下剥离时间为 18.6min，术中仅出现 1 例出血，且病变切缘均阴性，术后随访未发现并发症和肿瘤复发，充分证明了该系统在临床应用中的有效性和安全性。

2013 年，英国 Saunders 等报道了经肛内镜黏膜下切除（TASER）系统，该系统由 GelPoint 平台、1 条治疗内镜和 2 个腹腔镜器械组成，主要应用于直肠病变的治疗。在单中心观察队列研究中，该平台应用于 17 例常规内镜治疗失败的复杂直肠息肉样病变患者，16 例（94%）患者完全切除，平均切除时间为 185min，术后无明显穿孔，仅有 1 例患者术后有轻微出血，显示出了在治疗复杂直肠病变方面的独特优势和应用前景。

2019 年，韩国 Hwang 等设计提出了便携式内镜机器人（PETH）系统，主系统由普通内镜与 1 条或 2 条机械臂构成，机械臂为外挂式，可实现多方向牵引和抓取。在离体猪胃模型上的体外实验证实，PETH 在牵引、张力控制和抓取方面优势明显，PETH-ESD 的黏膜下剥离时间及总手术时间均明显短于传统 ESD，解剖速度比传统 ESD 快 2.5 倍以上，且所有病例均实现整块切除且无穿孔发生。虽然该系统在内镜直径和压力感受方面存在一些不足，但在提高手术效率和安全性方面的显著优势使其成为机器人辅助 ESD 领域的重要研究方向之一。同年，韩国 Kim 等设计发明了基于旋转关节的辅助内镜机器人（REXTER）系统，该系统机械臂呈串联式安装在通用内镜上，有 2 个连杆和 4 个自由度。体外实验表明，在 ESD 操作新手组中，使用机器人辅助方法可明显降低手术穿孔率，提高手术安全性，为提高 ESD 手术的安全性提供了新的解决方案和技术支持。

尽管国内外在机器人辅助 ESD 方面取得了一定成果，但目前仍存在一些不足之处。部分机器人系统需要专用内镜，成本较高，限制了其广泛应用；一些系统的操作自由度和灵活性仍有待提高，难以满足复杂手术的需求；此外，大多数研究仍处于动物实验或临床前试验阶段，缺乏大规模的临床研究数据支持，其长期有效性和安全性尚需进一步验证。未来，机器人辅助 ESD 的研究将朝着降低成本、提高性能、完善临床研究的方向发展，以实现更广泛的临床应用，为消化道早癌患者带来更好的治疗效果。关注机器人辅助 ESD 的前沿技术，如人工智能和物联网技术的应用，以及新型机器人的研发方向，为该领域的技术发展提供新的思考方向。

二、机器人辅助 ESD

（一）ESD 简介

1. ESD 的重要性及临床应用　ESD 在消化道早癌治疗领域具有不可替代的重要地位，是消化道早癌治疗的首选方案之一。与传统外科手术相比，ESD 具有显著的优势。它属于微创手术，创伤小，对患者身体的负担较轻，术后恢复快，能够最大程度地保留胃肠道的正常功能，有效提高患者的生活质量。

2. ESD 操作困难的原因　尽管 ESD 手术具有诸多优势，但在实际推广过程中，仍面临着诸多挑战。首先，ESD 手术对内镜操作技术要求极高，医师需要具备丰富的经验和精湛的技巧，才能在狭小的胃肠道腔内准确操作器械，完成病变组织的剥离。这使得 ESD 手术的学习曲线较长，新的医师需要经过长时间的培训和实践才能熟练掌握该技术，限制了其在基层医疗机构的普及。其次，ESD 在操作过程中缺乏有效的牵引，使得黏膜下剥离视野受限。传统的内镜器械自由度较低，医师在进行病变组织剥离时，难以同时对组织进行有效的提拉和牵引，导致手术视野不佳，增加了手术的难度和风险。此外，ESD 还存在较高的出血和穿孔风险。在剥离病变组织时，由于胃肠道黏膜下层血管丰富，容易导致出血；而如果操作不当，还可能穿透胃肠道壁，造成穿孔。这些并发症不仅会影响手术的效果，还可能对患者的生命健康造成威胁，使得一些医师在选择手术方式时更加谨慎，进一步限制了 ESD 手术的推广。

（二）机器人辅助 ESD 的基本概念

1. 手术机器人的定义与特点　手术机器人是一种融合了医学、人体工程学、计算机科学、机械学等多学科前沿技术的高端医疗器械产品，它宛如一个多面手，从视觉、听觉、触觉等多个维度为医师的手术操作提供全方位的支持，极大地拓展了微创手术的边界，让原本难以企及的手术操作变得可行。以视觉支持为例，手术机器人配备了高清、放大的成像系统，能够将手术部位的细微结构清晰地呈现在医师眼前，就像为医师提供了一双"显微镜眼"，使其能够精准地识别病变组织与正常组织的边界，避免误操作。在听觉方面，机器人可以通过声音反馈系统，及时向医师传达手术器械的工作状态、组织切割的声音变化等信息，为医师提供更多的判断依据。触觉支持则更为关键，一些先进的手术机器人具备力反馈功能，能够将手术器械与组织之间的作用力实时反馈给医师，让医师仿佛能够直接触摸到手术部位，从而更加精准地控制手术器械的力度和动作。在临床操控方式上，传统外科手术机器人呈现出多样化的类型，其中主从遥控型是最为常见的一种。这种类型的机器人就像一个忠诚的助手，主端由经验丰富的手术医师掌控，从端则由灵活的机械臂负责执行具体操作。主端的医师通过从端上的高清视频成像系统，犹如身临其境般地获得术中的实时视野图像，然后根据这些图像精准地发出指令，控制从端机械臂的动作，实现对手术的精确操作。这种主从遥控的方式，不仅提高了手术的精度和稳定性，还能够让医师在相对舒适、安全的环境中进行手术，减少了手术对医师身体的疲劳和伤害。

2. 消化内镜手术机器人的分类与特点　消化内镜手术机器人作为手术机器人领域的重要分支，根据内镜搭载平台的可获得性，可清晰地分为专用型内镜机器人和普通内镜整合型机器人两大类别。这两类机器人在设计和应用上各有千秋，展现出独特的优势和特点。专用型内镜机器人宛如量身定制的精密工具，需要经过专门设计和生产，以满足特定的手术需求。以 STRAS 系统为例，它的内镜模块设计精妙，包含 1 条主镜和 2 个操作臂。主镜的远端如同标准内镜一般，配备了摄像头、照明系统和气水通道，能够提供清晰的视野和必要的操作条件。而 2 个柔性操作臂则从主镜头端两侧的专用通道优雅地伸出，外缘还贴心地设计了流线型保护壳，这不仅能够避免进镜过程中对周围组织造成损伤，还能确保操作臂的灵活运动。伸出后的操作臂可向内弯曲，巧妙地形成环形，构建出手术所需的操作三角，各系统之间紧密协同，共可提供 10 个自由度的精细操作，为手术的精准实施提供了强大的支持。

Flex 手术机器人系统同样属于专用型内镜机器人，它起源于心脏外科微创手术的蛇形手术机器人系统，经过多次改进后，成功应用于消化系统 ESD。其内镜模块包含 1 条主镜和 2 个直径 4mm 的外挂通道，柔性操作臂通过外挂通道迅速到达操作部位，机械臂可以活动近 180°，并可在 3D 高清可视化的加持下，进行精准的抓取、切割和缝合操作。这种先进的设计使得医师能够更加直观地观察手术部位，提高手术的精度和效率。

普通内镜整合型机器人则更像是一个灵活的组合工具，可与普通内镜轻松组装使用，展现出极高的通用性和便捷性。主从式腔道内镜机器人（MASTER）系统便是其中的典型代表，它的主系统巧妙地安装在双通道治疗内镜上。第一代 MASTER 从属机械臂采用多关节铰链式结构，虽然在一定程度上实现了基本的操作功能，但自由度受限，在面对复杂手术时略显力不从心。为了突破这一限制，仿人体前臂改进的二代 MASTER 操作臂进行了大胆创新，将串联式改为并联式，自由度得到了显著增加。其末端执行器包括一个独特的"L"型钩刀和一个抓钳，抓钳臂负责稳稳地提起病变组织，辅助暴露手术视野，为手术提供了良好的操作条件；钩刀操作臂则专注于完成黏膜下病变剥离，如同一位精准的雕刻师，将病变组织从周围正常组织中小心翼翼地分离出来。

便携式内镜机器人（PETH）系统也是普通内镜整合型机器人的一员，它由普通内镜与 1 条或 2 条机械臂构成，机械臂采用外挂式设计，能够实现两个独立的每个方向超过 100°的弯曲，这使得机械臂末端能够轻松到达内镜可视范围内的任何点，实现多方向的牵引和抓取。每个机械臂的运动都由操作者精确控制，操作方向与机械臂运动方向同步，就像操控自己的手臂一样自然流畅，大大增加了内镜医师对机械臂的操控性及操作灵活性。此外，PETH 还开发了图形模拟器，能够实时显示机器人臂在胃肠道中的位置，这对于辅助完成机器人臂在内镜视野之外的操作非常有帮助，就像为医师提供了一个"透视眼"，让医师能够清晰地了解机械臂的位置和运动状态。

3. **机器人辅助 ESD 的工作原理**　机器人辅助 ESD 的工作原理犹如一场精密的舞蹈，通过机械臂的精准运动实现对病变组织的牵引与提拉，让手术操作更接近医师的直觉，为手术的成功提供了关键支持。在手术过程中，医师首先通过操作主手发出指令，这些指令就像舞蹈的编排，被迅速传输到控制系统。控制系统接收到指令后，如同一位指挥家，根据预设的程序和算法，将指令转化为精确的控制信号，发送给机械臂的驱动装置。

机械臂的驱动装置接到控制信号后，开始有条不紊地工作，带动机械臂做出各种灵活的动作。以专用型内镜机器人 STRAS 系统为例，它的 2 个柔性操作臂能够根据医师的指令，从主镜头端两侧的专用通道伸出，并向内弯曲形成环形，构成手术所需的操作三角。操作臂的这种运动方式，就像两只灵活的手，能够精准地抓取病变组织的边缘，将其稳稳地提起，为黏膜下剥离创造出清晰的视野和充足的操作空间。在抓取过程中，操作臂的末端执行器，如夹钳，能够根据病变组织的大小、形状和质地，自动调整抓取的力度和角度，确保抓取的稳定性和安全性，避免对病变组织造成不必要的损伤。

对于普通内镜整合型机器人，如 MASTER 系统，其抓钳臂和钩刀操作臂的协同工作也遵循类似的原理。抓钳臂在接收到医师的指令后，迅速移动到病变组织的合适位置，通过精确的动作控制，稳稳地提起病变组织，将手术视野充分暴露出来。此时，钩刀操作臂则在医师的操控下，沿着病变组织与正常组织的边界，进行精细的切割和剥离操作。在这个过程中，机械臂的运动精度和稳定性至关重要，它们能够根据医师的指令，实现微小的位移和角度调整，确保手术操作的准确性和安全性，就像在微观世界里进行一场精准的雕刻。在整个机器人辅助 ESD 手术过程中，医师始终通过操作主手对机械臂进行实时控制，根据手术的进展和实际情况，灵活调整机械臂的动作和位置。同时，机器人系统还配备了先进的传感器和反馈机制，能够实时监测机械臂的运动状态、手术器械与组织之间的相互作用力等信息，并将这些信息反馈给医师，让医师能够及时做出调整，确保手术的顺利进行。这种人机协作的工作模式，充分发挥了机器人的精准性和医师的经验与判断力，大大提高了手术的成功率和安全性，为消化道早癌患者带来了新的希望。

（三）机器人辅助 ESD 对患者和医师的获益

1. **对患者的益处**　机器人辅助 ESD 为患者带来了诸多显著的益处，犹如为患者的健康之路点亮了一盏明灯。在手术精准度和安全性方面，机器人的优势尽显。以 Flex 手术机器人系统为例，其机械臂的设计独具匠心，能够在 3D 高清可视化的加持下，实现极为精准的抓取、切割和缝合操作。在进行 ESD 时，医师通过操作主手控制机械臂，能够精确地定位病变组织，如同在微观世界里进行一场精准的"捕猎"，准确地将病变组织从周围正常组织中分离出来，极大地提高了手术的精准度。这种精准的操作有效地降低了病变残留的风险，就像一位技艺精湛的工匠，将每一个细节都处理得恰到好处，确保了手术的彻底性，为患者的康复奠定了坚实的基础。

　　在降低并发症风险方面，机器人辅助 ESD 同样表现出色。以 STRAS 系统为例，它在动物实验中的表现令人瞩目，手术穿孔率显著低于传统内镜手术。该系统的操作臂能够在狭小的胃肠道空间内灵活运动，并且能够根据病变组织的位置和形状，自动调整操作的力度和角度，避免了因操作不当而导致的穿孔等并发症。在实际手术中，机器人的精准操作能够减少对周围组织的损伤，降低出血的风险。就像在脆弱的胃肠道"迷宫"中穿梭，机器人能够小心翼翼地避开血管和其他重要组织，确保手术的安全性，让患者在手术过程中更加安心。机器人辅助 ESD 还能够显著缩短患者的住院时间。传统的 ESD 由于手术难度大、风险高，患者术后需要较长时间的恢复和观察。而机器人辅助 ESD 凭借其精准、安全的优势，患者术后恢复更快。据相关研究统计，接受机器人辅助 ESD 的患者，住院时间相比传统手术平均缩短了 2～3d。这不仅减轻了患者的经济负担，让患者能够更快地回归正常生活，还提高了医院的床位周转率，使更多的患者能够及时得到治疗，充分体现了机器人辅助 ESD 在优化医疗资源利用方面的重要价值。

　　2. 对医师的帮助　机器人辅助 ESD 为医师的手术操作提供了强大的支持，极大地改善了手术视野，降低了操作难度，宛如为医师配备了一位得力的助手。在改善手术视野方面，机器人的机械臂发挥了关键作用。以 MASTER 系统为例，其抓钳臂能够精准地提起病变组织，就像一只灵活的"手"，将手术视野充分暴露出来。在进行黏膜下剥离时，抓钳臂的稳定提拉使得医师能够清晰地看到病变组织与正常组织的边界，避免了因视野不清而导致的误操作。这种清晰的视野让医师在手术中能够更加精确地操作，提高了手术的成功率。

　　机器人辅助 ESD 还能够降低医师的操作难度。传统的 ESD 需要医师具备高超的内镜操作技术和丰富的经验，对医师的要求极高。而机器人的出现，使得手术操作更加接近医师的直觉。以 PETH 系统为例，其机械臂的运动由操作主手精确控制，主手操作方向与机械臂运动方向同步，就像操控自己的手臂一样自然流畅。医师通过操作主手，能够轻松地控制机械臂进行多方向的牵引和抓取，实现对病变组织的精准操作。这种直观、便捷的操作方式大大降低了手术的难度，使得医师能够更加专注于手术的关键步骤，提高了手术的效率和质量。

　　机器人辅助 ESD 还能够提升医师的操作精准度和效率。在传统 ESD 中，由于手术器械自由度低、缺乏力感知，医师在操作时难以精确控制手术器械的力度和动作。而机器人配备了先进的传感器和控制系统，能够实现对手术器械的精确控制。以 DREAMS 系统为例，其柔性手术执行器能够根据医师的指令，实现微小的位移和角度调整，确保手术操作的准确性。在进行黏膜下剥离时，机器人的精准操作能够减少对周围组织的损伤，提高手术的效率。同时，机器人还能够实时监测手术器械与组织之间的相互作用力，并将这些信息反馈给医师，让医师能够及时做出调整，进一步提高了手术的精准度和安全性。

（耿欣宇　崔希威）

第二节　机器人辅助 ESD 分类及新进展

一、机器人辅助 ESD 分类

（一）专用型消化内镜机器人

1. STRAS 系统　STRAS（subperichondrial transseptal）系统是一款极具创新性的专用型消化内镜机器人，在机器人辅助 ESD 领域展现出独特的技术优势和应用潜力。该系统的第一代（STRAS V1）由法国研究人员基于 Anubiscope 平台于 2013 年报道，经过不断的研发和改进，2017 年 Zorn 等推出了 STRAS V2，在性能和功能上实现了进一步的提升。

STRAS 系统的内镜模块设计精巧，主要由 1 条主镜和 2 个操作臂构成。主镜的远端配置与标准内镜相似，配备了摄像头、照明系统和气水通道。摄像头能够捕捉手术部位的高清图像，为医师提供清晰的视野。照明系统则确保手术区域光线充足，便于医师观察病变组织；气水通道可用于冲洗和清除手术过程中产生的血迹和分泌物，保持视野的清晰。2个柔性操作臂从主镜头端两侧的专用通道伸出，外缘设有流线型保护壳，这一设计有效地避免了进镜过程中对周围组织的损伤，确保了手术的安全性。当操作臂伸出后，它们可向内弯曲形成环形，巧妙地构成手术所需的操作三角。各系统之间紧密协同，共可提供 10个自由度的精细操作，这使得医师能够在狭小的胃肠道空间内进行精准的手术操作，实现对病变组织的精确抓取、切割和缝合。

在动物实验中，STRAS 系统表现出色。研究团队进行了 12 只动物 ESD 实验，结果显示，STRAS V2 系统的平均剥离时间为 34.25min，范围在 4 ～ 93min。其剥离速度达到 (64.44 ± 34.88) mm^2/min，明显高于传统内镜的 (35.95 ± 18.93) mm^2/min。这表明 STRAS 系统能够更高效地完成病变组织的剥离，缩短手术时间。在手术安全性方面，STRAS V2 系统的手术穿孔率仅为 1/12，而使用标准内镜的穿孔率为 8/16，STRAS 系统的穿孔率显著降低，充分展示了其在提高手术安全性方面的优势。此外，实验过程中 STRAS V2 系统组出现了上升式学习曲线，这意味着随着手术次数的增加，医师对该系统的操作熟练度不断提高，手术效果也会越来越好，虽然尚未观察到峰值，但这一趋势为其在临床应用中的进一步发展提供了有力的支持。

STRAS 系统相较传统消化内镜，在进行 ESD 时具有诸多显著优势。它能够实现操作三角，这是传统内镜所难以企及的。操作三角的形成使得手术操作更加灵活，医师能够从不同角度对病变组织进行操作，提高了手术的精准度和效率。该系统的组装简便快捷，两人合作安装仅需约 10min，大大节省了手术准备时间。在手术操作过程中，仅需单人即可完成，减少了对助手的依赖，提高了手术的独立性和可控性。STRAS 系统还可提供 3 个末端执行器，分别实现抓取、切割和创面缝合功能，这使得手术过程更加连贯，能够有效节约手术时间，充分满足手术所需的灵巧性及精确性。

然而，STRAS 系统也存在一些局限性。该系统需要完全重新生产特殊的内镜，无法与传统内镜灵活组装，这使得制造成本较高，限制了其在临床中的广泛应用。系统原型机柔性部分的长度为 65cm，经肛仅能到达降结肠或经口到达近端胃，无法完成更远部位病变的切除，这在一定程度上限制了其应用范围。目前该系统仅处于临床前试验阶段，尚无临床研究数据，其在人体中的安全性和有效性还需要进一步的验证和研究。

2. 仿生柔性机器人系统　仿生柔性机器人系统是一种融合了仿生学原理和先进机器人技术的专用型消化内镜机器人，为机器人辅助 ESD 带来了新的思路和方法。该系统由中国香港 Yeung 等于 2014 年设计发明，其主系统为美国 USGI 医疗公司的"Transport"内镜平台及 2 条仿人手腕的机械臂，这种独特的设计使其在性能和功能上具有一些独特的优势。

"Transport"内镜平台是仿生柔性机器人系统的核心组成部分之一，它具有 2 个自由度，可使末端固定在任何方向，为手术操作提供了稳定的基础。该平台还具有 4 条工作通道，其中 2 条直径为 6mm，供手术所需的机械臂通过，确保机械臂能够顺利到达操作部位；另两条直径为 4mm，允许手术所需的视频光源通过，保证了手术视野的清晰。2 条仿人手腕的机械臂则是该系统的关键执行部件，它们能够模仿人类手腕的动作，实现灵活的操作。

在离体猪胃组织上进行的实验研究中，仿生柔性机器人系统展现出了一定的可行性和有效性。参加实验的 2 名内镜医师可顺利切除 75%～85% 的标记黏膜病变，并均在 30min 内完成。这表明该系统能够在一定程度上满足 ESD 手术的要求，为临床应用提供了初步的支持。与 STRAS 系统相比，仿生柔性机器人系统具有一些独特的优势。机械臂均位于"Transport"内镜平台套管内，这一设计可有效防止进镜过程中的组织损伤，提高了手术的安全性。执行器末端可被套管有效固定，增加了机械臂的稳定性，从而进一步提高了手术的安全性。在进行病变组织剥离时，稳定的机械臂能够更加精准地操作，减少对周围组织的损伤。

然而，仿生柔性机器人系统也存在一些不足之处。该系统无法用于常规胃肠道检查，应用该系统进行 ESD 前需先使用普通内镜进行检查，发现病变后再更换该机器人系统进行病变切除，这增加了手术的复杂性和时间成本。受通道内径限制，该系统所用的视频内镜较小，无法观察到机器人手臂以外的视野，影响了手术医师对病变及其周围环境的整体认知，增加了手术风险。在手术过程中，医师可能无法全面了解病变周围的情况，从而影响手术决策和操作的准确性。目前该系统仅有用于体外动物的观察实验操作数据，缺乏对照试验研究，其实用性尚有待于进一步证实，需要更多的研究和实验来验证其在临床应用中的效果和安全性。

3. Flex 手术机器人系统　Flex 手术机器人系统是一款在机器人辅助 ESD 领域具有重要影响力的专用型消化内镜机器人，其起源于美国卡耐基梅隆大学 Amir 等设计的应用于心脏外科微创手术的一种蛇形手术机器人系统。经过多次改进和优化，该系统逐渐应用于头颈部手术，并于 2017 年获得美国食品药品监督管理局（FDA）批准应用于消化系统 ESD，为消化道早癌的治疗提供了新的技术手段。Flex 手术机器人系统的内镜模块包含 1 条主镜和 2 个直径 4mm 的外挂通道，柔性操作臂通过外挂通道到达操作部位。这种设计使得操作臂的运动更加灵活，能够在更大范围内进行操作。机械臂可以活动近 180°，并可在 3D 高清可视化下进行抓取、切割和缝合。3D 高清可视化技术为医师提供了更加清晰、直观的手术视野，医师能够更加准确地判断病变组织的位置和边界，从而实现更加精准的手术操作。

在 2019 年进行的一项针对无 ESD 经验医师的随机对照研究中，Flex 手术机器人系统展现出了相较于传统 ESD 的显著优势。在完全切除率方面，机器人组达到了 100%，而常规 ESD 组仅为 50%，两组之间存在极显著差异（$P < 0.001$）。这表明 Flex 手术机器人系统能够更有效地切除病变组织，提高手术的成功率。在穿孔率方面，虽然传统 ESD 组较机器人组有上升趋势（60% 比 30%），但由于样本量较少，差异无统计学意义（$P=0.18$）。随着样本量的增加，这种差异可能会更加明显，进一步证明 Flex 手术机器人系统在降低穿孔率方面的优势。在手术时间方面，Flex 组总手术时间显著减少，为（34.1±19.14）min，而常规 ESD 组为（88.6±31.40）min，差异具有统计学意义（$P=0.001$）。Flex 组黏膜切开时间也有加快的趋势，为（6.3±2.72）min，常规 ESD 组为（9.2±3.42）min（$P=0.06$），黏膜下剥离时间明显缩短，Flex 组为（27.8±18.38）min，常规 ESD 组为（79.4±30.70）min（$P=0.002$）。这充分说明 Flex 手术机器人系统能够显著缩短手术时间，提高手术效率。Flex 的优势还体现在操作者主观满意度评分上，表现为身体疲劳度、时间需求及挫败感的减少。这是因为机器人辅助手术操作更加精准、稳定，减少了医师的操作难度和工作量，使得医师在手术过程中更加轻松、自信。

相较 STRAS 系统，Flex 手术机器人系统同样需要重新生产特殊的内镜，但它仅由一名操作者即可控制完成操作，减少了对操作人员的需求，提高了手术的独立性和可控性。Flex 的机械臂更靠外侧，未设置保护壳，从专用外化套管中伸出，其活动不再受末端壳的限制，灵活度更高。在进行复杂的手术操作时，Flex 的机械臂能够更加自由地运动，实现更加精准的操作。

然而，Flex 系统仍存在一些局限性。它仍然需要使用特制直肠端口进行适当的密封，以维持充气，这增加了手术的复杂性和准备时间。机器人内镜的工作长度相对较短，仅允许切除距离肛门边缘 25cm 及以内的病变，限制了其应用范围，对于距离肛门较远的病变，无法进行有效的治疗。该系统虽已获得 FDA 批准，但目前暂无活体动物及临床研究数据，其在实际临床应用中的安全性和有效性还需要进一步的验证和研究。

（二）普通消化内镜整合型机器人

1. 主从式腔道内镜机器人（MASTER）系统　主从式腔道内镜机器人（master and slave transluminal endoscopic robot，MASTER）系统于 2008 年由新加坡 Phee 等设计发明，其主系统安装在双通道治疗内镜上，是一款具有创新性的普通消化内镜整合型机器人。由于第 1 代 MASTER 从属机械臂为多关节铰链式，自由度受限，在面对复杂手术操作时存在一定的局限性。为了提升其灵活性，仿人体前臂改进的二代 MASTER 操作臂由串联式改为并联式，这一改进使得自由度显著增加，能够更好地满足手术中的复杂操作需求。其末端执行器包括一个独特设计的"L"形钩刀和一个抓钳。在手术过程中，抓钳臂发挥着重要作用，它负责稳稳地提起病变组织，如同一只精准的"手"，将病变组织轻轻拉起，辅助暴露手术视野，为医师进行黏膜下病变剥离提供了良好的操作条件。而钩刀操作臂则专注于完成黏膜下病变剥离的关键任务，它沿着病变组织与正常组织的边界，进行精细的切割操作,如同一位技艺精湛的雕刻师,将病变组织从周围正常组织中小心翼翼地分离出来。Ho 等在 2010 年进行的一项动物实验中,对 MASTER 系统的性能进行了验证。实验结果显示,MASTER 可有效提高 ESD 的可行性和安全性。在实验过程中,MASTER 系统的机械臂能够准确地完成抓取和切割动作,为手术提供了稳定的支持,降低了手术的风险。Phee 等在 2012 年进行的一项多中心前瞻性研究,进一步证实了 MASTER 系统在临床应用中的有效性。该研究纳入了 3 例来自印度中心、2 例来自中国香港中心的早期胃癌患者,所有患者均成功完成 MASTER 辅助下的 ESD,平均黏膜下剥离时间为 18.6min,这表明 MASTER 系统能够高效地完成手术操作,缩短手术时间。术中仅出现 1 例出血,经止血治疗于术后第 3 天好转出院,病变切缘均阴性,术后为期 30d 的随访均未观察到任何并发症,内镜复查未发现残留或复发的肿瘤。这些结果充分证明了 MASTER 系统在治疗早期胃癌方面的安全性和有效性,为患者提供了可靠的治疗选择。

　　MASTER 系统具有显著的优势。它可与普通内镜组装使用,无须重新生产新型内镜,这大大降低了使用成本,提高了其通用性。MASTER 二代系统在柔性内镜检查中模仿人手臂改进了机械臂,提高了术中操作的自由度,能更加充分地暴露手术视野,有效降低出血、穿孔等常见并发症的发生率。然而,该系统也存在部分局限性。术中需要机械臂提拉、切割功能以外的操作时,需从患者身上取出机器人镜身,更换普通内镜进行操作,这在一定程度上增加了手术的复杂性和时间成本。

　　2. 经肛内镜黏膜下切除(TASER)系统　经肛内镜黏膜下切除(trans-anal submucosal endoscopic resection,TASER)系统起源于经肛门内镜微创手术(trans-anal endoscopic microsurgery,TEMS),于 2013 年由英国 Saunders 等报道,并成功应用于临床,为复杂直肠病变的治疗提供了新的解决方案。

　　该系统由 GelPoint 平台、1 条治疗内镜(GIFH260)和 2 个腹腔镜器械组成。GelPoint 平台提供了 3 个密封的直肠入口,为手术器械的进入提供了通道,同时保证了手术过程中的密封性,防止气体泄漏。治疗内镜负责提供手术视野、气体注入和切除或止血设备,其高清摄像头能够清晰地捕捉手术部位的图像,为医师提供准确的视觉信息;气体注入功能可使肠道膨胀,便于医师观察和操作;切除或止血设备则用于对病变组织进行处理。腹腔镜器械则承担着进行组织回收、缝合、夹闭或切割的重要任务,它们在医师的操作下,能够精准地完成各种手术动作,确保手术的顺利进行。

　　Tsiamoulos 等进行的一项单中心观察队列研究,对 TASER 系统在临床应用中的效果进行了评估。该平台应用于 17 例常规内镜治疗失败的复杂直肠息肉样病变患者,这些患者的息肉平均直径达到 88mm,治疗难度较大。然而,TASER 系统展现出了强大的治疗能力,16 例(94%)患者完全切除,平均切除时间为 185min,范围在 65 ~ 480min。术后均无明显穿孔,仅有 1 例患者术后有轻微出血。这些结果表明,TASER 系统在治疗复杂直肠息肉方面具有较高的成功率和安全性,能够有效地解决常规内镜治疗失败的问题,为患者带来了新的希望。

　　TASER 系统具有组装简单、设备轻巧、易于移动、实用性强等优点。其简单的组装方式使得医师能够快速搭建手术系统,节省手术准备时间;轻巧的设备便于在手术室内移动,提高了手术的灵活性；强大的实用性使其能够适应不同患者的治疗需求。根据上述试验研究结果，TASER 在未来有可能成为普通内镜下难以治疗的复杂直肠息肉的新型治疗方式。但该系统目前的应用仅限于直肠，这在一定程度上限制了它的应用及推广范围，无法满足其他部位病变的治疗需求。

3. 便携式内镜机器人（PETH）系统　便携式内镜机器人（portable endoscopic tool handler，PETH）系统于 2019 年由韩国 Hwang 等设计提出，是一款具有创新性的普通消化内镜整合型机器人，为内镜黏膜下剥离术带来了新的技术突破。PETH 主系统由普通内镜与 1 条或 2 条机械臂构成，机械臂采用外挂式设计，这一设计使得机械臂的安装和拆卸更加便捷。机械臂可以实现两个独立的每个方向超过 100°的弯曲，这种高灵活性的设计使得机械臂末端能够轻松到达内镜可视范围内的任何点，实现多方向牵引和抓取。每个机械臂的运动都由操作主手精确控制，主手操作方向与机械臂运动方向同步，就像操控自己的手臂一样自然流畅，大大增加了内镜医师对机械臂的操控性及操作灵活性。PETH 还开发了图形模拟器，可显示机器人臂在胃肠道中的位置，这对于辅助完成机器人臂在内镜视野之外的操作非常有帮助，就像为医师提供了一个"透视眼"，让医师能够清晰地了解机械臂的位置和运动状态。

在离体猪胃模型上的体外实验中，PETH 系统展现出了显著的优势。实验数据显示，PETH 在牵引、张力控制和抓取方面均具有明显优势。PETH -ESD 的黏膜下剥离时间及总手术时间均明显短于传统 ESD，前者 $P=0.003$，后者 $P=0.011$，这表明 PETH 系统能够更高效地完成手术操作，缩短手术时间。传统剥离中视野不佳的时间比率为 20%，而 PETH 组为 0，充分显示出 PETH 对手术视野暴露的优势，能够为医师提供清晰的手术视野，便于操作。PETH-ESD 的解剖速度明显比传统 ESD 快 2.5 倍以上（$P < 0.001$），且 PETH- ESD 中病例均实现整块切除且无穿孔发生，这进一步证明了 PETH 系统在提高手术效率和安全性方面的卓越性能。

然而，PETH 系统也存在一些不足之处。由于附加机械臂，使得内镜直径增大，约为 15mm，而传统内镜直径为 9 ～ 13mm，这降低了患者内镜下治疗的耐受性，可能会给患者带来更多的不适。Hwang 等进行的离体实验数据显示，与传统 ESD 相比，在 PETH-ESD 中，标本的切除面积较大（$P=0.022$）；切除标本的总黏膜下厚度稍大（总厚度 $P=0.448$，黏膜下厚度 $P=0.118$）。笔者认为，这可能与手术医师操纵机械臂时缺乏压力感受有关，换言之，可能与机械臂尖端缺乏压力监测有关。另外，该系统目前仅有体外猪胃模型研究数据，进入临床使用支持证据尚不足，还需要更多的临床研究来验证其安全性和有效性。

4. 基于旋转关节的辅助内镜机器人（REXTER）系统　基于旋转关节的辅助内镜机器人（revolute joint-based auxiliary transluminal endoscopic robot，REXTER）系统是一种具有创新性的普通消化内镜整合型机器人，于 2019 年由韩国 Kim 等设计发明，为内镜黏膜下剥离术提供了新的技术支持。

该系统机械臂呈串联式安装在通用内镜（GIF-2T240）上，机械臂有 2 个连杆，每个连杆长度为 15mm，并有 4 个自由度来完成手术所需的复杂操作。这 4 个自由度使得机械臂能够在不同方向上进行灵活运动，为医师提供了更多的操作选择，能够更好地适应手术中的各种复杂情况。

Kim 等进行的一项体外实验对 REXTER 系统的性能进行了验证。实验结果显示，在 ESD 操作经验丰富组中，使用传统方法及机器人辅助方法的平均手术时间差异无统计学意义；ESD 操作新手组亦如此。但两组参加实验人员均显示，使用机器人辅助的方法，操作时间均随着实验的进行而缩短，这表明随着操作次数的增加，医师对 REXTER 系统的熟悉程度不断提高，能够更加高效地完成手术操作。在 ESD 操作新手组中，手术穿孔率明显降低（1/10 比 6/10），手术安全性明显提高。这充分证明了 REXTER 系统在提高手术安全性方面的显著优势，尤其是对于经验不足的医师，能够有效降低手术风险，保障患者的安全。

REXTER 与 TASER、PETH 类似，均可根据手术需要，灵活地与普通内镜进行组装或拆卸，系统组装简单，使用便捷。这一特点使得医师能够根据不同的手术需求，快速搭建和调整手术系统，提高了手术的灵活性和效率。但与 MASTER、TASER 及 PETH 相比，该系统存在一定的不足，其仅能在术中进行组织牵拉，无法实现切开、缝合、术中止血等操作，不利于术中并发症的处理。在面对出血等突发情况时，无法及时进行止血操作，可能会影响手术的顺利进行。该系统目前仅在离体动物模型中显示出 ESD 操作经验丰富者与 ESD 操作新手在手术安全性和效率方面的差异，仍需更多的实验数据支持该系统的临床推广，以验证其在临床应用中的有效性和安全性。

二、机器人辅助 ESD 新进展与未来展望

（一）机器人辅助 ESD 新进展

1. 新型机器人系统的研发

（1）DREAMS 系统：随着科技的飞速发展以及对消化道早癌治疗效果和安全性要求的不断提高，研发新型消化内镜微创手术机器人已成为当务之急。DREAMS（dual-arm robotic endoscopic assistant for minimally invasive surgery，双机械臂机器人内镜微创手术辅助系统）系统应运而生，旨在解决传统 ESD 手术中存在的操作难度大、视野暴露不佳及手术器械自由度低等问题，为消化道早癌患者提供更加安全、有效的治疗方案。DREAMS 系统是一种柔性、双臂、主从操作的内镜机器人系统，由柔性双通道内镜、柔性手术执行器（从手）、操作主手、六自由度定位臂和控制系统组成。柔性双通道内镜具备成像、吸引、副送水、充气、冲洗镜头等功能，通过操作手轮，可实现蛇管上、下、左、右四个方向的摆动，摆动角度可达上 210°、下 90°、左 100°、右 100°，前端部外径 11.8mm，集成有双工作通道、超细双照明光纤、微型 CCD 成像镜头、水气喷嘴和副送水口，工作通道分别为 3.8mm 和 2.8mm，插入部有效工作长度 > 1030mm，能够覆盖食管、胃、结肠。柔性手术执行器分为左手和右手，左手为夹钳，集成于柔性操作臂末端；右手为电刀，集成于柔性并联腕关节末端。操作主手为串联式结构，分为左手和右手，分别控制左右从手的运动，具有 3 个位置自由度和 3 个姿态自由度，左主手还具有第 7 个自由度，用于控制左从手末端夹钳的开合。六自由度定位臂用于承载双通道内镜及柔性手术执行器，具有 3 个位置自由度和 3 个姿态自由度，其运动可以利用控制面板实现，也可以通过自由拖拽实现。

在应用前，DREAMS 系统进行了严格的生物相容性测试和电气安全测试。生物相容性测试结果显示其不会导致皮肤过敏和皮内反应，无潜在的细胞毒性，具有良好的生物相容性；电气安全测试结果显示接地阻抗、漏电流及电介质强度均满足国家标准。在离体猪胃实验中，选用新鲜剥离的健康猪胃作为模型，设计不同大小的类圆形病变 10 个，由 2 名内镜医师独自完成内镜下剥离操作。结果显示，10 例机器人辅助下的 ESD 均顺利完成，10 个病变均实现整块切除，病变直径（22.34±2.39）mm，剥离时间（15.00±8.90）min，剥离速度（141.79±79.12）mm²/min，平均每个病变需要夹取 4.2 次，共有 4 例（40.0%）ESD 出现肌层损伤，无一例穿孔发生。

与现有的消化内镜手术机器人相比，DREAMS 系统具有明显的优势。其直径小，外观光滑，内镜系统与传统内镜相似，无外置工作通道，前端部外径为 11.8mm，不会额外增加黏膜损伤的风险。整体长度超过 1.3m，可以覆盖食管、胃、结肠。根据左右从手不同功能，设计不同结构，左从手为夹钳，集成于刚度可变的柔性臂，可根据手术需要改变刚度，多自由度柔性臂可通过外展和内收形成操作三角，便于手术视野的暴露，右从手为电刀，集成于尺寸小、运动范围大的腕关节，控制简单，覆盖病变范围广。

然而，DREAMS 系统也存在一些不足之处。该研究仅完成 10 例 ESD 手术，且机器人仅在黏膜下剥离阶段应用，今后还需要样本量更大的随机对照研究验证机器人在 ESD 全过程中的应用效果；内镜系统未实现主从控制，手术过程中需要一名助手配合进行内镜微调，第二代机器人将设计内镜自动控制系统，以节省人力，提高手术效率。内镜系统仅设计两个工作通道，ESD 手术过程中如使用其他器械需要进行器械替换，延长手术时间，第二代机器人将综合考虑机器人的尺寸和使用效率，对工作通道的数量和排布进行进一步设计和优化。

（2）EndoFaster 消化内镜手术机器人系统：EndoFaster 消化内镜手术机器人系统是近年来在机器人辅助 ESD 领域的又一重要研发成果，由国内相关科研团队经过多年的潜心研究和技术攻关而推出。该系统致力于为消化道早癌手术治疗提供更加高效、精准的解决方案，其研发过程充分融合了先进的机械设计、电子控制、图像处理等技术，旨在突破传统 ESD 手术的局限，提升手术治疗效果。EndoFaster 系统在设计上具有独特的特点。它采用了创新的机械结构设计，机械臂具备多个自由度，能够在复杂的消化道环境中灵活运动。其运动精度极高，可实现亚毫米级别的精确操作，这使得医师在进行病变组织切除时，能够更加精准地控制手术器械，减少对周围正常组织的损伤。该系统还配备了先进的视觉系统，采用高清摄像头和智能图像识别算法，能够实时获取手术部位的清晰图像，并对病变组织进行精确识别和定位。通过对图像的分析和处理，系统能够为医师提供更加准确的手术导航信息，帮助医师更好地完成手术操作。

在临床应用方面，EndoFaster 系统展现出了显著的优势。在一些初步的临床试验中，该系统表现出了较高的手术成功率和病变切除的完整性。与传统 ESD 相比，使用 EndoFaster 系统进行手术的患者，其手术时间明显缩短，这不仅减少了患者的麻醉时间和手术风险，还提高了医院的手术效率。在降低并发症发生率方面，EndoFaster 系统也表现出色。由于其精准的操作和良好的视野暴露，能够有效避免手术过程中对周围组织的误伤，降低出血、穿孔等并发症的发生概率，为患者的术后恢复提供了有力保障。

EndoFaster 系统还注重人机交互的设计。操作界面简洁直观，医师能够通过操作手柄轻松控制机械臂的运动，实现对手术器械的精确操作。系统还具备实时反馈功能，能够将手术器械的状态、组织的受力情况等信息及时反馈给医师，让医师能够根据实际情况进行调整，提高手术的安全性和成功率。在未来的发展中，EndoFaster 系统有望进一步优化和完善，通过不断改进技术和设计，提高系统的性能和稳定性。随着临床应用的不断推广，它将为更多的消化道早癌患者带来福音，推动机器人辅助 ESD 的进一步发展和普及。

2. 新型机器人的研发趋势　随着科技的飞速发展，机器人辅助 ESD 领域不断涌现出新的研发趋势，为消化道早癌的治疗带来了更多的可能性。在人工智能与机器人技术融合方面，呈现出蓬勃发展的态势。人工智能技术能够赋予机器人更加智能化的决策能力和自适应能力，使其能够根据手术中的实时情况，自动调整操作策略。通过对大量手术数据的学习和分析，人工智能算法可以识别出不同病变组织的特征，预测手术过程中可能出现的风险，并为医师提供相应的建议。在面对复杂的病变组织时，人工智能可以帮助机器人更准确地判断切割的深度和范围，避免对周围正常组织造成损伤，提高手术的安全性和成功率智能化手术规划与导航也是当前的重要研发方向之一。借助先进的医学影像技术和计算机算法，机器人可以在手术前对患者的病变部位进行三维建模，制订个性化的手术规划。在手术过程中，通过实时导航系统，机器人能够精确地引导手术器械到达病变部位，确保手术操作的精准性。例如，利用磁共振成像（MRI）和计算机断层扫描（CT）等影像数据，机器人可以构建出患者胃肠道的详细模型，标记出病变组织的位置和边界。在手术中，导航系统会根据实时的影像信息，为机器人提供精确的位置和方向指引，就像为手术器械安装了一个"导航仪"，使其能够在复杂的胃肠道环境中准确无误地进行操作。

多模态感知与反馈技术的发展也为机器人辅助 ESD 带来了新的突破。机器人通过集成多种传感器，如力传感器、视觉传感器、触觉传感器等，能够实现对手术环境的多模态感知。力传感器可以实时监测手术器械与组织之间的作用力，让医师能够精确控制操作力度；视觉传感器提供高清的手术视野，帮助医师清晰地观察病变组织；触觉传感器则模拟人体触觉，使医师能够感受到手术器械与组织的接触状态。这些多模态感知信息相互融合，为医师提供了更加全面、准确的手术反馈，使手术操作更加精准、安全。当机器人的操作臂接触到病变组织时，力传感器会将接触力的大小和方向反馈给医师，医师可以根据这些信息调整操作力度，避免过度用力导致组织损伤。视觉传感器和触觉传感器也会提供相应的信息，帮助医师更好地判断手术进展和组织状态。

3. 临床应用案例与效果分析

（1）临床应用案例介绍：在临床实践中，机器人辅助 ESD 已经取得了一些成功的应用案例，为消化道早癌患者带来了新的希望。美国的一家医院使用 Flex 手术机器人系统为一位早期胃癌患者进行了 ESD。手术过程中，医师通过操作主手控制机器人的机械臂，在 3D 高清可视化的辅助下，精准地定位病变组织。机械臂灵活地伸出，抓取病变组织的边缘，将其稳稳地提起，为黏膜下剥离创造了良好的视野。随后，医师利用机器人的切割和缝合功能，顺利地完成了病变组织的切除和创面的缝合。整个手术过程进展顺利，患者术后恢复良好，未出现明显的并发症。

在日本，一位医师使用 STRAS 系统为一位大肠侧向发育型肿瘤患者进行手术。STRAS 系统的操作臂迅速伸出，形成操作三角，准确地抓取病变组织。在剥离过程中，医师根据系统提供的高清图像，清晰地辨别病变组织与正常组织的边界，精细地进行切割操作。手术结束后，患者的病变组织被完整切除，术后恢复情况良好，经过一段时间的随访，未发现肿瘤复发的迹象。

中国的一家医院采用自主研发的 EndoPicasso 机器人系统为患者进行 ESD。该系统的外挂式机械臂与普通内镜整合使用，操作灵活。在手术中，机械臂能够根据医师的指令，快速到达病变部位，进行多方向的牵引和抓取。医师通过主端手柄实现对机械臂的精确控制，顺利地完成了手术。患者术后恢复较快，身体状况良好，手术效果得到了患者和医师的一致认可。

随着机器人辅助 ESD 的不断发展，越来越多的临床应用案例为其效果提供了有力的证据。在某知名医院的临床实践中，一位早期胃癌患者接受了机器人辅助 ESD。手术采用了先进的机器人系统，通过机械臂的精准操作，成功地将病变组织完整切除。手术过程中，机器人的高清成像系统为医师提供了清晰的视野，使得医师能够准确地识别病变组织与正常组织的边界，避免了对周围正常组织的损伤。术后，患者恢复良好，经过一段时间的随访，未发现肿瘤复发的迹象。这一案例充分展示了机器人辅助 ESD 在治疗早期胃癌方面的有效性和安全性。

在另一项临床研究中，对一组接受机器人辅助 ESD 的患者和一组接受传统 ESD 的患者进行了对比分析。结果显示，机器人辅助 ESD 组的手术时间明显缩短，平均手术时间比传统手术组减少了约 30%。在手术安全性方面，机器人辅助 ESD 组的出血和穿孔等并发症发生率也显著降低，出血发生率从传统手术组的 15% 降低到 5%，穿孔发生率从 10% 降低到 3%。此外，机器人辅助 ESD 组的病变完整切除率更高，达到了 95% 以上，而传统手术组的病变完整切除率为 85% 左右。这些数据表明，机器人辅助 ESD 在提高手术效率、降低并发症发生率和提高病变完整切除率等方面具有明显的优势。

还有一些临床案例展示了机器人辅助 ESD 在治疗复杂病变方面的独特优势。例如，对于一些位于胃肠道特殊部位的病变，如食管上段、十二指肠降部等，传统手术操作难度较大，而机器人辅助 ESD 能够通过其灵活的机械臂和精准的操作，成功地完成病变切除。在这些案例中，机器人能够克服传统手术器械的局限性，到达病变部位并进行精细操作，为患者提供了更好的治疗选择。通过这些临床应用案例和效果分析，可以看出机器人辅助 ESD 在消化道早癌治疗中具有广阔的应用前景，能够为患者带来更好的治疗效果和生活质量

（2）手术效果分析：通过对这些临床案例的分析，可以发现机器人辅助 ESD 在手术效果方面具有显著的优势。在手术时间方面，与传统 ESD 相比，机器人辅助手术明显缩短。以 Flex 手术机器人系统为例，在相关研究中，机器人组总手术时间显著减少，为（34.1±19.14）min，而常规 ESD 组为（88.6±31.40）min。这主要得益于机器人的精准操

作和高效的手术流程，能够快速地完成病变组织的定位、抓取和剥离，减少了手术中的操作失误和时间浪费。

在切除率方面，机器人辅助 ESD 也表现出色。在无 ESD 经验的医师中进行的一项随机对照研究显示，Flex 手术机器人系统组的完全切除率达到了 100%，而常规 ESD 组仅为 50%。机器人的精准定位和操作能够确保病变组织被完整切除，降低了病变残留的风险，提高了手术的彻底性。

在并发症发生率方面，机器人辅助 ESD 具有明显的优势。STRAS 系统在动物实验中显示出较低的穿孔率，在临床应用中也能够有效降低穿孔等并发症的发生。机器人的精准操作可以减少对周围组织的损伤，降低出血和穿孔的风险，提高手术的安全性，为患者的康复提供了更好的保障。

（二）机器人辅助 ESD 未来展望

1. 新型机器人系统的研发与探索　近年来，新型机器人系统的研发如雨后春笋般不断涌现，为机器人辅助 ESD 带来了新的活力和突破。其中，一些机器人系统在设计上进行了大胆创新，采用了全新的技术和理念，展现出独特的优势。

韩国的研究团队研发了一种新型的多关节柔性机械臂机器人系统。该系统的机械臂采用了特殊的材料和结构设计，具有更高的柔韧性和自由度。机械臂能够在胃肠道内自由弯曲和伸展，实现更加灵活的操作。与传统的机器人系统相比，这种多关节柔性机械臂机器人系统能够更好地适应胃肠道的复杂解剖结构，到达传统机器人难以触及的部位，为手术提供了更广阔的操作空间。在模拟手术实验中，该系统能够成功地完成对病变组织的精准抓取和剥离，展现出了良好的应用前景。

中国的科研人员则致力于开发一种基于人工智能辅助决策的机器人系统。该系统利用深度学习算法，对大量的手术病例数据进行分析和学习，能够实时识别病变组织的特征和边界，并根据手术情况为医师提供最佳的手术方案建议。在手术过程中，人工智能系统会实时监测手术进展，当遇到复杂情况时，能够迅速分析并提供相应的解决方案，帮助医师做出更加准确的决策。这种基于人工智能辅助决策的机器人系统，不仅提高了手术的精准度和安全性，还能够降低医师的工作压力，为机器人辅助 ESD 的智能化发展迈出了重要的一步。

除了上述新型机器人系统外，还有一些研究团队在探索将纳米技术、微机电系统（MEMS）等前沿技术应用于机器人辅助 ESD 中。这些技术的应用有望进一步提高机器人的精度和灵活性，为手术带来更加精细的操作。纳米技术可以用于制造更加微小、精准的手术器械，能够在微观层面上对病变组织进行操作；微机电系统则可以实现机器人的小型化和集成化，使其更加便于操作和应用。这些新型技术的不断涌现和应用，为机器人辅助 ESD 的未来发展提供了无限的可能。

2. 技术发展趋势与挑战

（1）技术发展趋势：在人工智能技术飞速发展的时代背景下，机器人辅助 ESD 正朝着智能化的方向大步迈进。人工智能算法能够对手术过程中获取的大量数据进行实时分析和处理，为手术决策提供精准的支持。通过深度学习大量的手术案例，人工智能系统可以识别不同病变的特征和手术风险，从而为医师提供个性化的手术方案。在面对复杂的胃肠道病变时，人工智能可以快速分析病变的位置、大小、形态及与周围组织的关系，帮助医师制订最佳的手术路径和操作策略，大大提高手术的精准度和成功率。

远程手术技术的兴起，为机器人辅助 ESD 带来了新的发展机遇。借助 5G 等高速通信技术，医师可以在远程控制手术机器人进行操作，实现医疗资源的跨地域共享。这意味着，即使在偏远地区，患者也能够享受到顶尖专家的手术治疗。在突发公共卫生事件或医疗资源短缺的情况下，远程手术技术能够发挥重要作用，确保患者得到及时的救治。医师可以通过远程操作机器人，为异地的患者进行 ESD，打破了地域限制，提高了医疗服务的可及性。力感知反馈技术是机器人辅助 ESD 发展的另一个重要方向。目前的手术机器人大多缺乏对手术器械与组织之间作用力的感知，而力感知反馈技术的应用可以弥补这一不足。通过在手术器械上集成力传感器，机器人能够实时感知手术过程中的力的变化，并将这些信息反馈给医师。医师可以根据力的反馈，更加精准地控制手术器械的操作力度，避免对组织造成过度损伤。在进行黏膜下剥离时，医师可以根据力感知反馈，准确判断组织的韧性和张力，从而调整剥离的速度和力度，提高手术的安全性和效果。

此外，机器人辅助 ESD 还将朝着小型化、便携化的方向发展。随着微机电系统（MEMS）技术和新材料的不断进步，未来的手术机器人有望体积更小、重量更轻，便于携带和操作。这将使机器人辅助 ESD 能够更加广泛地应用于基层医疗机构，为更多患者提供服务。小型化的手术机器人可以在更狭小的空间内进行操作，适应不同的手术环境，进一步拓展了机器人辅助 ESD 的应用范围。

（2）面临的挑战：机器人辅助 ESD 在发展过程中面临着诸多挑战，其中成本问题是制约其广泛应用的重要因素之一。目前，手术机器人的研发、生产和维护成本都非常高昂。一台先进的手术机器人价格动辄数百万甚至上千万元，这使得许多医疗机构难以承担。除了设备本身的成本，机器人辅助 ESD 还需要配备专门的手术室和专业的技术人员，这进一步增加了手术的成本。高昂的成本导致患者的治疗费用居高不下，限制了机器人辅助 ESD 的普及。

技术方面也存在一些亟待解决的问题。尽管机器人辅助 ESD 在不断发展，但目前的机器人系统在操作灵活性和精准度方面仍有待提高。在复杂的胃肠道解剖结构中，机器人的机械臂有时难以到达某些特殊部位，或者在操作过程中出现误差。此外，机器人的稳定性和可靠性也需要进一步增强，以确保手术的安全进行。在手术过程中，如果机器人出现故障或异常，可能会对患者造成严重的后果。

法规和伦理问题也是机器人辅助 ESD 面临的重要挑战。随着机器人在手术中的应用越来越广泛，相关的法规和伦理标准亟待完善。目前，对于机器人辅助手术的监管还存在一定的空白，如何确保机器人手术的安全性和有效性，以及如何界定手术中的责任归属等问题，都需要进一步探讨和明确。在伦理方面，机器人辅助手术也引发了一些争议，例如机器人是否会取代医师的角色，以及如何保护患者的隐私和权益等问题，都需要认真思考和解决。

3. 结论与展望　展望未来，机器人辅助 ESD 有望在多个方面取得重大突破，为消化道早癌治疗带来革命性的变化。随着技术的不断进步，机器人辅助 ESD 的应用范围将进一步扩大。除了现有的胃肠道早期肿瘤治疗，机器人还有望应用于其他消化道疾病的治疗，如消化道出血的止血治疗、消化道狭窄的扩张治疗等。机器人的精准操作和高安全性将为这些疾病的治疗提供新的选择，提高治疗效果和患者的生活质量。在提高手术效果方面，未来的机器人辅助 ESD 将更加注重精准性和个性化。通过结合人工智能、大数据等技术，机器人可以对患者的病情进行全面、精准的分析，为患者制订个性化的手术方案。在手术过程中，机器人能够实时监测手术进展，根据患者的具体情况调整操作策略，确保手术的精准实施，进一步提高病变的完整切除率，降低并发症的发生率。

机器人辅助 ESD 还将与其他先进技术实现深度融合。例如，与虚拟现实（VR）和增强现实（AR）技术结合，医师可以在手术前通过虚拟场景进行手术模拟，提前规划手术路径，提高手术的成功率；与 3D 打印技术结合，医师可以根据患者的具体情况，定制个性化的手术器械和植入物，提高手术的适配性和效果。这些技术的融合将为机器人辅助 ESD 带来更多的创新和发展机遇。随着机器人辅助 ESD 的不断发展和普及，其将对医疗行业产生深远的影响。一方面，它将推动医疗技术的进步，提高医疗服务的质量和效率；另一方面，它也将促进医疗资源的优化配置，使得更多患者能够享受到先进的医疗技术。机器人辅助 ESD 还将带动相关产业的发展，如机器人研发、生产、维护等，为经济增长注入新的动力。

机器人辅助 ESD，其优势、分类及新进展，充分揭示了该技术在消化道早癌治疗领域的重要价值。机器人辅助 ESD 凭借其显著的优势，为消化道早癌治疗带来了革命性的变革。在手术精准度方面，机器人的机械臂能够在 3D 高清可视化的支持下，实现亚毫米级别的精准操作，如同在微观世界里进行一场精密的"雕刻"，精确地切除病变组织，最大程度地降低病变残留的风险，为患者的康复奠定了坚实的基础。在安全性上，机器人辅助 ESD 大大降低了手术风险，减少了出血、穿孔等并发症的发生，让患者在手术过程中更加安心。从分类来看，专用型消化内镜机器人和普通内镜整合型机器人各具特色。专用型消化内镜机器人如 STRAS 系统，通过独特的设计，实现了操作三角，显著提升了手术的灵活性和精准度；Flex 手术机器人系统则在 3D 高清可视化下，展现出强大的抓取、切割和缝合能力。普通内镜整合型机器人如 MASTER 系统，能够与普通内镜灵活组装，有效提高了手术的可行性和安全性；PETH 系统则以其多方向牵引和抓取的优势，以及简洁的组装过程，为手术操作带来了极大的便利。

在新进展方面，新型机器人的研发不断取得突破，如 DREAMS 系统，其柔性、双臂、主从操作的设计，为 ESD 提供了更高效、更安全的解决方案。同时，人工智能和物联网技术的应用也为机器人辅助 ESD 带来了新的发展机遇，使得手术操作更加智能化、远程化。机器人辅助 ESD 作为消化道早癌治疗的重要发展方向，具有广阔的应用前景。它不仅能够为患者提供更优质的治疗效果，还能推动消化内镜手术技术的不断进步。随着技术的不断完善和临床经验的积累，相信机器人辅助 ESD 将在未来的消化道早癌治疗中发挥更加重要的作用，为更多患者带来健康和希望。

在技术突破方面，机器人辅助 ESD 有望实现操作的高度智能化。随着人工智能技术的不断发展，机器人将能够自动识别病变组织的边界、性质和周围血管分布，为医师提供更加精准的手术规划和操作建议。通过机器学习算法，机器人可以学习大量的手术案例，不断优化自身的操作策略，提高手术的成功率和安全性。力反馈技术也将取得更大进展，使医师在操作机器人时能够更加真实地感受到手术器械与组织之间的相互作用力，从而更加精确地控制手术力度，避免组织损伤。

在临床应用方面，机器人辅助 ESD 将得到更广泛的推广。随着技术的成熟和成本的降低，更多的医疗机构将能够开展这项手术，使更多的消化道早癌患者受益。机器人辅助 ESD 还将与其他治疗方法相结合，如内镜下射频消融、光动力治疗等，为患者提供更加个性化、综合化的治疗方案。机器人辅助 ESD 还将在远程医疗领域发挥重要作用，通过 5G 技术，专家可以远程操控机器人为偏远地区的患者进行手术，实现医疗资源的优化配置。

从产业发展角度来看，机器人辅助 ESD 市场前景广阔。各大医疗器械企业将加大研发投入，推出更多性能优异、价格合理的机器人产品。相关的产业链也将不断完善，包括机器人的研发、生产、销售、维护和培训等环节，将带动一批新兴产业的发展，创造更多的就业机会和经济效益。机器人辅助 ESD 还将促进医疗服务模式的创新，推动医疗行业向智能化、精准化方向发展。

（耿欣宇　崔希威）

参 考 文 献

李言民，郝思文，杨臻达，等，2016. 主从式胃镜介入机器人系统 [J]. 机器人，38(1):107-114.

彭丽华，刘浩，杨云生，等，2018. 软式内镜操控机器人 YunSRobot 在人体胃镜检查中的初步应用 [J]. 中华医学杂志，98(48):3963-3968.

万新月，于红刚，2017. 新型磁力锚导引系统在内镜黏膜下剥离术中应用的动物实验研究 (含视频)[J]. 中华消化内镜杂志，34(12):897-899.

王党校，张玉茹，王永光，等，2002. 机器人辅助内镜手术系统的设计与开发 [J]. 机器人，24(4):335-341.

吴文明，魏志，孙自勤，2016. 内镜下黏膜剥离术相关辅助牵引技术研究进展 [J]. 中华胃肠外科杂志，19(1):109-112.

杨笑笑，高沪昕，付士宸，等，2023. 消化内镜微创手术机器人系统的研发及其辅助离体猪胃内镜黏膜下剥离术的可行性评估 [J]. 中华消化内镜杂志，40(3):182-188.

张波，令狐恩强，柴宁莉，等，2018. 内镜黏膜下剥离术治疗胃黏膜病变术后复发相关因素分析 [J]. 中华消化内镜杂志，35(1):32-36.

AHN J Y, CHOI DK, CHOI J Y, et al., 2011. Transnasal endoscope-assisted endoscopic submucosal dissection for gastric adenoma and early gastric cancer in the pyloric area:a case series[J]. Endoscopy, 43(3):233-235.

CHIU P, HO K Y, PHEE S J, 2021. Colonic endoscopic submucosal dissection using a novel robotic system(with video)[J]. Gastrointest Endosc, 93(5):1172-1177.

DIANA M, CHUNG H, LIU KH, et al., 2013. Endoluminal surgical triangulation:overcoming challenges of colonic endoscopic submucosal dissections using a novel flexible endoscopic surgical platform:feasibility study in a porcine model[J]. Surg Endosc, 27(11):4130-4135.

DRAGANOV PV, WANG AY, OTHMAN MO, et al., 2019. AGA institute clinical practice update:endoscopic submucosal dissection in the United States[J]. Clin Gastroenterol Hepatol, 17(1):16-25.

DRAGANOV PV, AIHARA H, KARASIK MS, et al., 2021. Endoscopic submucosal dissection in North America:a large prospective multicenter study[J]. Gastroenterology, 160(7):2317-2327.

EBIGBO A, PROBST A, RÖMMELE C, et al., 2018. Step-up training for colorectal and gastric ESD and the challenge of ESD training in the proximal colon:results from a German Center[J]. Endosc Int Open, 6(5):E524-530.

EVANS JA, EARLY DS, CHANDRASKHARA V, et al., 2013. The role of endoscopy in the assessment and treatment of esophageal cancer[J]. Gastrointest Endosc, 77(3):328-334.

FUKAMI N, 2013. What we want for ESD is a second hand! Traction method[J]. Gastrointest Endosc, 78(2):274-276.

HO KY, PHEE SJ, SHABBIR A, et al., 2010. Endoscopic submucosal dissection of gastric lesions by using a Master and Slave Transluminal Endoscopic Robot(MASTER)[J]. Gastrointest Endosc, 72(3):593-599.

HWANG M, LEE SW, PARK K C, et al., 2020. Evaluation of a robotic arm-assisted endoscope to facilitate endoscopic submucosal dissection(with video)[J]. Gastrointest Endosc, 91(3):699-706.

JOHNSON PJ, RIVERA SERRANO CM, CASTRO M, et al., 2013. Demonstration of transoral surgery in cadaveric specimens with the medrobotics flex system[J]. Laryngoscope, 123(5):1168-1172.

KAAN HL, HO KY, 2020. Robot-assisted endoscopic resection:current status and future directions[J]. Gut Liver, 14(2):150-152.

KIM BG, CHOI HS, PARK SH, et al., 2019. A pilot study of endoscopic submucosal dissection using an endoscopic assistive robot in a porcine stomach model[J]. Gut Liver, 13(4):402-408.

KOBAYASHI T, GOTOHDA T, TAMAKAWA K, et al., 2004. Magnetic anchor for more effective endoscopic mucosal resection[J]. Jpn J Clin Oncol, 34(3):118-123.

LEE B I, 2013. Debates on colorectal endoscopic submucosal dissection-traction for effective dissection:gravity is enough[J]. Clin Endosc, 46(5):467-471.

MA MX, BOURKE MJ, 2018. Endoscopic submucosal dissection in the West:current status and future directions[J].Dig Endosc, 30(3):310-320.

MATSUZAKI I, MIYAHARA R, HIROOKA Y, et al., 2014. Simplified magnetic anchor-guided endoscopic submucosal dissection in dogs(with videos)[J]. Gastrointest Endosc, 80(4):712-716

NISHIZAWA T, YAHAGI N, 2017. Endoscopic mucosal resection and endoscopic submucosal dissection:technique and new directions[J]. Curr Opin Gastroenterol, 33(5):315-319.

OYAMA T, KIKUCHI Y, SHIMAYA S, 2002. Endoscopic mucosal resection using a hooking knife(hooking EMR)[J]. Stom Int, 37(9):1155-1161.

PETERS BS, ARMI JO PR, KRAUSE C, et al., 2018. Review of emergingsurgical robotic technology[J]. Surg Endosc, 32(4):1636-1655.

PHEE SJ, REDDY N, CHIU PW, et al., 2012. Robot-assisted endoscopic submucosal dissection is effective in treating patients with early-stage gastric neoplasia[J]. Clin Gastroenterol Hepatol, 10(10):1117-1121.

PHEE SJ, LOW SC, SUN ZL, et al., 2008. Robotic system for no-scar gastrointestinal surgery[J]. Int J Med Robot, 4(1):15-22.

PIMENTEL-NUNES P, DINIS-RIBEIRO M, PONCHON T, et al., 2015. Endoscopic submucosal dissection:European Society of Gastrointestinal Endoscopy (ESGE) guideline[J]. Endoscopy, 47(9):829-854.

SAITO Y, SUMIYAMA K, CHIU PW, 2017. Robot assisted tumor resection devices[J]. Expert Rev Med Devices, 14(8):657-662

SAUNDERS BP, TSIAMOULOS ZP, THOMAS H, et al., 2013. Rectal endoscopic submucosal dissection made easy:a solution to the retraction problem[J]. Gastroenterology, 145(5):939-941.

SESTINI L, ROSA B, DE MOMI ED, et al., 2021. A kinematic bottleneck approach for pose regression of flexible surgical instruments directly from images[J]. IEEE Robotics and Automation Letters, 6:2938-2945.

TSIAMOULOS ZP, WARUSAVITARNE J, FAIZO, et al., 2015. A new instrumental platform for Trans-Anal

Submucosal Endoscopic Resection(TASER)[J]. Gut, 64(12):1844-1846.

TURIANI HOURNEAUX D E MOURA D, AIHARA H, JIRAPINYO P, et al., 2019. Robot-assisted endoscopic submucosal dissection versus conventional ESD for colorectal lesions:outcomes of a randomized pilot study in endoscopists without prior ESD experience(with video)[J]. Gastrointest Endosc, 90(2):290-298.

YANG DH, JEONG GH, SONG Y, et al., 2015. The feasibility of performing colorectal endoscopic submucosal dissectionwithout previous experience in performing gastric endoscopic submucosal dissection[J]. Dig Dis Sci, 60(11):3431-3441.

YEUNG BP, CHIU PW, 2016. Application of robotics in gastrointestinal endoscopy:a review[J]. World J Gastroenterol, 22(5):1811-1825.

YOSHIDA M, TAKI ZAWA K, NONAKA S, et al., 2020. Conventional versus traction-assisted endoscopic submucosal dissection for large esophageal cancers:a multicenter, randomized controlled trial(with video)[J]. Gastrointest Endosc, 91(1):55-65.

YU KH, BEAM AL, KOHANE IS, 2018. Artificial intelligence in healthcare[J]. Nat Biomed Eng, 2(10):719-731.

ZORN L, NAGEOTTE F, ZANNE P, et al., 2018. A novel telemanipulated robotic assistant for surgical endoscopy:preclinical application to ESD[J]. IEEE Trans Biomed Eng, 65(4):797-808.

第六章
黏膜下注射与抬举技术

黏膜下注射液（submucosal injection solution，SIS）或黏膜下注射材料（submucosal injection material，SIM）对 ESD 有着至关重要的作用。黏膜下注射液由内镜下注射针注射至由疏松结缔组织构成的黏膜下层，其可以将病变与肌层分离，保证在不损伤固有肌层的前提下完成 ESD 的剥离过程，同时黏膜下液体形成的黏膜下液体垫也可以防止穿孔和出血等并发症的出现。目前常规于术前通过超声内镜检查以评估患者是否适合进行 ESD 手术，同样在黏膜下注射过程中可观察病灶是否具备抬举征，若无抬举征或抬举不良的病灶也可提示不适合 ESD 治疗或手术较为困难。

根据美国消化内镜学会（ASGE）的建议，理想的黏膜下注射液应包括以下特点：①提供厚的黏膜下液体垫（submucosal fluid cushion，SFC）；②在黏膜下可维持足够长的时间，保证 ESD 的顺利完成；③保证切除标本的完整性，从而完成正确的病理检测；④价格便宜，容易获得，便于保存；⑤对组织无毒性、无损伤；⑥容易注射。目前临床上的黏膜下注射液种类较多，但各具优缺点，使用何种黏膜下注射液需根据患者及手术医院的具体情况而定。

第一节　传统及新型黏膜下液体垫

一、传统黏膜下液体垫分类

传统液体垫是内镜黏膜下剥离术（ESD）中早期应用及研究的黏膜下注射溶液，主要用于在黏膜下层形成黏膜下液体垫，以抬高病变组织、分离黏膜与肌层，从而降低术中穿孔和出血风险。其核心功能是为术者提供清晰的操作视野和安全的剥离空间。注射黏膜下液体垫作为内镜黏膜下剥离术中一项关键辅助技术，液体垫性能直接关系到手术的安全性、效率及患者的术后恢复效果。目前传统液体垫的材料选择以安全性、操作便捷性和经济性为主要考量，但普遍存在液体吸收快、维持时间短、支撑力不足等局限性。接下来将详细介绍以下传统黏膜下液体垫。

（一）生理盐水

生理盐水（normal saline solution）价格便宜，非常容易获得，且保存条件简单，可以广泛使用。生理盐水中可加入少量肾上腺素（浓度约 0.005mg/ml）和靛胭脂（或亚甲蓝），肾上腺素能使局部血管收缩以止血及减少出血，而加用靛胭脂（或亚甲蓝）可使术者更容易分辨剥离范围，实时监测剥离的深度，减少穿孔等并发症的发生。但生理盐水的等渗性导致其产生的黏膜下抬升效果可在数分钟后消散，虽然也可以满足手术需求，但其需要重复注射来维持抬升高度。

（二）高渗盐水或高渗葡萄糖

高渗盐水（hypertonic solution of sodium chloride）或高渗葡萄糖（dextrose）价格便宜，比较容易得到，易于保存。由于高渗溶液渗透压高，进行黏膜下注射时，能够维持较为理想的高度，维持时间也远远优于生理盐水，注射的次数及数量也少于生理盐水，是较为理想的黏膜下注射液。但有相关文献报道,高渗溶液会对离体动物的黏膜及组织造成明显损伤，还有相关文献报道称高渗葡萄糖溶液在注射时可能引发跨壁炎症反应导致疼痛。但是到目前为止，很少有病理学家研究过有关继发于高渗溶液黏膜下注射损伤的内容。

（三）甘油果糖

甘油果糖（glycerol）也是一种高渗性的溶液，临床上静脉滴注用于治疗脑水肿等疾病。甘油果糖使用安全，对组织没有损伤性，价格相对便宜且容易获得，保存条件也比较简单，可以广泛使用。在进行黏膜下注射时，黏膜下液体垫能够维持理想的高度，维持时间也较长，注射次数及注射量也少于生理盐水，是一种理想的黏膜下注射液。但是，由于甘油果糖本身高黏度的特性导致其不易通过注射针注射，因此有相关文献报道可使用加压注射的方法（HybridKnife 水射流系统、Nestis Enki Ⅱ 系统等）进行注射，可以减轻高黏度注射的困难。甘油果糖是否也像其他高渗溶液一样可能会损伤黏膜及周围组织，从而影响切除标本的病理判断，甚至造成 ESD 术后较为严重的并发症，至今还没有明确文献报道。

（四）纤维蛋白原及自体血液

纤维蛋白原（fibrinogen）和自体血液（autologous blood）可作为黏膜下注射液。纤维蛋白原及自体血液均具有极佳的生物相容性，纤维蛋白原可以在血管损伤后转为纤维蛋白，可以起到止血的作用；血液中的红细胞成分可确保长时间的黏膜下抬高效果，促凝血成分可防止术后出血，自体血液也较易获得。在血液注射后，覆盖手术部位的凝块可防止出血及保护手术部位避免穿孔，有文献认为自体血液凝固后可作为结肠腔和腹腔之间的一种屏障。然而，他们也面临着一些限制，如污染的风险，以及注射延迟导致其凝固而产生的注射困难。同时有相关文献报道有患者因作为液体垫的血液渗漏而认为创面渗血，但实际检查后创面未有明显异常，因此作为液体垫的血液可能会影响术后并发症的判断。可能由于上述限制，近些年对纤维蛋白原及自体血液的相关研究较少。

（五）气体

虽然气体（gas）作为黏膜下注射材料（SIM）的研究较少，但也有其作为 SIM 中创新的方面。因 CO_2 可作为造影剂，最初有学者因其较高安全性而将其作为 SIM 进行相关研究,研究过程中发现使用 CO_2 作为 SIM 不仅具有较好的黏膜抬高效果及较长的持续时间，并且在通气后在黏膜下层的纤维结缔组织形成"蜂窝状结构"（又称为空泡样黏膜下结构），相关论文解释其形成原因应是由于气体扩散使黏膜下层纤维间隔扩张，这种结构的形成有利于 ESD 术中对病变的切除，这也是目前气体作为 SIM 主要研究热点。后因 CO_2 仍可被吸收导致持久性差和操作较难，从而提出将温敏的烷烃类气体作为 SIM 的研究，例如温敏异戊烷，其沸点为 27.8℃，在注射时低温为液体，在体温下逐渐汽化而持续释放气体，从而获得较好的黏膜抬升效果，也可产生"蜂窝状结构"，同时可以在汽化过程减低创面温度，达到减少出血的效果。烷烃类气体因其可以产生的独特的"蜂窝状结构"，且汽化吸热可以降低出血风险等优点，而具备较好的研究潜力，但其可燃性、生物安全性、临床可用性和剂量传递方面有待考究。

（六）透明质酸

透明质酸钠（sodium hyaluronate，SH）是一种稠厚的高黏性物质，具有良好的生物相容性，且其属于等渗性液体，具有良好的保水性。透明质酸注射后的黏膜抬升效果（抬升高度及持续时间）较好。透明质酸能长时间维持黏膜下层隆起，隆起的持续时间明显高于高渗溶液；与肾上腺素混合液注射后，局部滞留时间延长，并可以降低 ESD 剥离时出血的概率。但由于透明质酸的价格较高且不易保存，有学者提出超说明书使用价格较低且易获得的 0.4% 透明质酸钠组成的无菌泪滴溶液来代替原有的透明质酸，黏膜下抬升效果也不错，无明显的不良反应。SH 具有争议的是其安全性，有相关研究报道，在小鼠实验中使用透明质酸钠进行内镜解剖可能会刺激残留癌细胞的增殖，增加肿瘤复发的风险。但也有相关文献报道，对使用 SH 手术患者的随访研究显示，没有证据表明透明质酸钠刺激后残留肿瘤的生长。最近，可注射向黏膜下层 SH 的 Blueboost（Micro-Tech，Ann Arbor，Mich，USA）已于 2020 年获得美国 FDA 的批准，其是将 SH 预先填充在一个 10ml 注射器并与鲁尔锁接头（Luer-Lock connector）组成，见图 6-1，目前 Blueboost 中 SH 的具体浓度尚未公开披露，但也有文献提及一些内镜医师在注射器的使用过程中从鲁尔锁接头上滑落。

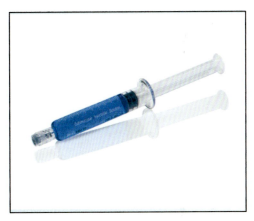

图 6-1 **透明质酸产品**

Blueboost 产品，SH 预充在 10ml 注射器并与鲁尔锁接头连接

二、新型黏膜下液体垫分类

上文介绍了传统的黏膜下液体垫的分类。接下来详细介绍新型注射黏膜下液体垫，其分类包括多糖及其类似物、水凝胶、化学聚合物等。

（一）多糖及其类似物

羧甲基淀粉钠（Na-CMS）最初广泛应用于内止血材料或药用赋形剂，其是由淀粉经化学改性而成，具有吸水、膨胀和止血的特性，因上述特性对其作为 SIS 进行研究。CMS 广泛应用于医药和食品领域。在药物制剂中，CMS 可代替明胶作为制作胶囊、片剂和糖霜的原料。它的化学性质包括吸水和膨胀，在冷水中迅速溶解，在吸收水分后，颗粒膨胀而不溶解或形成胶体溶液。有相关临床前试验中发现其在消化道黏膜下注射后会形成黏稠的凝胶。因此，有学者认为其有可能开发 CMS 作为一种新的黏膜下注射液用于内镜手术。现在已更近一步设计出一套注射系统（Endoclot® SIS 注射系统），其由一个装有 1g 羧甲基淀粉钠（Na-CMS）的刻度溶液瓶和一个螺旋注射器组成，见图 6-2。有相关文献将 Endoclot® SIS 注射系统与另两种注射系统（sigMAVisc™及 Eleview™）对比，结果表明 Endoclot® SIS 较后两者有更好的抬高效果。后续研究还有其他的淀粉类似物，如羟乙基淀粉（HAES 6%），均有不错效果。

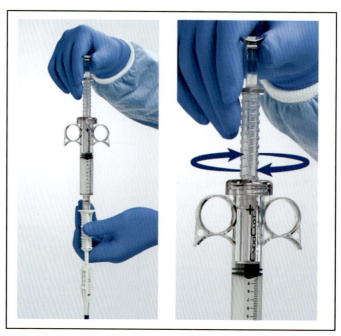

图 6-2　多糖类似物产品
Endoclot® SIS 注射系统

（二）水凝胶

水凝胶（hydrogel）作为黏膜下注射液（SIS）在黏膜下为三维凝胶形态，可为病变切除提供更为持久的病变抬起时间，成为近些年来黏膜下注射液的新的发展潮流。但是凝胶作为黏膜下注射液也有难点，高黏度的凝胶状态不易通过内镜下进行注射，所以凝胶作为 SIS 的理想状态为在注射时为较易注射的溶胶状态，在注射至黏膜下后通过改变条件使其转换成具有三维结构的凝胶，如何按照我们的意愿来进行溶胶 - 凝胶的转换，这是目前凝胶作为 SIS 所研究的核心问题，也是目前研究的热点。目前的凝胶研究方向有温敏型水凝胶、光敏型水凝胶、剪切稀化型水凝胶、交联型水凝胶及其他可注射的水凝胶类型。接下来简要介绍几种类型的水凝胶。

1. 温敏型水凝胶　可通过改变温度，实现溶胶状态到凝胶状态的转换。目前常见的温敏型水凝胶在低温时为较易注射的溶胶状态，人体温度下转为凝胶状态，从而得到较好的抬升效果，因壳聚糖具备相关的温敏及光响应性潜质，故这两者的研究有较多壳聚糖进行基团替换来进行相关的条件响应，温敏型有 PLGA-PEG-PLGA 三嵌段共聚物等，该共聚物在 30 ～ 35℃时黏度急剧增加，注射后可提供较高的黏膜下抬高效果，还有例如 NaHCO₃、K₂HPO₄ 和 β- 甘油磷酸二钠盐（β-GP）等各种类型的壳聚糖温敏水凝胶，可以在体温下原位形成凝胶。

2. 光敏型水凝胶　将溶胶 - 凝胶的转换条件定为光源，通过将低黏度水凝胶注射到黏膜下层，并通过内镜辅助通道用特定照射，原位形成水凝胶，但该方法需要额外的聚合时间，并且使内镜手术复杂化，同时光引起的部分化学反应导致不均匀的水凝胶，影响黏膜抬升效果，目前研究的有在 DMEM/F12 培养基中产生可光交联壳聚糖水凝胶（PCH）等，其在紫外线照射 30s 即可转化为不溶性水凝胶。

3. 剪切稀化型水凝胶　剪切变薄即为当施加剪切力时，水凝胶被破碎成颗粒，形成低黏度的溶胶，一旦剪切停止，凝胶网络部分恢复，然后经过一段时间稳定状态后完全恢复，简单来说，在施加外力时可以成为较易注射的溶胶状态，在无外力时则转为凝胶。此类型的水凝胶可以更好地适应注射的需求，其在高速流动的状态下可以黏稠度降低而顺利通过注射针，注射至黏膜下后由于流动性降低而转换为黏稠的凝胶状，此种凝胶的特性非常适合于黏膜下注射，但是此种类型的凝胶需要较大的注射压力，注射量较难控制，目前研究的有剪切稀化羧甲基淀粉钠水凝胶等。

4. 交联型水凝胶　即两种或多种溶液在不用改变其他外界条件进黏膜下层交联即可形成凝胶，此类型水凝胶因为其条件易达成，最常用的为海藻酸钠及氯化钙溶液，目前应用范围也较为广泛。其他类型的水凝胶较多，如琥珀酰化明胶、明胶氧化海藻酸盐（G-OALG）水凝胶、Cook Medical（Bloomington，IN）凝胶等，这些水凝胶根据修饰等提高自身性质以提高黏膜抬高效果，本书就不过多赘述。

（三）化学聚合物

目前人为合成的化学聚合物也是研究的一大热点，原有的黏膜下注射液大多数都是生物相容性高的天然聚合物及其修饰物，但现在随着探索的深入，许多生物相容性较好的化学聚合物被研发出来，并且研究时也根据理想的黏膜下注射液进行设计，理想的黏膜下注射溶液应保持持久的黏膜抬高，无毒，不干扰组织学评估，易于注射并具有最佳的注射性。传统注射液海藻酸钠及透明质酸由于黏度较高，注射时所需的压力也较高，不易精准控制剂量，所以有相关针对可控剂量及易注射性这些方向进行研究的化学聚合物，如磷酸化普鲁兰（PPL）。

三、新型黏膜下液体垫优势

上节我们简要描述了新型黏膜下液体垫分类。本节将系统阐述新型黏膜下液体垫相比其他的传统黏膜下液体垫在结构、性能及临床应用中的优势。

（一）具备更持久的黏膜下层抬高效果

传统液体垫（如生理盐水）注射后因扩散速度快，抬高效果短暂，导致手术过程中需反复注射，从而增加操作时间和并发症发生概率。新型黏膜下液体垫通过优化物理特性（如黏度、渗透压及流变学特性），可显著延长黏膜下层的抬起时间。此外，部分新型液体垫通过添加磁性纳米颗粒或生物相容性聚合物（如透明质酸钠），能够增强局部停留性，减少注射频率。

（二）可提高切除效率与精准度

新型液体垫的力学性能改进，使其在剥离过程中能够提供更稳定的操作空间。以磁性水凝胶液体垫为例，其通过外部磁场操控可灵活调整剥离方向，提高术中切除的精准性。此外，液体垫在黏膜层与肌层之间形成的稳定分界，减少了剥离时对深层组织的损伤风险。

（三）减少术中并发症的发生

术中并发症（如出血、穿孔）是 ESD 操作中常见的难题。新型黏膜下液体垫可通过优化注射成分减少组织张力波动，进一步降低黏膜损伤概率。特别是富含止血剂或抗炎药物的液体垫，可在术中实现即时止血，从而缩短手术时间并提高安全性。

综上，新型黏膜下液体垫在术中表现出显著优势，不仅提升了操作效率和精准度，还增强了手术的安全性和可控性，为内镜技术的发展提供了重要支持。在未来研究中，应进一步优化其制备工艺及临床适应性，以满足更多复杂病变的治疗需求。

（肖正涵　吕成倩）

第二节　新型黏膜下液体垫制作技巧

黏膜下注射液体选择、注射量与速度是重点。抬举肿瘤与肌层分离，创造安全切除空间，保障手术层面清晰，防止穿孔等并发症，注射剂量与深度需依病变灵活调控。不同的注射技巧对黏膜下抬升效果存在显著差异，因此掌握注射技巧尤为重要。相关的注射技巧包括气体量的控制、黏膜下注射液体选择、注射剂量选择和注射点的选择等，下面将详细讲解黏膜下注射技巧。

一、气体量的控制

要获得理想的黏膜下抬升效果，气体量的精准控制至关重要。在充分吸气状态下，管壁松弛度增加，黏膜表面张力降低，有利于注射液体的均匀扩散和液体垫的形成；然而，在相同注射条件下，气体量不足将显著降低黏膜抬升高度。同时，过度充气可能导致注射针穿透肌层，显著增加穿孔风险。因此，操作者必须在吸气程度与充气量之间寻求最佳平衡点，以确保操作安全性和治疗效果。

二、黏膜下注射液体选择

根据病变的部位、大小及手术难度，需合理选择注射剂并优化配比。基于本书前述多种黏膜下注射液体的特性，可依据其理化性质及临床应用效果选择最优注射方案。根据病变的部位、大小和手术难度，合理选择注射剂并优化配比。国内外多推荐透明质酸钠溶液与生理盐水 1 : 1 混合，加入少量靛胭脂和肾上腺素，兼具良好抬举效果、持久维持隆起与清晰视野，且安全性高。现国内外多推荐透明质酸钠溶液与生理盐水 1 : 1 混合，加入少量靛脂和肾上腺素，兼具良好抬举效果、持久维持隆起与清晰视野，且安全性高。

三、注射剂量选择

注射剂量应根据病变大小和部位进行个体化调整，避免注射量过多或不足。过量注射可能导致病变周围组织过度水肿，影响术野清晰度和操作精确性；而注射量不足则难以形成有效的黏膜抬举，增加手术难度和穿孔风险。特别是在幽门部、贲门部等操作空间受限区域，过量注射可能掩盖病变肛侧标记点，因此需严格控制局部注射量。

四、注射点的选择

注射点应选择在邻近标记点的外侧区域，使注射点成为隆起的最高点。注射时，按先远侧后近侧的顺序。如果从近端向远端注射，会把形成的隆起压扁。于病变周围分多点行黏膜下注射，使黏膜层与固有肌层分离，病变充分抬举。采用合适的注射针（如23G或25G注射针），在标记点外侧缘进针，并应与病变表面形成30°～45°夹角，以匀速缓慢推进，避免因速度过快导致局部组织撕裂或过慢造成隆起不足。建议从病变远侧端和低位开始注射，这一策略可有效降低切除不完整的发生率。同时，确保后续注射点位于前一注射点的隆起边缘，见图6-3，既可维持注射效果，又能整体控制隆起高度，即一旦黏膜下形成隆起后，下一个注射要在黏膜下隆起的根部进行，这样就能够在适当的深度局部注射。在形成隆起的根部再进一步追加局部注射，这样注射针会很好地刺入黏膜下层。在追加注射的时候，由于直接将针刺入黏膜下层，轻轻刺入即可完成。实现同平面、同高度的均匀抬升有利于切开操作，见图6-4，特别是在预切开作为关键起点时，可显著降低黏膜凹陷的发生风险。需注意，由于进针角度及针头长度，进针部位不等同于隆起部位。

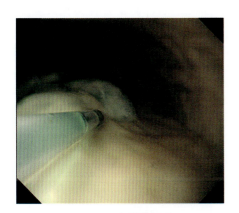

图6-3 注射技巧1
于"山脚"处补充注射效果好

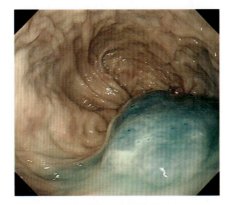

图6-4 注射技巧2
形成的液体垫呈同高同平面黏膜下隆起为好

五、注射针刺入的操作

其有多种选择：①可以使用右手拇指和示指操作内镜注射针刺入注射的部位；②将内

镜操作部用左手腕部夹在胸前，左手拇指和示指或示指与中指操作内镜注射针，刺入需要注射的部位；③将内镜注射针放置在内镜头端合适的位置固定不动，让助手将针伸出，用右手推送镜身将内镜注射针刺入需要注射的部位；④助手将内镜注射针收回鞘管内，见图6-5，操作者将内镜注射针鞘管抵住需要注射的部位；⑤调节空气，注射前充气，注射针抵住刺入部位，然后抽气使管腔放松，刺入需要的部位，注意注射不要注气。

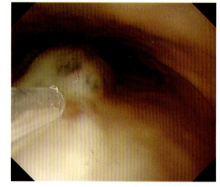

图 6-5 注射技巧 3
寻找下一个注射点时，为防止副损伤，注射针收入鞘内

六、切开后注射技巧

黏膜在被切开后，要用透明帽将近端的黏膜顶起张开黏膜，这样给黏膜一定的牵拉。有了一定的牵拉后就不需要用右手使劲刺入注射针，可以用内镜或内镜的角度钮将针刺入。这样做就可以在不破坏视野的状态下注射，达到更稳定的局部注射。避开可识别的血管，黏膜下层的浅层有较多的血管网，要当黏膜下层有一定量的注射液后，黏膜下层增厚，就改在黏膜下层深层刺入注射针，注射过程中密切观察病变抬举情况，确保病变与肌层充分分离，形成足够的安全操作空间（一般要求抬举高度达到 5mm 以上）。日本国立癌症研究中心中央病院内镜科的专家介绍，对伴有瘢痕等严重纤维化的病变，他们的常规做法是将生理盐水加入肾上腺素和靛胭脂的混合液，并与透明质酸钠或海藻酸钠 1 : 1 混合使用作为黏膜下注射液，混合溶液中肾上腺素浓度约为 0.000 5%，靛胭脂浓度约为 0.004%。

七、注射过程如何防止针头脱出及注射技巧

在注射过程中，当注射液进入黏膜下层并形成初步隆起后，需要将针尖扎入更深的组织层，以避免针尖脱出。在实际操作时，如果注射针已经穿到深部，需要一边拔注射针，一边在确保注射针头在黏膜下层及黏膜隆起下进行注射，先尝试注射至黏膜下隆起，稍退针后再快速注射；如果穿到浅部，可以一边进注射针，一边在确保注射针头在黏膜下层及黏膜隆起下进行注射。对于食管及结肠等管壁菲薄的部位，为了避免注射针穿透黏膜下层到肌层、浆膜层及壁外，可以选择先穿到浅部。

八、在剥离中追加注射时技巧

一般在黏膜下层的浅层是血管丰富的区域，尽量避开此区域以及可以直视的血管；注射针的方向应平行或稍下压向前，以达到刺入状态，而附带注射功能的刀在管壁较薄的部位应收起刀头进行追加注射。给黏膜一定张力也是有效追加注射的重点，控制气体及透明帽顶开是两种常用的形成牵拉张力的方式。

九、制作出高效黏膜下液体垫技巧

为了制作出更易于观察和操作的黏膜下液体垫，需要针对不同手术位置采取灵活的注射策略。当向远端注射时，可以通过下压注射针，将黏膜下注射液导向病变的远端，避免液体集中在近端而影响操作，见图 6-6；当需要多点注射时，建议按照远端到近端的顺序逐步注射。这种注射顺序能够有效避免远端黏膜隆起被压迫导致扁平，使整个液体垫保持饱满的形态，有利于术中操作。通过以上操作方法，能够形成理想的黏膜下液体垫，确保手术的高效性和安全性，为术者提供更优越的操作条件。

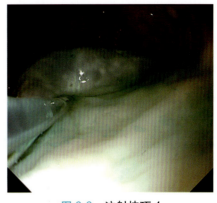

图 6-6　**注射技巧 4**
下压注射针可使液体流向远处

十、前沿技术产品

随着医疗技术的不断进步，部分黏膜切开刀已具有注水功能，可以随时补充液体垫，见图 6-7，具有注水功能的黏膜切开刀可通过刀头的注水通道向手术部位注入生理盐水等液体。注水可以在病变组织与深层组织之间形成液体垫，使病变组织与肌层等深层组织分离，便于切割操作同时降低穿孔等并发症的风险，同时注水还能起到冲洗手术视野的作用，及时清除血液、组织碎片等，保持视野清晰，有利于内镜医师准确操作。其结构包含手柄部、注水部分和切割部分，见图 6-8。手柄用于控制，注水部分连通外部液体引入切割部位，切割部电极头中空用于出水。工作时，高频电流实现组织切割，注水系统可以营造液体环境。这个产品既能冲洗手术视野，减少热损伤，还简化操作，提高手术效率。另外，需要注意的是，与应用注射针相比，使用刀头行黏膜下注射之前，多数需通电切开部分注射部位的黏膜。

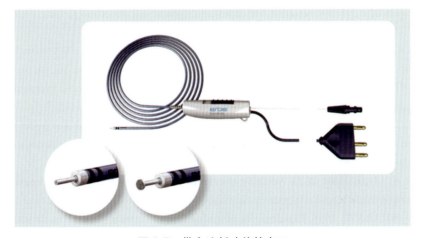

图 6-7　**带有注射功能的电刀**
带有注射功能的电刀多为前向刀，例如海博刀等

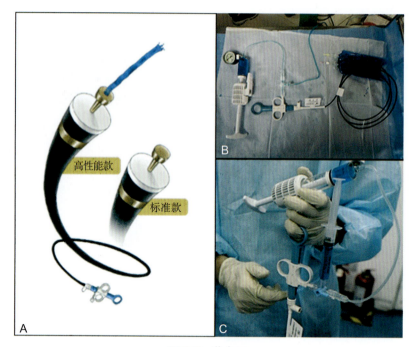

图 6-8　黄金刀

A. 黄金刀模式图；B. 黄金刀具体结构；C. 黄金刀实操模式

（肖正涵　张学彦）

参 考 文 献

ALIAGA RAMOS J, ARANTES V, ABDUL RANI R, et al., 2020. Off-label use of 0.4% sodium hyaluronate teardrops:a safe and effective solution for submucosal injection in gastric endoscopic submucosal dissection[J]. Endosc Int Open, 8(12):E1741-E1747.

AL-TAIE OH, BAUER Y, DIETRICH CG, et al., 2012. Efficacy of submucosal injection of different solutions inclusive blood components on mucosa elevation for endoscopic resection[J]. Clin Exp Gastroenterol, 5:43-48.

CHANDRASEKHARA V, SIGMON JC JR, SURTI VC, et al., 2013. A novel gel provides durable submucosal cushion for endoscopic mucosal resection and endoscopic submucosal dissection[J]. Surg Endosc, 27(8):3039-3042.

DAI MS, HU KW, WU W, et al., 2019. EndoClot®SIS Polysaccharide Injection as a Submucosal Fluid Cushion for Endoscopic Mucosal Therapies:Results of Ex Vivo and In Vivo Studies[J]. Dig Dis Sci, 64(10):2955-2964.

FAN C, XU K, HUANG Y, et al., 2020. Viscosity and degradation controlled injectable hydrogel for esophageal endoscopic submucosal dissection[J]. Bioact Mater, 6(4):1150-1162.

GAO L, BAI J, LIU K, et al., 2024. Hypertonic solution as an optimal submucosal injection solution for endoscopic resection of gastrointestinal mucosal lesions:Systematic review and network meta-analysis[J]. Dig Endosc, 36(6):657-669.

GUO H, SHEN H, MA J, et al., 2023. Versatile injectable carboxymethyl chitosan hydrogel for immediate hemostasis, robust tissue adhesion barrier, and antibacterial applications[J]. ACS Appl Mater Interfaces.

HATTORI H, ISHIHARA M, 2018. Development of mucoadhesive chitosan derivatives for use as submucosal Injections[J]. Polymers(Basel), 10(4):410.

HIROSE R, NAKAYA T, NAITO Y, et al., 2021. An innovative next-generation endoscopic submucosal injection material with a 2-step injection system(with video)[J]. Gastrointest Endosc, 93(2):503-513.e5.

ISHIZUKA T, ISHIHARA M, AIKO S, et al., 2009. Experimental evaluation of photocrosslinkable chitosan hydrogel as injection solution for endoscopic resection[J]. Endoscopy, 41(1):25-28.

JACQUES J, KEREVER S, CARRIER P, et al., 2016. HybridKnife high-pressure glycerol jet injection for endoscopic submucosal dissection increases procedural ease and speed:a randomised study in pigs and a human case series[J]. Surg Endosc, 30(7):3152-3159.

JEONG S, JEON HJ, JANG KJ, et al., 2021. Injectable thermosensitive chitosan solution with β-glycerophosphate as an optimal submucosal fluid cushion for endoscopic submucosal dissection[J]. Polymers(Basel), 13(11):1696.

KUMANO I, ISHIHARA M, NAKAMURA S, et al., 2012. Endoscopic submucosal dissection for pig esophagus by using photocrosslinkable chitosan hydrogel as submucosal fluid cushion[J]. Gastrointest Endosc, 75(4):841-848.

LIU W, WANG M, ZHAO L, et al., 2017. Thermo-sensitive isopentane aerification for mucosal lift during endoscopic resection in animal models(with video)[J]. Gastrointest Endosc, 86(6):1168-1175.

NI P, LI R, YE S, et al., 2021. Lactobionic acid-modified chitosan thermosensitive hydrogels that lift lesions and promote repair in endoscopic submucosal dissection[J]. Carbohydr Polym, 263:118001.

PIOCHE M, LÉPILLIEZ V, DÉPREZ P, et al., 2015. High pressure jet injection of viscous solutions for endoscopic submucosal dissection(ESD):first clinical experience[J]. Endosc Int Open, 3(4):E368-72.

SATOMI T, OCHI Y, OKIHARA T, et al., 2024. Innovative submucosal injection solution for endoscopic resection with phosphorylated pullulan:a preclinical study[J]. Gastrointest Endosc, 99(6):1039-1047.e1.

SHASTRI YM, KRIENER S,CASPARY WF, et al., 2007. Autologous blood as a submucosal fluid cushion for endoscopic mucosal therapies:results of an ex vivo study[J]. Scand J Gastroenterol, 42(11):1369-1375.

TAKATORI Y, URAOKA T, SASAKI M, et al., 2023. Potential of temperature-response collagen-genipin sol as a novel submucosal injection agent for endoscopic resection:Acute and chronic phase study using living animals[J]. Dig Endosc, 35(4):471-480.

TANG Y, HU M, TANG F, et al., 2021. Easily-injectable shear-thinning hydrogel provides long-lasting submucosal barrier for gastrointestinal endoscopic surgery[J]. Bioact Mater, 15:44-52.

URAOKA T, KAWAHARA Y, OHARA N, et al., 2011. Carbon dioxide submucosal injection cushion:an innovative technique in endoscopic submucosal dissection[J]. Dig Endosc, 23(1):5-9.

WANG P, LI R, MA J, et al., 2024. Facilitating safe and sustained submucosal lift through an endoscopically injectable shear-thinning carboxymethyl starch sodium hydrogel[J]. Carbohydr Polym, 336:122128.

YAMAMOTO H, YAHAGI N, OYAMA T, et al., 2008. Usefulness and safety of 0.4% sodium hyaluronate solution as a submucosal fluid "cushion" in endoscopic resection for gastric neoplasms:a prospective multicenter trial[J]. Gastrointest Endosc, 67(6):830-839.

YANDRAPU H, DESAI M, SIDDIQUE S, et al., 2017. Normal saline solution versus other viscous solutions for submucosal injection during endoscopic mucosal resection:a systematic review and meta-analysis[J]. Gastrointest Endosc, 85(4):693-699.

第七章
创面辅助处理技术

ESD 术后创面（图 7-1）修复是术后管理的核心环节之一，其愈合情况不仅直接影响患者的康复进程，还与并发症的发生率及长期预后密切相关。因此，如何有效促进创面愈合、降低术后并发症的风险，一直是临床医师关注的重点。

目前，临床上已探索并应用多种 ESD 术后创面修复策略，包括药物干预、生物学疗法及中医疗法等，旨在优化创面愈合环境、促进组织修复，提高治疗效果并减少术后不良反应。同时，随着临床需求的变化和研究的深入，一些创新性的修复方法逐步进入临床试验阶段，虽尚未广泛应用，但已展现出良好的临床潜力。

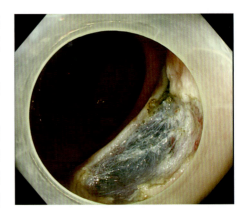

图 7-1　结肠 ESD 创面镜下图
ESD 术后创面，肌层无缺损，其愈合情况直接影响患者的康复进程

本章将系统梳理并分析当前临床实践中应用的多种 ESD 术后创面修复方法，为临床医师提供科学、可行的参考。同时，简要介绍部分仍处于科研阶段的修复技术，以为未来的临床实践提供新的思路和发展方向。

第一节　创面辅助封闭技巧

随着消化内镜迎来超级微创手术阶段，内镜黏膜下剥离术（endoscopic submucosal dissection，ESD）及其衍生技术在临床开展应用和普及，内镜下全层切除术（endoscopic full-thickness resection，EFTR/EFR）、经自然腔道内镜手术（natural orifice transluminal endoscopic surgery，NOTES）带来的创面越来越大，术后并发症风险也不断增高，手术创面的处理也越来越受到重视，内镜下缝合技术也不断创新和发展。现介绍如下。

一、经内镜钳道金属夹直接缝合术

经内镜钳道金属夹直接缝合术（through the scope clip，TTSC）是目前内镜下闭合黏膜缺损应用最广泛的技术，见图 7-2、图 7-3。有文献提出 TTSC 适合于闭合局限于黏膜的缺损及 ≤ 1 cm 的全层破损。

操作过程：对齐两侧创面附近的正常黏膜，然后闭合夹子。技巧为夹子对齐两侧创面附件的正常黏膜，吸引腔内气体，使管腔处于半开放状态，直至看到黏膜内翻或者一片红时，缓慢闭合夹子但不击发，再逐渐充气观察闭合效果，闭合理想时直接击发夹闭，闭合不理想的话放开夹子重复上述步骤。缝合顺序一般从远端向近端缝合，也可以从中间向两端缝合。

有学者提出改良 TTSC 夹闭较大创面的新方法，一种是在管腔处于半开放状态时金属夹夹住创面的一侧，夹到创面的另外一侧附近时再打开金属夹，此时创面两侧的缺损边缘已经贴近了，夹闭创面并击发。另一种是对于稍大的创面，尤其是跨皱襞缺损及环形缺损，使用金属夹时可以保持张开状态，拨动一侧黏膜边缘并将镜身向另一侧贴近，让黏膜逐渐靠拢，再配合吸气后管腔收缩，使金属夹夹口两侧均位于创面边缘，此时再进行夹闭，满意后击发。

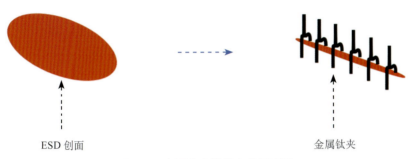

ESD 创面　　　　　　　　　　　　金属钛夹

图 7-2　金属夹直接缝合术示意图

金属夹对齐两侧创面附近的正常黏膜，然后闭合夹子

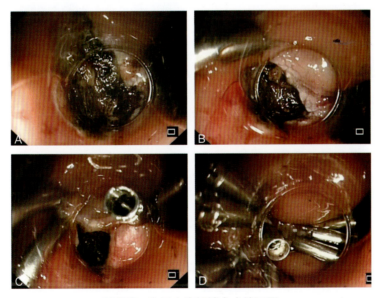

图 7-3　金属夹直接缝合术镜下图

夹子对齐两侧创面附件的正常黏膜，吸引腔内气体，缓慢闭合夹子。缝合顺序一般从远端向近端缝合，也可以从中间向两端缝合

二、尼龙绳辅助金属夹缝合术

2004 年，日本学者首先介绍了一种使用金属夹联合尼龙绳缝合的方法闭合内镜黏膜切

除术后巨大创面。之后，我国内镜医师逐渐使用该缝合技术做 ESD 术后的创面缝合，目前在消化道全层切除术后和 ESD 穿孔的消化道管壁缺损缝合上，均取得了非常好的缝合效果。尼龙绳辅助金属夹缝合术可以采用加固缝合、荷包缝合和间接缝合 3 种方式。

（一）金属夹缝合后行尼龙绳加固

一般用于消化道全层切除术后和 ESD 穿孔使用金属夹夹闭创面后，对金属夹缝合不满意，或预防金属夹脱落时使用，见图 7-4。在操作过程中要用力适度，尽量避免已经金属夹缝合好的创面裂开。

操作过程：利用双钳道内镜，一孔道送入异物钳，另一孔道送入尼龙绳，张开尼龙绳，将异物钳从尼龙绳圈套中穿过，再张大异物钳并夹持缝合后的创面，使创面周围的黏膜隆起，给予尼龙绳圈套收紧，尽量将全部缝合后的创面收到尼龙绳中。也可使用单钳道内镜做尼龙绳加固。通过吸引，使创面周围的黏膜隆起后套扎，或者以金属夹为支点进行缓慢收紧圈套，使得创面上金属夹聚拢，达到加固的目的。

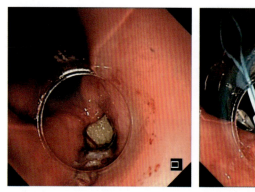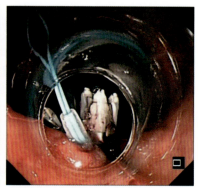

图 7-4　金属夹缝合后行尼龙绳加固
胃间质瘤全层切除术后，金属夹缝合后行尼龙绳加固，术后愈合良好

（二）金属夹联合尼龙绳荷包缝合

该方法是目前内镜下消化道全层切除术后和 ESD 穿孔进行缝合消化道管壁缺损的最经济和有效的方法。

操作过程：利用双钳道内镜，一个钳道送入尼龙绳，将尼龙绳套圈张开，调整其位置使之适合于创面大小。另一钳道送入金属夹，将第一枚金属夹锚定尼龙绳于创面边缘，尽可能使金属夹固定牢固。之后继续送入金属夹，重复以上步骤，直至锚定于创面边缘的金属夹均匀分布于整个创面边缘，尽可能使其间距均等，两侧对称，然后收紧尼龙套圈，使创面完全闭合。注意操作过程中，注意金属夹的使用数量不宜过多，否则尼龙绳收紧后过多的金属夹可使缝合的创面产生空隙，影响愈合。术后配合使用胃肠减压，减少管腔张力，使缝合更加有效，避免出现迟发性的创面裂开、金属夹脱落。对于气腹较为严重的患者，术中可应用腹腔穿刺术排气。

为了解决双钳道内镜应用的限制，内镜医师又开始研究在单钳道内镜下使用尼龙绳释放器进行荷包缝合的办法。

操作过程：从内镜钳道内伸入活检钳或可反复张开的金属夹，将张开的尼龙套圈夹紧后，操作医师持内镜及尼龙绳推送器一起进镜至创面位置。助手保持尼龙绳手柄不动的前提下继续张开尼龙绳。内镜医师缓慢后退内镜，同时助手推送尼龙绳，直至尼龙套圈完全暴露于视野内。调整金属夹使其携带尼龙套圈至创面远端边缘夹闭固定。继续使用金属夹将尼龙绳夹持固定在创面其余边缘，一般 4～6 枚。助手收手柄，使尼龙绳环缩小，钩住尼龙绳根部扶正金属夹，一边提拉尼龙绳一边缓慢收紧将创面闭合。必要时，追加金属夹将残余创面行进一步闭合处理。

（三）金属夹联合尼龙绳间断式缝合

于传统的双钳道内镜荷包缝合相比，金属夹联合尼龙绳间断缝合中每个尼龙绳只夹两个金属夹固定，大大减少了缝合难度。

操作过程：利用双钳道内镜，一个钳道送入尼龙绳，另一钳道送入第一枚金属夹。调整角度，第一枚金属夹夹持尼龙绳远端，尽量以垂直角度在缺损远侧边缘的消化道壁上夹闭固定。再送入第二枚钛夹夹持尼龙绳近端，并夹闭固定在缺损近侧边缘的消化道壁上。收拢尼龙绳，将创面远侧与近侧缺损边缘拉拢对贴在一起。可重复上述步骤，将创面全部完全闭合，也可单纯追加金属夹进一步夹闭残余创面。术后放置胃肠减压，对于气腹较为严重的患者，术中和术后也可应用腹腔穿刺术排气。由于该方法类似于外科手术中的间断缝合，故也称为间断式缝合术、"∞"字形缝合。目前，随着单钳道内镜下荷包缝合技术的发展，金属夹联合尼龙绳间断缝合也可以采用单钳道内镜进行。

三、耙状金属夹闭合系统

耙状金属夹闭合系统（over the scope clip，OTSC）据报道可闭合＜2.5cm 的全层破损，在消化性溃疡合并出血、消化道瘘等疾病中也有一定优势。OTSC 系统由多个核心组件协同完成消化道创面闭合，包括安装帽、镜头上的夹子（图 7-5）、螺纹、螺纹回收器和夹子释放的手轮。安装帽为透明塑料材质，固定于内镜前端，专门设计用于承载 OTSC 夹，见图 7-6，其功能类似静脉曲张套扎术的透明帽。技术的核心在于其使用的 OTSC 夹由镍钛合金制成，这种材料在特定温度下能够恢复其原始形状，具有超弹性与形状记忆功能，因此释放的镍钛合金夹可自行闭合。

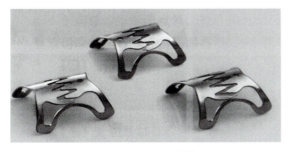

图 7-5　OTSC 夹实物图
可有圆齿形夹、尖齿形夹和长尖齿形夹

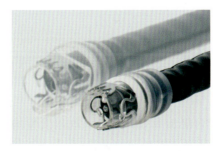

图 7-6　OTSC 夹装载于内镜前端实物图
OTSC 夹通过安装在内镜前端的安装帽输送

操作过程：夹子通过安装帽输送，利用专用的抓钳将病变周围组织牵拉入安装帽内或者通过负压吸引将病变及周围黏膜吸入安装帽内，并通过拧紧手轮螺纹来释放夹子。术后可通过注气试验或染色验证闭合效果。

四、其他夹闭技术和方法

（一）环形夹辅助闭合技术

环形夹由内镜夹和环形尼龙线组成，具体是将环形尼龙线紧密地系在内镜夹上打成结，从而组合成一个完整的环形夹。环形夹辅助闭合技术能够有效促进大面积黏膜缺损的闭合，减少创面暴露，加速组织修复，见图7-7。相比传统内镜夹，环形夹的操作更加简便，能够在较短时间内完成创面闭合，因此在临床上具备较高的应用价值。

操作过程：将环形夹附着于黏膜缺损的远端边缘，这是整个闭合过程的关键起始步骤。经内镜工作孔道置入标准内镜夹，准确钳夹预置尼龙环，将夹体固定于黏膜缺损近端边缘以外的正常黏膜组织，通过尼龙环形成跨越缺损区域的机械性连接，实现创面两侧组织的有效对合。在环形夹的两侧分别放置常规内镜夹，通过牵拉作用，使缺损的远端边缘逐步拉向近端，缩小缺损面积，直至创面完全闭合。

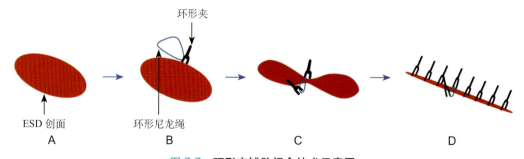

图 7-7　环形夹辅助闭合技术示意图

A. ESD 创面示意图；B. 夹住环形尼龙绳的内镜夹固定于黏膜缺损边缘外；C. 使用另一内镜夹将尼龙绳固定于另一侧黏膜缺损边缘外；D. 牵拉至创面闭合

（二）双环夹技术

日本内镜专家进一步优化并设计了一种双环夹（the double-loop clips，D-L 夹）技术，可以用于单纯金属夹封闭比较困难的面积较大的 ESD 创面。

操作过程：在可旋转的夹子固定器上安装标准的金属夹，在夹子保持打开状态下，用一根医用线穿过夹子基底部空隙处并打结固定，用剩下的线做成长度适当的双环扣，最后将夹子和医用线收回入固定器内。在创面区释放双环夹，将固定器上的第一个夹子固定在近侧黏膜，第二个夹子套住第一个环扣后固定在远侧黏膜，也可根据创面大小套住第二个环扣。然后将创面两侧放置的金属夹被医用线收紧，达到结扎的目的。

改良版的 D-L 夹由标准大小的金属夹换成了更短的金属夹，可有助于夹住黏膜，也减少对正常黏膜的损伤。

（三）使用 MANTIS 夹进行黏膜缺损缝合技术

MANTIS 夹是一种可重复开启并可旋转的内镜夹，见图 7-8、图 7-9，最大开口宽度为 11mm，呈"螳螂爪"设计，爪角成 60°，能够锚定创面边缘进行抓持，具有较强的夹持力，尤其适用于大面积黏膜缺损的闭合，优化患者的术后恢复。可作为闭合全层缺损的潜在选择方法。

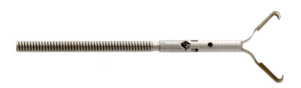

图 7-8　MANTIS 夹实物图

操作过程：首先将 MANTIS 夹张开，并牢固抓住创口的一侧正常黏膜边缘，确保稳固固定。移动 MANTIS 夹至创口的另一侧，临时打开后再次夹住对侧创口边缘，从而固定创口两侧，有效缩小创口面积。在已减小的创口两侧应用传统内镜夹，进一步完成夹闭，确保闭合区域无间隙，实现创口的完全闭合。

（四）带锚定的串夹缝合技术

带锚定的串夹缝合技术是一种旨在解决 ESD 术后大面积黏膜缺损难以闭合之问题的创新方法，见图 7-10，并且能防止夹闭后在黏膜下层形成无效腔，降低穿孔率和其他并发症的发生率。

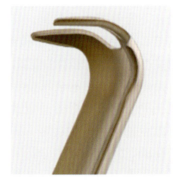

图 7-9　MANTIS 夹锚爪图
MANTIS 夹尖端的"螳螂爪"设计

操作过程：在黏膜缺损的一侧部署带线的 EZ 夹抓取肌层，并在对侧部署另一个 EZ 夹，将其钩在缝线另一端，形成牵引结构。在黏膜缺损中央放置锚定夹，夹住肌层以缓解张力，防止黏膜下无效腔的形成，通过拉紧缝线自由端，两个 EZ 夹逐渐拉近，实现创面闭合。可继续使用额外的 EZ 夹强化闭合效果。

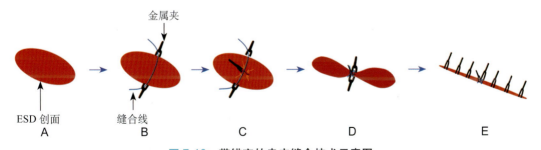

图 7-10　带锚定的串夹缝合技术示意图

A. ESD 创面示意图；B. 用带线的 EZ 夹固定于创面一侧，在对侧固定另一个 EZ 夹并钩住缝线；C. 使用锚定夹夹住黏膜缺损中央的肌层；D. 拉紧缝线使 EZ 夹拉近；E. 可继续使用 EZ 夹加强创面闭合

五、内镜下缝合方法

内镜下黏膜剥离术及其衍生技术的快速发展，尤其在临床的广泛开展和普及，内镜下治疗带来的创面越来越大，内镜下缝合技术也进行了不断创新和发展，现将较新型的缝合技术进行简单介绍。

（一）内镜下 OverStitch 缝合术

OverStitch 内镜缝合系统是全球首个通过 FDA 认证、支持全层缝合的柔性内镜器械，见图 7-11。该系统是基于双腔内镜的空腔脏器缝合装置，其核心技术包括弯曲针设计（穿透黏膜层至浆膜层，确保缝合稳定性）和无结固定器（简化操作流程），优势是不受缺损大小限制，且能够实现全层缝合，目前逐步应用于临床各种治疗，

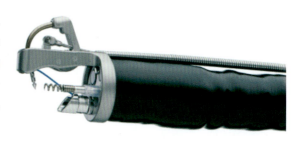

图 7-11　OverStitch 内镜缝合系统实物图

如内镜下袖状胃成形术、胃肠内镜下切除术切口缝合、吻合口漏修补等。

操作过程：将缝合系统手柄安装于双通道内镜操作部，远端缝合针驱动器固定于内镜镜头处，通过一个通道装载可吸收缝线，另一通道插入组织抓持器辅助操作。术者通过操纵手柄从切口的远端一侧边缘开始，使用弯曲针穿透组织全层进行缝合，每针间距 5～8mm，角度控制在 30°～45°，确保组织对齐。当全部缝合完毕后，术者能在可视条件下使用结扎器进行无结固定，替代传统外科打结，随后通过内镜注气观察腹腔漏气情况和术后内镜复查确认闭合完整性。反复操作即可完成连续缝合、间断缝合及"∞"字缝合。

（二）OverStitch NXT 缝合系统

OverStitch NXT 是波士顿科学（Boston Scientific）推出的新一代单通道内镜缝合系统，见图 7-12，专为复杂消化道缺损闭合设计。其核心创新在于兼容单通道内镜，无须依赖双通道设备，显著降低医疗机构的设备成本。系统支持全层缝合，内镜弯曲能力至 210°，突破传统内镜操作限制，提升手术可达性。医师可通过手柄独立操控组织抓钳与缝合针驱动器，实现精准张力调节，确保组织对齐且无过度牵拉。

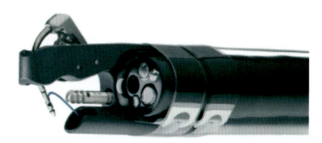

图 7-12　OverStitch NXT 实物图

操作过程：通过单通道内镜的工作通道装载 Tissue Helix Pro 组织抓钳（图 7-13）和缝合针驱动器，将缝线预装在弯曲针上，确保缝线通过无结固定器。使用内镜定位创面区域，以组织抓钳抓取远端健康组织，穿透全层植入第一针锚定点，采用连续缝合模式，沿创面边缘推进弯曲针，每针间距 6 ～ 10mm，穿透黏膜层、肌层至浆膜层，形成全层闭合。通过手柄实时调节缝线张力，保持组织对齐且无过度牵拉。缝合完成后，使用无结固定器锁定缝线末端，使用配套 Ensizor 内镜剪刀（图 7-14）完成缝线修剪，全程无须取出内镜。

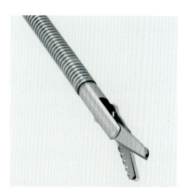

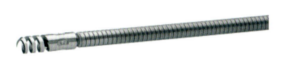

图 7-13　Tissue Helix Pro 实物图　　　图 7-14　Ensizor 内镜剪刀实物图

（三）内镜下手工缝合术

EHS 在闭合内镜黏膜下切除后的缺损中显示出有效性，内镜下手工缝合术（endoscopic hand-suturing，EHS）是使用一种可吸收的带刺缝线（V-loc，图 7-15）和一种经内镜孔道的柔性持针器在内镜下进行连续线性缝合的技术，见图 7-16。可吸收带刺缝线采用单丝聚乙醇酸（PGA）可吸收缝线，尾部设计自锁环，结合单向倒刺结构，无须传统打结即可提供稳定的抗拉强度。持针器支持 360° 多向旋转和智能压力反馈功能，提升缝合精度。

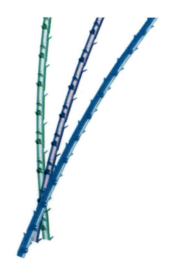

操作过程：通过内镜的工作通道，将持针器导入，夹紧半圆形针，并将针头锁定在垂直于内镜尖端的平面上。将缝线尾部自锁环固定于持针器卡槽，确保缝线无缠绕。确认创面边缘，选择距创缘 5 ～ 8mm 的一侧黏膜进针，将第一针缝合在缺损的远端边缘，通过将针穿过自锁环来固定该针迹，轻拉缝线尾部，自锁环收紧闭合创面，倒刺结构维持张力（无须传统外科打结）。沿着缺损的边缘连

图 7-15　V-Loc 可吸收带刺缝线实物图

续缝合，缝线间距建议保持约 5mm 间隔，确保缝合过程中线没有松弛。缝合完毕后释放缝线尾部自锁环，持针器缓慢退出内镜通道，使用内镜专用剪刀距黏膜表面 2 ～ 3mm 剪断缝线，保留线尾避免倒刺结构松脱。

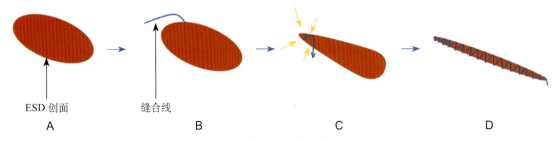

ESD 创面　　　缝合线

A　　　　　　　B　　　　　　　C　　　　　　　D

图 7-16　内镜下手工缝合技术示意图

A. ESD 创面示意图；B. 第一针缝合在缺损的远端边缘，通过将针穿过自锁环固定；C. 沿着缺损的边缘连续缝合；D. 最后闭合创面

（四）X-Tack 内镜钉缝合系统

X-Tack 是一款通过标准胃镜或结肠镜进行基于缝合的深层黏膜下和肌内的缝合器，见图 7-17，其由输送系统、缝线和 HeliX 钉组成，主要应用于消化道穿孔的闭合，见图 7-18。其核心是 HeliX 钉，是一种长度 5.5mm，直径 1.5mm 的带螺纹的钉子，能够固定在消化道肌层。HeliX 钉通过输送系统固定到消化道肌层，根据伤口大小可以植入相应数量。同时通过单根聚丙烯缝合线拴住置入的 HeliX 钉，使跨越和闭合大或不规则形状的伤口更容易，允许在锁定缝合结构之前目视确认闭合。

操作过程：首先通过单通道内镜工作通道，在创面周围的健康组织边缘，通过推送导管，释放 1 个螺旋钢钉（拴于聚丙烯缝线上），再用同样的方法在创面的另一侧置入另一个钢钉，确认释放良好且位置合适后，收紧牵拉线，使创面边缘逐步对合，完成闭合。注意避免误伤其他邻近脏器。

图 7-17　X-Tack 实物图

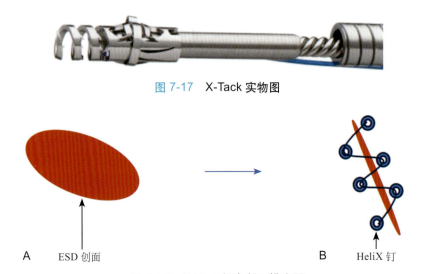

A　ESD 创面　　　　　　　　　　　B　HeliX 钉

图 7-18　X-Tack 闭合创面模式图

A. ESD 创面示意图；B. 在创面边缘，释放 1 个 HeliX 钉，再在创面的另一侧置入另一个 HeliX 钉，逐步闭合创面

六、全层切除装置

全层切除装置（full-thickness resection device，FTRD）是一种用于胃肠道全层切除和闭合的系统，在消化道的应用还需要更多临床研究进一步验证。FTRD 包括一个预装于圈套器内部的 OTSC。操作时将抓钳通过内镜工作孔道推进，将病变拉入帽中，转动手轮，将 OTSC 展开先夹闭病灶周围，再使用圈套器切除 OTSC 上方的病变组织。

七、其他方法

通过导管，在创面可使用组织剂。纤维蛋白胶可以在黏膜缺损区域形成纤维蛋白膜。氰基丙烯酸酯在接触水分后可发生聚合反应，同时其还具有抗菌性。在内镜下将开孔的聚氨酯海绵和引流用吸引管置于缺损创面处，可逐渐缩小创面，促进愈合。

通过以上阐述，希望读者能够更深入地了解创面封闭策略，这将有助于内镜医师在术后更有效地进行创面封闭，减少并发症，提高手术成功率。

（徐睿玲　许鹏伟）

第二节　创面修复、促进愈合新技术

一、局部药物治疗

（一）抑酸药

质子泵抑制剂（PPI）如奥美拉唑（omeprazole）和 H_2 受体拮抗剂如西咪替丁（cimetidine）等，在临床上广泛用于抑制胃酸分泌，从而减少胃酸对术后创面的刺激，优化愈合环境，减少术后出血及穿孔等并发症的发生率，提高创面修复的质量和速度。因此，在 ESD 术后管理中，合理应用抑酸药物已成为常规治疗策略之一。

（二）黏膜保护性药物

1. 胶体铋剂　枸橼酸铋钾和胶体果胶铋在胃酸环境中能够形成胶体保护膜，覆盖并保护术后创面，有效隔绝胃酸、胃蛋白酶及食物对创面的刺激，从而促进黏膜修复。

注意事项：使用过程中可能出现舌苔变黑、大便颜色变深及便秘等轻微不良反应，通常在停药后可自行消失；该类药物不适用于严重肾功能不全患者及妊娠期妇女；疗程应控制在 4 周以内，以避免长期使用可能带来的蓄积毒性或其他不良影响。在临床应用时，应根据患者具体情况权衡利弊，合理规范用药。

2. 铝镁制剂

（1）硫糖铝能够与创面处的蛋白质结合，形成一层保护膜，从而有效隔离胃酸及其他有害因素，促进黏膜修复。

（2）碳酸镁则兼具抗酸和黏膜保护作用，不仅能够中和胃酸，还能吸附胆汁酸，减少其对术后创面的刺激，同时优化胃内 pH 环境，为创面修复提供有利条件。

注意事项：硫糖铝需在酸性环境中发挥作用，因此不宜与质子泵抑制剂（PPI）等强效抑酸剂联合使用，以免影响其疗效，若临床需要联用，应通过调整用药顺序和时间间隔降低相互作用；铝碳酸镁长期使用可能引起便秘或铝蓄积风险（尤其肾功能不全者）。

3. 前列腺素类似物　米索前列醇（misoprostol）是一种前列腺素 E1（PGE1）类似物，在 ESD 术后管理中可通过多种机制发挥胃黏膜保护作用。主要包括：①促进胃黏液及碳酸氢盐的分泌，从而增强胃黏膜屏障功能；②还能抑制胃酸分泌，减少胃酸对术后创面的刺激，有助于创面修复；③米索前列醇还能改善胃黏膜的微循环，进一步促进愈合。

注意事项：该药物在临床应用中需注意其可能引起的胃肠道不适，如腹泻和腹痛；孕妇禁用，以避免潜在的流产风险。因此，临床应用时应综合评估患者情况，合理选择用药。

4. 内源性黏膜修复剂

（1）瑞巴派特：能够通过多种机制促进胃黏膜修复。主要包括：①促进前列腺素合成，增强黏膜屏障功能；②清除氧自由基，减少氧化损伤，从而优化创面修复环境；③加速黏膜细胞再生，特别是在大面积创面修复中表现出显著的临床效果。

（2）替普瑞酮：主要修复机制包括以下几种。①通过激活热休克蛋白 70（HSP70），提高胃黏膜细胞的耐受性，改善局部血流灌注，增强黏膜修复能力；②提升黏液质量，优化胃黏膜屏障功能，从而促进创面愈合。

注意事项：对药物成分过敏者禁用；哺乳期妇女，用药期间需暂停哺乳；儿童无安全性数据，不推荐使用。

（三）抗生素治疗

在存在感染风险的情况下，合理使用抗感染治疗可有效降低术后并发症的发生率。广谱抗生素可用于预防或控制继发感染，尤其适用于免疫功能低下或创面愈合延迟的患者。此外，对于合并幽门螺杆菌（*Helicobacter pylori*）感染的患者，根除治疗不仅有助于减少胃黏膜的慢性炎症反应，还能优化局部微环境，促进创面修复，并降低术后溃疡复发及远期并发症的风险。因此，在 ESD 术后管理中，应根据患者的具体情况合理应用抗生素或抗幽门螺杆菌治疗，以优化创面愈合过程，减少术后感染相关的不良事件。

二、局部新型生物材料治疗

（一）生物可降解聚合物材料

1. 聚乙烯醇（PGA）薄膜与纤维蛋白胶　PGA 薄膜（Neoveil® 015, Gunze Limited, Japan）与纤维蛋白胶在 ESD 术后创面修复中通过双重机制发挥协同作用：结构支撑层面，PGA 薄膜的生物可降解网状结构形成三维物理屏障，有效隔绝胃酸、胆汁及食物机械刺激，其降解周期与组织再生进程同步，在提供持续保护的同时避免异物残留风险；生物活性调控层面，纤维蛋白胶通过即时交联特性实现材料与创面的稳固贴附，其纤维蛋白原 / 凝血酶复合物不仅模拟凝血终末阶段促进创面封闭，还可通过释放血管内皮生长因子（VEGF）等生物活性成分引导新生血管长入，同步调节炎症细胞浸润程度以抑制过度修复反应。二者的联合应用通过物理隔离与生物信号传导的时空协同，在维持创面微环境稳态、促进生理性上皮再生及预防管腔狭窄方面形成治疗闭环。

2. 聚乙烯醇（PGA）与自体食管黏膜（AEM）　自体食管黏膜移植联合生物材料在食

管修复中形成多级协同治疗体系：上皮重建方面，移植黏膜通过完整的上皮细胞层直接覆盖溃疡区域，加速创面再上皮化进程；屏障保护层面，移植组织与聚乙醇酸（PGA）支架协同形成物理阻隔，有效防御胃酸及机械摩擦造成的二次损伤；微环境调控方面，PGA降解产物可促进上皮细胞定向迁移与黏附，同时通过调节成纤维细胞表型而抑制胶原异常沉积；功能维持方面，可吸收支架在固定移植黏膜的同时动态适应食管蠕动，降解周期与组织再生节奏同步，避免管腔变形。该整合方案通过生物力学支撑、细胞行为引导和炎症微环境调控三重机制，在降低食管狭窄风险的同时实现解剖结构与生理功能的双重修复。

3. 聚氧化乙烯-聚丙烯-聚氧化乙烯-海藻酸钠新型凝胶　该新型保护性凝胶通过三重协同机制促进食管ESD术后创面修复。①物理屏障保护方面：其生物黏附特性可在溃疡表面形成连续保护层，有效隔绝胃酸、胆汁及消化酶侵蚀，为组织再生提供稳定微环境；②生物学调控方面：通过激活关键信号通路促进血管生成，调节免疫细胞功能以抑制过度炎症反应，显著降低食管狭窄等并发症风险；③分子修复方面：加速成纤维细胞迁移及胶原蛋白有序合成，同时增强基质降解活性，促进接近生理结构的组织重塑。临床实践表明，该凝胶可通过内镜便捷操作实现创面精准覆盖，在保障治疗安全性的同时提升愈合质量，为术后管理提供创新解决方案。

4. 食管肠道黏膜保护胶　食管肠道黏膜保护胶是一种内镜下应用的双组分胶体材料，主要由泊洛沙姆和海藻酸钠组成的胶体液及氯化钙固定液构成。使用时，先涂布胶体液，再喷洒固定液，使氯化钙与海藻酸钠相互作用形成交联保护膜，泊洛沙姆在体温下转化为半固态凝胶，增强创面覆盖效果，从而加速愈合并减少瘢痕形成。喷涂过程中可使用专用喷胶管或内镜注射针管，为避免堵胶，应分别使用两根喷胶管输送胶体液和固定液，以确保顺畅操作。

5. 自组装肽Purastat　Purastat基于RADA16自组装形成的纳米纤维网络，其三维结构与天然细胞外基质（ECM）高度相似，通过物理支撑与生化信号双重作用促进创面修复。主要通过以下机制促进修复。①结构支持方面：纳米纤维网络为细胞提供仿生黏附位点，促进细胞黏附、迁移与增殖；②止血功能方面：形成的透明凝胶可有效封闭出血点，同时保持术野清晰以便精准处理创面；③组织再生方面：通过引导血管内皮细胞有序排列促进新生血管形成，改善局部微循环，并协同调控胶原蛋白与弹性纤维的合成比例，促进生理性修复；④炎症调控方面：凭借优异的生物相容性减少免疫排斥反应，抑制过度炎症及病理性瘢痕形成。研究证实其可促进结肠ESD术后创面愈合，为内镜术后管理提供创新性生物材料解决方案。

（二）矿物类材料

蒙脱石作为层状硅酸盐类黏膜保护剂，通过多维度机制促进食管创面修复。①屏障保护方面：其片层结构在创面定向排列形成致密物理屏障，有效阻隔胃酸、胆汁及蛋白酶侵蚀；②组织再生方面，通过电荷吸附作用调节创面渗出液成分，维持适宜湿润环境，同时激活EGFR/MAPK信号通路促进上皮细胞迁移与再上皮化；③炎症调控方面：选择性吸附炎性介质（如IL-8、PGE2），降低中性粒细胞浸润密度，抑制NF-κB通路过度活化；④纤维化预防方面：通过调控TGF-β1/Smad通路平衡胶原合成与降解，抑制肌成纤维细胞异常活化，从而减少瘢痕挛缩风险。该多重保护效应贯穿创面愈合全过程，为黏膜修复提供系统性解决方案。

（三）CEGP-003 喷雾止血剂

该止血粉末（CGBio，韩国城南市）通过水解乙基纤维素与表皮生长因子（EGF）的协同作用实现创面修复。①核心机制包含双重路径——机械屏障形成：遇湿润黏膜迅速交联成胶，物理封闭出血点并阻隔消化液侵蚀；生物活性促进：通过 EGF 受体激活下游信号通路，上调透明质酸合成酶及水通道蛋白 -3 表达。②加速上皮细胞移行与溃疡边缘再上皮化。

产品优势体现在：①非吸收性材料特性避免全身暴露风险；②无代谢产物产生，3d 内通过消化道自然排出；③胶体形成与降解周期精准匹配创面愈合进程，兼具即时止血与长效修复功能。

（四）医用喷雾型黏合剂

喷雾型医用黏合剂（主要成分为正丁基 α- 氰基丙烯酸酯）通过多重机制促进创面修复：物理屏障作用方面，其遇组织液快速固化为保护膜，阻隔胃酸、胆汁等侵蚀性物质；止血与机械保护层面，通过封闭创面微小血管防止继发出血，同时增强组织界面黏附强度，降低术后创面开裂风险；生物学调控层面，促进上皮细胞增殖与迁移，加速溃疡区域再上皮化进程。临床研究表明，该材料可通过抑制局部炎症反应优化愈合微环境，且其生物相容性及非吸收特性保障了治疗安全性，为内镜术后创面管理提供便捷高效的解决方案。

（五）自体口腔黏膜上皮细胞治疗

自体口腔黏膜上皮细胞治疗通过无创采集患者口腔黏膜上皮细胞，经温度响应培养皿体外扩增形成完整细胞片后，借助内镜精准移植至 ESD 术后创面。该技术通过不同修复类型协同作用。①上皮修复层面：移植的完整上皮细胞片直接覆盖创面促进再上皮化，加速新生上皮迁移；②间质修复层面：通过抑制 α- 平滑肌肌动蛋白表达减少成纤维细胞活化，调控胶原代谢以抑制瘢痕形成；③免疫调节层面：降低炎症细胞浸润并避免免疫排斥反应，优化愈合微环境。三者协同实现从表层屏障重建到深层组织重塑的系统性修复。

（六）自体富血小板血浆

自体富血小板血浆（PRP）通过多重生物学机制促进溃疡愈合。①生长因子调控层面：其浓缩的血小板释放 PDGF-AB、TGF-β1 及 VEGF 等关键因子，直接激活内皮细胞增殖与迁移，驱动新生血管网络形成；②组织再生层面：通过刺激上皮基底细胞分裂加速黏膜屏障重建，同时增强成纤维细胞合成功能性细胞外基质；③微环境调节层面：抑制中性粒细胞过度浸润及促炎因子释放，打破"炎症 - 损伤"恶性循环，同步降低纤维化相关信号通路活性。该系统性调控作用最终表现为创面血供改善、氧合营养供给提升及瘢痕形成抑制，实现从血管重建到组织结构修复的全程优化。

三、中药疗法

（一）中药口服及灌肠

该治疗方案通过口服与灌肠协同给药实现 ESD 术后创面的多靶点调控。口服组方以沙参滋阴生津、白芍养血敛阴为君药，配伍白术健脾利湿、鸡内金消积化瘀、陈皮理气和中，通过水煎提取活性成分，经胃肠道吸收发挥全身性调节作用；灌肠组方选用马齿苋清热解毒、五倍子收敛止血、青黛凉血散结，借助局部给药直达结直肠病灶，通过体位调整（如左侧卧位→膝胸位→右侧卧位循环）实现药液对黏膜创面的充分覆盖。二者协同形成"整体调理 - 局部修复"双重作用机制：口服方调节脾胃运化以改善气血生化，灌肠方直接抑制创面炎性渗出并促进肉芽组织生成，临床实践证实该联合方案可降低大肠 ESD 术后迟发性出血风险，加速黏膜屏障重建，为中西医结合修复消化道创面提供可操作路径。

（二）五七散对内镜黏膜下剥离术后创面愈合

五七散作为传统中药复方，其促进胃 ESD 术后创面修复的作用机制包含以下核心环节。①活血化瘀方面：通过改善创面微循环增加局部血供，加速坏死组织清除与代谢产物转运；②止血生肌层面：有效调控凝血 - 纤溶平衡，抑制术后创面渗血同时促进肉芽组织生成；③抗炎消肿方面：通过下调 IL-6、TNF-α 等促炎因子表达，减轻黏膜水肿及炎性细胞浸润。

临床应用中，与 PPI（质子泵抑制剂）联用形成协同效应：PPI 抑制胃酸分泌为创面提供中性愈合环境，五七散则通过多靶点调控加速黏膜再生，二者联用可显著提升愈合质量（尤其对伴有瘀血证候患者）。用药方案需根据患者舌脉征象进行剂量调整，常规推荐每日一次口服，6 周疗程匹配黏膜再生周期，确保上皮结构完整性重建。该方案体现了"病证结合"的中西医整合治疗优势。

（三）内镜下喷洒苦参素

苦参素（OM）与硫糖铝凝胶联合应用通过以下机制预防食管 ESD 术后瘢痕狭窄。①抗炎调控：OM 通过抑制 NF-κB 通路降低 IL-6、TGF-β1 等促纤维化因子表达，减少炎性细胞浸润；②纤维化抑制：直接阻断成纤维细胞向肌成纤维细胞转化，下调 α-SMA 及胶原蛋白 I / III 合成；③物理保护：硫糖铝凝胶在创面形成黏附性保护层，隔绝胃酸与机械摩擦刺激，为黏膜再生提供稳定环境；④协同效应：凝胶的机械屏障作用与 OM 的生物活性调控形成时空互补，前者早期阻隔损伤因子，后者持续抑制纤维化进程。该联合方案通过阻断"损伤 - 炎症 - 纤维化"级联反应，显著降低食管再狭窄风险，临床适用于需长期维持管腔完整性的食管病变修复。

四、外科手术修复

ESD 术后需外科干预的关键适应证可归纳为四类：难治性出血——内镜止血失败且合并进行性血红蛋白下降或血流动力学不稳定；复杂性穿孔——全层穿孔伴气腹征象或包裹性穿孔继发严重感染；侵袭性感染——深部脓肿或坏死性筋膜炎经规范抗感染治疗无效；结构性缺损——大面积组织缺损导致管腔狭窄或瘘管形成。外科处理遵循阶梯化原则：优先采用腹腔镜微创技术行穿孔修补或节段性切除，对感染灶实施精准清创引流，并通过营养支持保障术后恢复。该策略旨在通过解剖结构重建、感染源控制及功能保护，为保守治疗无效的严重并发症提供最终解决方案。

五、营养支持治疗

ESD 术后创面修复的营养管理需根据患者具体情况遵循阶段性膳食方案，一般原则如下：急性期（术后 24h）实施完全禁食，通过静脉营养支持维持基础代谢需求，避免机械性或化学性刺激影响创面稳定；过渡期（术后 48～72h）逐步引入温凉流质饮食（如米汤、营养制剂），采用少量多餐模式（每日 6～8 次，每次 ≤ 100ml）以评估胃肠耐受性；恢复期（术后 3～5d）根据黏膜修复进展过渡至低渣半流质饮食（如蒸蛋、稀粥），同步启动高蛋白营养强化 [目标蛋白摄入量 1.2～1.5g/（kg·d）]；巩固期（术后 1 周后）选择性给予软食（如煮烂面条、鱼肉泥），严格规避辛辣、酸性及粗纤维食物。全程需维持水电解质平衡，并通过饮食日志记录与症状评估实现精准营养调控，为黏膜再生提供代谢支持。

对于高龄、糖尿病或术前营养不良患者，需制订个体化营养干预方案：优先选择短肽型肠内营养制剂减少消化负担，动态监测血清前白蛋白及转铁蛋白水平调整营养供给。

六、新兴治疗手段

除了上述治疗方式外，一些新兴治疗手段如干细胞治疗在 ESD 术后愈合中展现出重要潜力，主要通过促进创面修复、减轻炎症反应和抑制纤维化来加速愈合。例如间充质干细胞（MSC）能够通过分泌生长因子和细胞因子，促进上皮细胞增殖、迁移和新血管生成，抑制中性粒细胞和巨噬细胞的浸润，从而减轻术后早期的炎症反应。此外，干细胞还可以抑制肌成纤维细胞的激活，减少胶原蛋白沉积，防止食管狭窄的发生。尽管干细胞治疗在减少并发症和促进愈合方面具有显著优势，但目前仍处于临床前研究阶段，未来需要更多临床验证其安全性和有效性。

通过对现有修复策略的系统分析，本章节全面揭示了 ESD 术后黏膜修复领域的关键进展，重点探讨了已广泛应用于临床的修复方法以及仍处于临床前研究阶段的创新策略。这些修复手段的选择需根据患者的具体情况个体化制订，修复效果的评估亦应综合考虑创面大小、患者体质及潜在并发症风险，以实现最佳的临床预后。

展望未来，随着科技的进步，我们期待更多高效、安全且个性化的治疗方法的出现。新材料的研发、细胞治疗的应用及分子生物学的进展，都有可能为 ESD 术后黏膜修复带来革命性的突破。同时，临床医师的经验积累与科研人员的不断努力也将在提升修复效果、降低并发症发生率方面发挥重要作用。

在此，我们希望本章节能为广大消化内镜从业者提供有益的参考，并激发更多关于黏膜修复的研究与实践，共同推动消化道疾病治疗的不断进步。

（许鹏伟　张学彦）

参 考 文 献

冯建聪，翟亚奇，令狐恩强，2024. 消化内镜超级微创闭合技术研究进展 [J]. 中国现代医学杂志，34(23):46-53.

沈哲，毛鑫礼，徐磊，等，2024. 食管肠道内镜黏膜下剥离术后创面保护浙江省专家共识 [J]. 浙江医学，

46(11):1121-1123+1233.

唐静，沈文拥，杨丹，等，2023. 内镜下喷洒苦参素预防食管黏膜下剥离术后瘢痕狭窄的临床研究 [J]. 重庆医学，52(9):1325-1329.

王晓东，温福兴，宋莹，2018. 马齿苋汤保留灌肠配合内服中药对大肠侧向发育型肿瘤 ESD 术后创面愈合的影响 [J]. 长春中医药大学学报，34(3):538-540.

章苏文，2021. 五七散对内镜黏膜下剥离术后创面愈合疗效观察及对 VEGF、IGF-I 的影响 [D]. 南京中医药大学.

ABIKO S, YOSHIDA S, YOSHIKAWA A, et al., 2020. Feasibility of a new ligation using the double-loop clips technique without an adhesive agent for ulceration after endoscopic submucosal dissection of the colon(with video)[J]. Gastrointest Endosc. 92(2):415-421.

BANG BW, LEE DH, KIM HK, et al., 2018. CEGP-003 spray has a similar hemostatic effect to epinephrine injection in cases of acute upper gastrointestinal bleeding[J]. Dig Dis Sci, 63(11):3026-3032.

GOTO O, SASAKI M, ISHII H, et al., 2014. A new endoscopic closure method for gastric mucosal defects:feasibility of endoscopic hand suturing in an ex vivo porcine model(with video)[J]. Endosc Int Open, 2(2):E111-E116.

HAJIFATHALIAN K, ICHKHANIAN Y, DAWOD Q, et al., 2020. Full-thickness resection device(FTRD) for treatment of upper gastrointestinal tract lesions:the first international experience[J]. Endosc Int Open, 8(10):E1291-E1301.

HERNANDEZ-LARA A, GARCIA GARCIA DE PAREDES A, RAJAN E, et al., 2021. Step-by-step instruction:using an endoscopic tack and suture device for gastrointestinal defect closure[J]. VideoGIE, 6(6):243-245.

IIZUKA T, KIKUCHI D, YAMADA A, et al., 2015. Polyglycolic acid sheet application to prevent esophageal stricture after endoscopic submucosal dissection for esophageal squamous cell carcinoma[J]. Endoscopy, 47(4):341-344.

JEONG E, YOO IK, CAKIR OO, et al., 2019. Effectiveness of autologous platelet-rich plasma for the healing of ulcers after endoscopic submucosal dissection[J]. Clin Endosc, 52(5):472-478.

KITAGAWA D, SHICHIJO S, LI JW, et al., 2023. Use of a novel re-openable endoclip for the closure of a large mucosal defect after endoscopic submucosal dissection[J]. Endoscopy, 55(S 01):E883-E884.

LIU Y, LI IQ, DOU LZ, et al., 2021. Autologous esophageal mucosa with polyglycolic acid transplantation and temporary stent implantation can prevent stenosis after circumferential endoscopic submucosal dissection[J]. Ann Transl Med, 9(7):546.

MASELLI R, PALMA R, TRAINA M, et al., 2022. Endoscopic suturing for GI applications:initial results from a prospective multicenter European registry[J]. Gastrointest Endosc, 96(5):780-786.

MILLER C, MAGARINOS J, 2023. Endoscopic tissue approximation in clinical practice and the OverStitch device:a narrative review[J]. Ann Esophagus, 6:21.

MIZUTANI M, KATO M, SASAKI M, et al., 2023. Novel closure method for a large mucosal defect after endoscopic resection:string clip suturing method with an anchor[J]. Dig Endosc, 35(3):394-399.

OHKI T, YAMATO M, OTA M, et al., 2015. Application of regenerative medical technology using tissue-engineered cell sheets for endoscopic submucosal dissection of esophageal neoplasms[J]. Dig Endosc, 27(2):182-188.

OSADA T, SAKAMOTO N, RITSUNO H, et al., 2013. Process of wound healing of large mucosal defect areas that were sutured by using a loop clip-assisted closure technique after endoscopic submucosal dissection of a colorectal tumor[J]. Gastrointest Endosc, 78(5):793-798.

SUBRAMANIAM S, KANDIAH K, CHEDGY F, et al., 2021. A novel self-assembling peptide for hemostasis during endoscopic submucosal dissection:a randomized controlled trial[J]. Endoscopy, 53(1):27-35.

SWAPNIL Z, WANG JK, HE KX, et al., 2025. Endoscopic spraying of smectite to prevent esophageal stricture after endoscopic submucosal dissection[J]. Rev Esp Enferm Dig, 117(2):118-119.

VERLAAN T, VOERMANS RP, VAN BERGE HENEG-OUWEN MI, et al., 2015. Endoscopic closure of acute perforations of the GI tract:a systematic review of the literature[J]. Gastrointest Endosc, 82(4):618-628.e5.

ZHANG Y, CHEN Y, QU CY, et al., 2013. Effects of medical adhesives in prevention of complications after endoscopic submucosal dissection[J]. World J Gastroenterol, 19(17):2704-2708.

ZHANG Y, WANG X, XIONG GY, et al., 2014. Complete defect closure of gastric submucosal tumors with purse-string sutures[J]. Surg Endosc, 28(6):1844-1851.

ZHOU T, MAO XL, XU L, et al., 2023. A new protective gel to facilitate ulcer healing in artificial ulcers following oesophageal endoscopic submucosal dissection:a multicentre, randomized trial[J]. Sci Re, 13(1):6849.

KOBARA H, MORI H, NISHIYAMA N, et al., 2019. Over-the-scope clip system:a review of 1517 cases over 9 years[J]. Gastroenterol Hepatol, 34(1):22-30.

MATSUDA T, FUJII T, EMURA F, et al., 2004. Complete closure of a large defect after EMR of a lateral spreading colorectal tumor when using a two-channel colonoscope[J]. Gastrointest Endosc, 60(5):836-838.

注：实物图片引用自 Boston scientific 和 Ovesco Endoscopy AG 公司

第八章
保持镜头清晰的技术

第一节　保持镜头清晰的常规操作技巧

在消化内镜诊疗过程中，镜头模糊是困扰操作者的高频问题。保持消化内镜镜头清晰是确保检查质量和诊断准确性的关键。镜头模糊的常见原因可分为以下几类。①接触性污染：操作中镜头直接接触肠道或胃壁组织，黏液、血液、组织碎屑附着于镜头表面；②温度差异：内镜进入体内后，因温差导致镜头表面结雾；③设备老化：防雾涂层磨损或冲洗系统效率下降。临床上已有多种解决消化内镜镜头模糊的技术，更好地为临床工作服务。

一、术前黏膜清洁准备

术前黏膜清洁准备需通过药物预处理以优化可视化效果：建议术前 15～30min 口服消泡剂（如西甲硅油）以减少胃内泡沫；联合使用黏液溶解剂（如 N-乙酰半胱氨酸）与蛋白酶（如 Pronase）分解黏液及蛋白质残留，进一步清洁黏膜表面。研究表明，消泡剂与黏液溶解剂/蛋白酶联用可协同增强黏膜暴露效果，为最大程度减轻接触性污染、后续高清内镜观察奠定基础。

二、物理防护技术

（一）防雾涂层

1. 疏水涂层　疏水涂层通过降低镜片表面能，使水滴难以附着并形成"荷叶效应"，从而减少因冷凝或黏液附着导致的镜头模糊。其中以全氟聚醚（PFPE）涂层和聚二甲基硅氧烷（PDMS）涂层为代表。

2. 亲水涂层　如聚乙烯吡咯烷酮使水均匀铺展成膜，避免凝结。研究表明碘伏溶液也可以作为亲水涂层防雾溶液。

3. 自清洁材料　TiO_2 材料经过紫外线照射后，可以分解有机物，具有自洁的功能，同时 TiO_2 具有防雾特性，在镜面上能形成超亲水表面，当水蒸气接触后会铺展形成透明的水膜而不成雾，达到防雾效果。TiO_2 材料无毒副作用，为绿色环保材料。但是 TiO_2 的超亲水性需经紫外线照射才能显现，目前虽有相应处理方法，但技术尚未完全成熟，其稳定性及安全性还需研究证明。此外这种新材料在高温消毒等测试中，表现出结构的不稳定性，应用于临床还需优化。

4. Ultrastop 液体防雾液　Ultrastop 液体防雾液（25ml 瓶装）由奥地利维也纳的 MoNo

chem-pharm Produkte GmbH 公司生产，主要成分为乙醇和特殊表面活性物质。其主要功能是防止内镜镜头因温差产生水滴和雾气。通过改变镜头表面的表面张力，Ultrastop 有效减少水滴的形成，保持镜头清晰。使用时，将 1.5ml 液体滴在纱布上，擦拭镜头 3 次，确保均匀覆盖。每瓶 25ml 液体可使用约 8 次，每次使用成本约为 2 欧元。

5. Anti-Fog-Lösung 防雾液　Anti-Fog-Lösung 防雾液体（7ml 瓶装）由英国伦敦的 Purple Surgical 公司生产，成分包括温和的酒精溶液和表面活性剂。其主要作用是通过酒精和表面活性剂的配方减少镜头上的水分凝结，防止雾气生成，并帮助保持镜头清洁。使用时，将 1.5ml 液体滴在纱布上，擦拭镜头 3 次，确保液体均匀覆盖。每瓶 7ml 液体可使用约 5 次，每次使用成本为 0.93 欧元。

6. Lina Clear Sight Wipe 湿巾　Lina Clear Sight Wipe 湿巾由丹麦 Lina 公司生产，主要成分为甘油、表面活性剂和水。湿巾设计用于擦拭内镜镜头表面，清除污渍并防止雾化。甘油成分有助于润滑镜头并防止水滴附着。使用时，取一片湿巾直接擦拭镜头 3 次，方便且卫生，适合快速清洁。每包 30 片，适用于 30 次，每次使用成本为 2.20 欧元。

7. Reso Clear 湿巾　Reso Clear 湿巾由德国纽伦堡的 Resorba 公司生产，主要成分为乙醇、水和表面活性剂。该湿巾通过乙醇和表面活性剂的配方减少镜头表面的水珠和雾气，保持镜头清晰。使用时，取一片湿巾擦拭镜头 3 次。每包 12 片，适用于 12 次，每次使用成本为 0.79 欧元。

（二）透明帽保护措施

透明帽通过物理隔离与距离控制显著提升内镜视野的清晰度：其安装于内镜前端形成屏障，防止镜头直接接触黏膜、血液或分泌物，减少污染物的黏附；同时维持镜头与黏膜的稳定距离，避免因过度贴近导致视野模糊或反光干扰。此外，透明帽可展平黏膜皱襞，减少液体或碎屑在皱襞间的残留，结合术中冲洗与吸引操作，进一步清除遮挡物，确保黏膜细节清晰可见，从而在高清成像与病变识别中发挥关键辅助作用。

三、冲洗与吸引系统

该系统通过动态清除镜头表面附着的黏液、血液及残留物，直接保障视野清晰：术中冲洗（注入清水或稀释消泡剂）可冲刷镜头污染物，避免遮挡成像；吸引则迅速移除冲洗液、气泡及腔内液体，防止反流污染镜头，同时维持管腔扩张状态以暴露黏膜细节。规范操作（如控制冲洗液浓度、优先通过工作通道注水）与术后彻底清洗管道（防止生物膜滋生）可确保系统持续高效运行，从而最大程度减少镜头模糊导致的误诊或漏诊风险。

四、Endoskopvorwärmer 内镜预热器

Endoskopvorwärmer 内镜预热器由德国柏林的 Xion Medical GmbH 公司生产，采用电磁感应加热内镜镜头。其主要作用是通过加热镜头，减少温差导致的水蒸气冷凝，防止镜头雾化。这种方法适用于需要高精度图像的高要求检查。使用时，将内镜插入加热设备中，激活预热器进行加热。可以选择单次或两次加热，通常两次连续加热效果更佳。操作过程中需注意控制镜头温度，避免过热损伤镜头或对患者造成不适。每次加热操作需根据设备

说明进行，并确保温度适宜，以免损伤内镜。

五、使用高清内镜与图像增强技术

优先采用高清白光内镜（HD-WLE）系统，其高分辨率成像可清晰呈现黏膜微细结构，减少因视野模糊导致的误判。在此基础上，结合图像增强技术（IETs）（如窄带光成像NBI等），通过优化光波波长与色彩对比，显著提升黏膜血管纹理及病变边界的可视化效果，辅助识别早期癌前病变或隐匿性异常，从而降低因视野不清导致的漏诊风险。二者协同应用可最大程度保障内镜视野的清晰度与诊断准确性。

六、操作优化与辅助设计

（一）操作技巧

避免镜头过度贴近黏膜，减少接触污染。做 ESD 过程中，注意边注气边剥离，调节与黏膜下层的距离。操作过程中预测操作器械伸出的位置，防止被附件挡住，不能形成良好的视野。同时定期回撤镜头至空腔区域进行冲洗。

检查治疗过程中镜头起雾或者容易脏，即使清洗也会沾上新的水滴，可以注意以下清洗技巧。在安装透明帽的情况下，透明帽的一端会存水。要考虑钳道开口的位置，也就是在内镜顺镜的时候要让钳道在透明帽的下方，这样在反转观察时若发现水滴，将内镜变成顺镜观察的状态，就可以使透明帽内的水流向钳道方向而被吸出来。如果没有安装透明帽，通过尝试注气、注水等手段仍没有改善，可以轻轻地将内镜前端贴到黏膜上，从钳道注入含有蛋白酶及消泡剂的水来清洗，也可以在黏膜表面擦拭。如果这样做镜头依然不清楚，建议不要犹豫，尽早拔出内镜，直接清洗内镜前端的镜头。

（二）镜头结构设计

通过广角镜头扩大视野范围，减少镜头与黏膜的物理接触概率，降低分泌物黏附风险；前置式喷嘴直接贴近镜面设计，可精准喷射冲洗液覆盖镜面污染物，提升冲洗效率与及时性；可旋转镜头（通过机械旋钮或电动控制）支持多角度灵活调整，在检查中可快速避开污染区域或调整观察方向，避免镜头被血液或黏液遮挡，同时降低反复进退镜清洁的需求。这些设计协同作用，通过减少污染接触、增强即时清洁能力及灵活规避污染源，显著提升内镜视野持续清晰度与检查效率。

（张　瑞　崔希威）

第二节　保持镜头清晰的新技术

一、镜头清洁防雾剂

（一）Cleash® 镜头清洁剂

Cleash®（日本东京）是一种新型镜头清洁剂，含有两种无害的非离子表面活性剂（高/低亲水亲油平衡值的聚甘油脂肪酸酯）和乙醇，广泛用于防雾和清洁镜头。自 2015 年在日本上市以来，Cleash® 迅速成为日本最常用的防雾溶液之一，因其能有效去除镜头污渍并提供防水滴和防雾效果。研究显示，与其他镜头清洁剂相比，使用 Cleash® 在结肠 ESD 过程中，镜头模糊的发生率为 14.1%，而使用其他清洁剂的发生率为 33.0%；重度模糊的发生率分别为 2.1% 和 8.7%，差异具有统计学意义（$P < 0.05$）。此外，在镜头涂抹清洁剂的基础上，如果在注水过程中加入 Cleash®，效果更加显著，能够进一步提升清洁效果。

Cleash® 在上消化道 ESD 过程中也被证明了其有效性，且对人体安全。其使用方法灵活，可直接涂抹于镜头表面或加入注水瓶中使用。通过这种方式，Cleash® 不仅能实现清晰视野下的 ESD 操作，还能避免水滴附着，从而保证常规检查时视野的清晰度。因此，Cleash® 在内镜检查和治疗中，提供了更高效的镜头清洁解决方案。当前 Cleash® 的使用方法如图 8-1 所示。

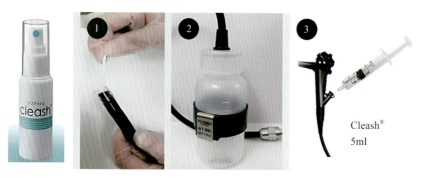

图 8-1　Cleash® 的使用示意图

①涂抹镜头法：用棉签或纱布涂抹；②加入注水瓶内法：在 200ml 水中加入消泡剂（西甲硅油）1ml，再加入 Cleash®1ml（Cleash® 5 喷）；③钳道注入法：将内镜前端顶到结肠壁，从钳道注入 5ml 的 Cleash®，在前端帽内浸没镜头 30s

（二）Cleastay 镜头清洁剂

Cleastay 是由日本 Neuroceuticals 公司生产的基于 2- 甲基丙烯酰氧乙基磷酰胆碱（MPC）聚合物的创新型内镜防雾剂，其核心成分通过仿生学原理模拟人体细胞膜磷脂结构，形成超薄亲水性高分子膜覆盖于内镜镜头表面。该成分通过多重作用机制实现高效防雾。①抗凝结：亲水膜减少水蒸气凝结，避免镜头起雾；②抗黏附：MPC 的电荷排斥效应阻止血液、黏液中的蛋白质及脂肪分子附着；③自清洁：遇水或蒸汽时，亲水膜可快速剥离污染物，显著减少术中擦拭次数。相较于传统表面活性剂类清洁剂（如 Cleash），Cleastay 在复杂手术（如高脂肪沉积的胃上部或右半结肠 ESD）中展现出更持久的清晰视野维持能力，临床数据显示其镜头模糊发生率降低达 80% 以上。

二、滑液浸渍多孔表面技术

该技术是一种新型且简便的原位滑液浸渍多孔表面（SLIPS）形成方法，采用润滑纤维填充的多孔薄膜，通过电纺技术在多孔聚对苯二甲酸乙二醇酯 PET 膜上制备纤维，并浸渍硅油润滑液，直接将其涂覆在内镜镜头。这种方法克服了传统 SLIPS 技术中制作过程烦琐、耗时长的挑战，能够快速、重复地形成涂层，且具有较低的成本。应用于内镜镜头时，涂层表现出优异的抗污染性能，能够有效抵抗水滴附着，保持清晰的可视性，且在蒸汽环境下依然稳定。该技术为 SLIPS 应用提供了高效、易操作的解决方案，具有广泛的医疗设备应用前景。

三、滑液浸渍直接雕刻纳米/微结构表面技术

一种新型的滑液浸渍直接雕刻纳米/微结构表面（LIDENS）技术，旨在增强内镜镜头的机械耐久性、抗生物污染和防雾性。该技术通过使用飞秒激光直接雕刻镜头表面结构，并涂覆氟化自组装单分子层（F-SAM）和医用级氟碳润滑剂，形成了具有优异性能的LIDENS 涂层。实验结果表明，LIDENS 不仅在机械测试中表现出卓越的耐用性，而且能有效防止血液等生物液体的污染和雾气的形成，确保在高湿和血液污染的环境中维持清晰视野。因此，LIDENS 涂层技术为内镜镜头提供了一种理想的解决方案，具有广泛的应用前景。

四、纳米材料涂层

石墨烯或仿生荷叶结构涂层，兼具疏水和抗菌功能。如结合二氧化硅纳米颗粒与氟聚合物（如 EndoShield™），增强疏水性和光学透光率（透光损失＜2%）。

五、超声波清洁

集成微型超声波振子，非接触式清除污染物。

六、AI 辅助清洗技术

用于消化内镜检查中的人工智能（artificial intelligence，AI）模型能通过学习大量图片中的特征，将其转化为逻辑语言，进而构建简单的模型进行复杂事件的处理。AI 技术在消化内镜领域已被广泛的研究，目前在食管、胃、小肠、胆胰、结直肠疾病的诊断中具有较高的准确性、敏感性和特异性。随着材料科学和人工智能的进一步发展，预计将出现更多自适应防雾镜头和实时 AI 辅助清洁系统。

AI 辅助清洗技术通过实时引导医师调整内镜角度和冲洗时机，实现自感应冲洗功能。结合 AI 图像识别技术，系统能够自动检测图像的模糊程度，并在必要时触发冲洗操作。同时，系统通过实时去模糊算法等图像处理技术，增强内镜拍摄图像的清晰度。利用对比度增强算法，提高不同组织和结构之间的对比度，使模糊的图像更加清晰易辨。当镜头表面因雾气、污渍或遮挡物等导致图像模糊时，可通过去雾算法和图像修复算法对图像进行处理，恢复清晰度。此外，结合窄带成像（NBI）或激光共聚焦技术，可进一步减少对清晰度的依赖，提升图像的细节呈现。

保持内镜镜头清晰需综合硬件设计（涂层、加热、冲洗）、操作技巧及软件处理。未来发展方向是结合智能传感与纳米材料，实现全自动清洁和更持久的防雾效果。临床实践中，定期维护与规范操作同样至关重要。

（张　瑞　崔希威）

参 考 文 献

大圃研，港洋平，2019. 大圃流 ESD 手术技巧 [M]. 林香春，译 . 沈阳：辽宁科学技术出版社 .

黄茵，2020. 碘伏预防内镜下黏膜剥离术中镜头和透明帽模糊的效果研究 [J]. 实用临床医药杂志，24(10):25-27.

季瑞冬，卢振权，樊敬文，等，2022. 腹腔镜防雾技术研究进展及展望 [J]. 微创泌尿外科杂志，11(6):424-428.

沈红玲，范乐乐，郭晓品，等，2018. TiO$_2$ 在玻璃行业中的应用 [J]. 玻璃，45(12):45-48.

滝沢耕平，上堂文也，小田一郎，等，2023. 食管·胃·十二指肠 ESD：操作、诊断和治疗基础与技巧 [M]. 林香春，译 . 北京：北京科学技术出版社 .

小野敏嗣，2022. 消化内镜应用提升技巧：教科书中没有讲到的观察、诊断和治疗要点 [M]. 林香春，译 . 北京：北京科学技术出版社 .

FUJIA GUO, HUA MENG, 2024. Application of artificial intelligence in gastrointestinal endoscopy[J]. Arab J Gastroenterol, 25(2):93-96.

FUJII T, WATAMABE S, VGA M, et al., 2024. Analysis of lens cloudiness during endoscopic submucosal dissection procedures:Effects of a novel lens cleaner[J]. DEN Open, 5(1):e416.

KNAUTH A, WEISS M, DAVE M, et al., 2012.Vergleich von Antibeschlagmethoden in der Endoskopie. Was wirklich hilft[Comparison of antifog methods in endoscopy. What really helps][J]. Anaesthesist, 61(12):1036-1044.

KREEFT D, ARKENBOUT E A, HENSELMANS P W J, et al., 2017. Review of techniques to achieve optical surface cleanliness and their potential application to surgical endoscopes[J]. Surg Innov, 24(5):509-527.

LEE Y, CHUNG Y W, PARK J, et al., 2020. Lubricant-infused directly engraved nano-microstructures for mechanically durable endoscope lens with anti-biofouling and anti-fogging properties[J]. Sci Rep, 10(1):17454.

LEUNG F W, 2015. Intraprocedural cleansing for screening colonoscopy: Avoiding brownouts[J]. Dig Dis Sci, 60(8):2213-2215.

NAOHISA YOSHIDA, YUJI NAITO, RYOHEI HIROSE, et al., 2015. Risk of lens cloudiness during colorectal endoscopic submucosal dissection and ability of a novel lens cleaner to maintain and restore endoscopic view[J]. Dig Endosc, 27(5):609-617.

NAOHISA YOSHIDA, YUJI NATIO, RITSU YASUDA, et al., 2017. A novel lens cleaner to prevent water drop adhesions during colonoscopy and esophagogastroduodeno-scopy[J]. Endosc Int Open, 5(12):E1235-E1241.

SATISH NAGULA, SRAVANTHI PARASA, LOREN LAINE, et al., 2024. AGA clinical practice update on high-quality upper endoscopy:Expert review[J]. Clin Gastroenterol Hepatol, 22(5):933-943.

第九章
ESD 止血技巧及新进展

一、简介

内镜黏膜下剥离术（ESD）是治疗消化道早期癌及其癌前病变的有效手段，相对于外科手术，ESD 具有方法简便、创伤性小、并发症少、住院时间短、疗效与外科手术相当等优点，充分体现了微创治疗的优越性。

然而，ESD 技术难度大、操作耗时长，对内镜操作者要求高，出血、穿孔和狭窄等不良事件发生率高，部分严重不良事件甚至可危及患者生命或严重影响生活质量。

而这些不良事件中，出血是最常见的，它包括术中出血和迟发性出血。术中出血是指 ESD 手术过程中操作引起的任何出血，施行 ESD 发生出血几乎是无法避免的。若出血控制效果不甚理想，不仅延长 ESD 治疗时间，而且还无法确保良好的视野，无序、盲目操作导致穿孔的危险性也很高。ESD 初学者和专家在操作时间上的差别取决于控制出血的能力。因此，在平时的 ESD 操作中就要注意避免出血，一旦发生出血，要迅速止血。迟发性出血是指 ESD 术中充分止血的情况下，术后人工溃疡灶所致的出血，至少出现下列 4 个指标中的 2 个：①出现呕血、黑粪、头晕等不适症状；②血红蛋白下降 > 20g/L；③血压下降 > 20mmHg 或心率增加 > 20 次 / 分；④胃镜检查提示 ESD 术后溃疡出血（Forrest Ⅰ 型 / Ⅰ a、Ⅱ b 型）。

二、ESD 术止血的核心技术

（一）术前预防性止血

1. 黏膜下注射优化　黏膜下注射液常含肾上腺素（1 : 10 000）。肾上腺素是通过收缩血管来减少术中出血。可以通过增加单次注射量减少注射次数来避免出血，也可以一边推注注射液一边穿刺来避开血管，这样可以尽早进入血管少的黏膜下层深层，以便术中识别血管并主动凝固止血。

2. 质子泵抑制剂（PPI）应用　术前给予 PPI（如奥美拉唑）可提高胃内 pH，可以减少术中出血发生。这是因为若胃内的 pH 低，会影响促凝血物质活性，治疗前应用 PPI 这种强力的酸分泌抑制药有利于形成良好的止血环境，亦可改善凝血功能，降低术中出血风险，尤其适用于胃 ESD。

（二）术中主动止血

1. 药物止血　在剥离的过程中，少量渗血可直接用 0.9%NaCl 溶液或 8% 冰去甲肾上腺素冲洗创面，可以使微血管收缩，同时明确出血部位并进一步止血，而且不良反应少见，但对于高龄合并心血管疾病患者需谨慎。除此之外还可采用 4 ～ 6 单位注射用矛头蝮蛇血凝酶，将其溶于 40 ～ 60ml 生理盐水，行创面局部喷洒，每间隔 30s 喷洒 20ml。这样能更清晰地分辨出血点，出血部位易被发现，且创面更为整洁，迟发性出血发生率更低。

2. 氩等离子体凝固术（argon plasma coagulation，APC） 是一种与黏膜组织非接触类型的止血方法，通过前方或侧方的探头喷洒氩气凝固组织以达到止血目的，对于术中及术后创面的渗血较为有效，通常采用流量 1.8L/min、45W 功率。APC 的缺点在于可能会造成部分组织损伤；在止血过程中会产生较大的烟雾，影响操作视野，往往需要频繁地吸除；对搏动性出血无效等。

3. 热凝止血 ESGE 指南推荐优先采用热凝而非止血夹，以减少创面干扰。在切除过程中，使用高频电刀（如 IT 刀、Hook 刀）直接电凝出血点，这种方式对于细小血管的止血能力强，在大多数情况下可以不出血，也不用特别地凝固血管。热活检钳常用于出血量多、内镜视野模糊的状况，以及破裂血管断端埋没，无法确定出血点时。不过，若过多夹持组织、过度通电，则会导致迟发性穿孔，非常危险，必须注意。

4. 止血夹闭合 钛夹适用于较大血管或深部出血，尤其对裸露的动脉性出血可精准夹闭。OTSC 可闭合更大范围的创面。当发生粗血管出血，使用电凝难以止血时，金属止血夹作为最后的止血手段非常有效。它可以有效控制创面出血且不会造成组织损伤但是可能影响切刀的操作，阻碍术者的操作视野及妨碍其他部位的止血，在剥离过程中发生出血时，为了不影响继续剥离，必须考虑夹子的夹持角度和位置。有时应缓慢剥离，将夹子夹持在远离剥离的部位。对于剥离后显现的粗血管，同样应在周围充分剥离病变后或者病变切除后夹住血管预防出血。

5. 止血粉与纤维蛋白胶 对于弥漫性渗血或难治性出血，止血粉（如 Hemospray）可快速覆盖创面，纤维蛋白胶联合聚乙醇酸片（PGA）增强止血效果。但粘贴好 PGA 贴膜较为困难，不要使用"鳄鱼口"的钳子，在放下贴膜的时候钳子的动作要快，避免磨蹭。也可事先用注水泵沾湿贴膜，这样会更容易将其贴在溃疡底。

（三）术后创面管理

1. 预防性处理 胃 ESD 术后对可见血管常规行预防性电凝，可降低迟发性出血风险，但应避免过度重复电凝；而食管或结直肠病变则不推荐常规处理。虽然预防性电凝能降低迟发性出血发生率，但过度电凝可导致电凝后综合征或迟发性穿孔。电凝后综合征是胃肠道肌层和浆膜层组织受电凝能量损伤而引起的以腹痛、发热和白细胞增高等为表现的临床综合征，严重者可导致肌层及浆膜层组织坏死，进而导致迟发性穿孔。因此 ESD 术后预防性止血时，推荐电凝联合止血药一起使用，防止损伤溃疡基底部胃肠道组织。内镜下创面局部喷洒注射用矛头蝮蛇血凝酶，迟发性出血发生率更低。

2. 延迟性出血监测 术后 24 ～ 48h 为出血高发期，需密切观察生命体征及呕血、黑粪等症状，必要时行二次内镜止血。

三、ESD 止血技术的最新进展

（一）牵引技术的应用

1. 机械牵引装置 通过外部牵拉（如线缆牵引、磁锚定）或内部牵拉（如透明帽辅助），这些技术可以提起黏膜瓣并更好地暴露黏膜下层空间，有助于可视化和准确识别剥离层面和血管，减少盲区操作，降低出血与穿孔风险。ESGE 推荐在食管、胃大弯及结直肠 ESD 中常规使用牵引技术。

2. 隧道法 ESD　适用于食管周径 > 2/3 的病变，通过建立黏膜下隧道提升视野清晰度，减少血管误损伤。

（二）新型止血材料与器械

1. 生物可吸收材料　聚乙醇酸（PGA）片联合纤维蛋白胶覆盖创面，促进愈合并减少迟发出血。研究显示其可降低胃 ESD 术后出血率至 < 2%。

2. 纳米止血材料　纳米纤维止血贴片通过物理吸附与促凝血因子释放实现快速止血，目前处于临床试验阶段。

（三）围手术期药物管理

（1）ESGE 推荐在胃或交界部 ESD 术后给予高剂量 PPI 或伏诺拉生（Vonoprazan），伏诺拉生为新型钾离子竞争性酸阻滞剂（P-CAB），较传统 PPI 更快提升胃内 pH，减少溃疡相关出血。

（2）抗血栓药物管理：对需长期抗凝患者，ESGE 建议术前评估出血风险，术后结合多学科会诊制订个体化抗栓方案。

（四）内镜缝合技术

全层缝合系统：如 Over Stitch 内镜缝合器，这是一种新型的内镜下缝合锁边装置，它可安装于标准的双钳道内镜头端，使操作者在内镜直视下缝合组织，以便闭合较大创面或术中穿孔，减少术后出血与感染风险。

四、未来发展方向

（一）人工智能辅助止血

AI 实时识别出血点并推荐止血策略，结合机器人精准操作，减少人为误差。

（二）靶向血管封闭技术

开发特异性血管闭合剂，针对黏膜下血管网进行精准封闭。

（三）多模态止血平台

整合电凝、止血夹、生物胶等多种技术，实现动态止血与实时监测。

五、临床实践建议

（一）个体化策略

术中出血的风险因位置而异，在胃和十二指肠 ESD 中较高，在食管和结直肠 ESD 中较低，ESGE 不推荐对食管 / 十二指肠 / 结直肠 ESD 中可见的血管进行常规预防性电凝。推荐在胃 ESD 术后对创面中可见的血管进行电凝。故根据病变部位选择适宜止血技术，如食管 ESD 慎用电凝以防狭窄。胃 ESD 术后，对于术后出血风险较高的患者 [使用抗血栓药物和（或）病变切除大于 40mm]，可以考虑额外的预防方法，如夹闭主要血管或用聚乙醇酸片和纤维蛋白胶进行覆盖保护。

（二）团队协作

需内镜医师、外科团队与病理科协同，尤其对高危患者（如凝血障碍或复杂病变）制订预案。

六、总结

ESD 止血技术已从单一电凝发展为多模式联合应用，结合器械创新与循证医学优化，显著提升了手术安全性。未来，随着材料科学与智能技术的突破，ESD 将进一步实现精准化与微创化，为患者提供更优治疗选择。

（陈振东　张学彦）

参 考 文 献

国家消化内镜专业质控中心，2020.中国内镜黏膜下剥离术相关不良事件防治专家共识意见(2020，无锡)[J].中华消化内镜杂志，(6):390-403.

国家消化系统疾病临床医学研究中心，中华医学会消化内镜学分会，中国医师协会消化医师分会，2018.胃内镜黏膜下剥离术围术期指南 [J].中华内科杂志，57(2):84-96.

滝沢耕平，上堂文也，小田一郎，等，2023.食管·胃·十二指肠 ESD: 操作、诊断和治疗基础与技巧 [M].林香春，译.北京：北京科学技术出版社 :6.

姚礼庆，周平红，2009.内镜黏膜下剥离术 [M].上海：复旦大学出版社 :4.

中华医学会消化内镜学分会，中国抗癌协会肿瘤内镜学专业委员会，2014．中国早期胃癌筛查及内镜诊治共识意见 (2014 年 4 月·长沙)[J].中华消化内镜杂志，31(7):361-377.

AKIMOTO T, GOTO O, SASAKI M, et al., 2022. Endoscopic hand suturing for mucosal defect closure after gastric endoscopic submucosal dissection may reduce the risk of postoperative bleeding in patients receiving antithrombotic therapy[J]. Digest Endosc, 34:123-132

C SCHÄFER, MR LORNEJAD-SCHÄFER, KR SCHRÖDER, 2015.Endoscopic submucosal dissection: European Society of Gastrointestinal Endoscopy(ESGE)Guideline[J].Endoscopy, 7(9):829-854.

KIM J W, KIM H S, PARK D H, et al., 2007. Risk factors for delayed postendoscopie mucosal resection hemorrhage in patients with gastrictumor[J]. Eur J Gastroenterol Hepatol, 19(5):409-415.

LIBÂNIO D, PIMENTEL-NUNES P, BASTIAANSEN B, et al., 2023. Endoscopic submucosal disp techniques and technology:European Society of Gastrointestinal Endoscopy(ESGE)Technical Review[J]. Endoscopy. published online, 55(4):361-389

MORAN EA, GOSTOUT CJ, BINGENER J, 2009. Preliminary performance of a flexible cap and catheter-based endoscopic suturing system[J]. Gastrointest Endosc, 69(7):1375-1383.

ODA I, SUZUKI H, NONAKA S, et al., 2013. Complications of gastric endoscopic submucosal dissection[J]. Digest Endosc, 25(S1):71-78.

TAKIZAWA K, ODA I, GOTODA T, et al., 2008. Routine coagulation of visible vessels may prevent delayed bleeding after endoscopic submucosal dissection--an analysis of risk factors[J]. Endoscopy, 40:179-183.

WANG T, WANG DN, LIU WT, et al., 2016.Hemostatic effect of topical hemocoagulase spray in digestive endoscopy[J].World Journal of Gastroenterology, 22(25):5831-5836.

第十章
计算机辅助 ESD

一、背景

在当今医学科技飞速发展的时代，计算机辅助技术（computer-aided technology）正以惊人的速度渗透至各个医学领域，尤其是在消化内镜领域，取得了令人瞩目的进展。内镜黏膜下剥离术（ESD）作为治疗消化道早癌及癌前病变的核心手段，计算机辅助技术的深度融入无疑为其注入了全新的活力与发展契机。在消化内科的前沿研究范畴中，人工智能（artificial intelligence，AI）和 ESD 已然成为备受瞩目的研究热点。AI 在食管及胃肠道肿瘤的诊断与治疗等关键方面，展现出了超乎想象的巨大作用与潜力。它能够显著提升病变检测的精准度，高效实现疾病分类，为临床医师提供强有力的实时决策支持。研究表明，AI 在食管癌诊断、分期、预后和治疗等环节中具有重要作用。在胃癌领域，ESD 与 AI 共同构成了主要且最新确定的研究热点。此外，在结直肠领域，AI 在结肠息肉检测和诊断中的应用也吸引了广泛关注，为消化道疾病的精准诊疗开辟了新的路径。

二、计算机辅助技术概述

（一）技术定义与范畴

计算机辅助技术是一种利用计算机技术辅助专业人员（如医师、工程师等）更高效、更准确地完成特定任务的技术体系。在医学领域，其主要通过对医学影像，如 X 射线成像、计算机断层扫描（computed tomography，CT）、磁共振成像（magnetic resonance imaging，MRI）、内镜图像等进行分析，辅助医师进行疾病诊断，具体包括精准识别病变、准确标记可疑区域及提供科学合理的诊断建议等至关重要的环节。

（二）传统技术局限与 AI 优势

传统的计算机辅助技术在工作流程方面，存在着严重依赖人工进行图像特征设计与提取的弊端。这一过程极为烦琐，不仅需要投入大量的人力成本，耗费大量的时间，而且在面对复杂图像特征时，其提取能力存在明显的局限性，难以适应日益复杂的现代医学诊断需求。与之形成鲜明对比的是，AI 技术赋予计算机强大的模拟人类智能行为的能力，使其具备类似人类的学习、推理、感知、决策及自适应等多元功能。AI 技术的核心优势之一在于其强大的自动学习能力。它能够借助海量的数据进行训练，自动从数据中挖掘并提取关键特征，无须人工进行繁杂的特征设计和提取工作。也正因如此，AI 得以在图像识别、自然语言处理、疾病预测及治疗方案优化等众多领域实现广泛应用。

（三）机器学习与深度学习

AI 技术的核心是机器学习（machine learning，ML）和深度学习（deep learning，DL），这两种技术成为推动 AI 蓬勃发展的关键驱动力。

ML 作为 AI 的重要子领域，能够促使计算机系统通过数据驱动的学习过程，自动对算法和模型的性能进行优化与改进。它通过对海量数据样本进行深入的"学习"，挖掘数据中潜藏的规律与模式，并依据这些发现对新输入的数据进行精准预测或科学决策。这一学习过程的关键在于算法的精巧设计与持续优化，不同类型的 ML 算法因其特性各异，适用于处理不同性质的任务和数据类型。例如，决策树适用于分类和回归任务，能处理类别型和数值型特征，通过树形结构提供可解释的决策路径，但对复杂关系可能过拟合；支持向量机（SVM）在线性可分数据中通过"最大间隔超平面"分类，其核心优势在于利用核方法解决非线性问题（如环形数据），并擅长处理高维小样本数据（如基因分析）。两者选择取决于数据特点：需可解释性时选决策树，涉及复杂边界或高维数据时选 SVM。

DL 是 ML 领域近年来取得重大突破的重要分支，已成为推动人工智能迅猛发展的核心力量。DL 的核心架构基于人工神经网络（artificial neural network，ANN），通过构建包含多个层次（深层）的神经网络结构，实现对数据中复杂特征和模式的自动学习。ANN 模拟了生物神经网络的结构与功能，由输入层、隐藏层和输出层共同构成。输入层负责接收原始数据，输出层产生最终的预测结果，而隐藏层则承担着对数据进行复杂特征提取与转换的关键职责。每一层中均包含多个神经元，神经元之间通过权重相互连接，这些权重决定了神经元之间信息传递的强度。在每个神经元的输出端，借助激活函数对加权求和的结果进行非线性变换，从而巧妙地引入非线性因素，使整个网络能够高效地学习和处理复杂的非线性关系。通过权重连接和激活函数的非线性变换这一协同机制，ANN 能够高度模拟生物神经网络强大的复杂信息处理能力，对各种复杂的模式和关系进行精准学习与处理。

三、计算机辅助诊断

（一）计算机辅助诊断系统的概况与分类

计算机辅助诊断系统（computer-aided diagnosis，CAD）是一种利用计算机技术来辅助医师进行疾病诊断的系统。其在黏膜检查的充分性、息肉检测，以及光学活检（optical biopsy）等关键领域有较为重要的应用。现代计算机辅助诊断系统通过与 AI 的深度融合，尤其是充分吸纳 ML 和 DL 技术所具备的自动特征学习能力及强大的分类能力，极大地提升了对医学影像数据的处理效能。在实际应用中，CAD 能够快速且精准地识别病变区域，为医师的诊断工作提供坚实可靠的支持。其中，ANN 通过模拟生物神经网络的结构与功能，能够自动学习和处理复杂的非线性关系，进一步推动了 AI 技术在医学诊断领域的广泛应用与深入发展。

CAD 系统可进一步细分为计算机辅助检测（computer-aided detection，CADe）和计算机辅助诊断（computer-aided diagnosis，CADx）两个关键组成部分。CADe 系统能够凭借其先进的算法，自动识别内镜图像中的异常区域，为内镜医师提供客观的病变检测，助力他们精准发现病变。CADx 系统则专注于预测病变的组织学特征，能够准确判断内镜图像中病灶的病理学类型，从而实现光学活检的重要目标，为后续的治疗决策提供关键依据。例如，在早期胃癌的诊断中，CADx 系统可以快速识别出胃黏膜上的可疑病变区域，而 CADx 系统则能够进一步判断该病变的组织学特征。

（二）计算机辅助诊断的步骤

1. **感兴趣区域的获取** 在进行诊断分析时，首先需要通过一系列精细且有序的步骤来精准提取感兴趣区域（ROI）。这一过程涵盖了输入原始图像后，对其进行灰度化处理，将彩色图像转换为灰度图像，以便后续处理。接着通过计算图像的"变异度"，深入挖掘图像中像素值变化的特征，为识别潜在病变区域提供依据。随后进行二值化操作，突出显示感兴趣的目标区域。最后，运用滤波处理技术去除图像中的噪声干扰，提高图像质量。经过这一系列操作，提取 ROI，为后续的特征提取与深入分析筑牢基础。在这一复杂的过程中，AI 模型发挥着重要的辅助作用，能够在众多病变中快速、准确地定位异常病变，显著提升 ESD 手术的成功率与准确性，为后续的精准治疗奠定坚实基础。

2. **图像的处理** 对于已获取的图像，可以通过设计特征算子来描述所选区域的整体或局部特点。随着科学技术的飞速发展，深度学习技术在医学图像处理领域，特别是在内镜图像处理和数据分类方面，正发挥着日益关键的作用。其中，卷积神经网络（convolutional neural network，CNN）作为深度学习的重要模型之一，凭借其卓越的特征提取和复杂模式分类能力，极大地提升了疾病诊断的效率和准确性。CNN 作为 ANN 的一种特殊类型，是对传统 ANN 的创新性扩展与优化。它通过引入独特的卷积层和池化层，专门用于处理具有网格结构的数据，如图像。卷积层利用卷积操作，能够对图像进行局部特征提取；而池化层则通过降采样操作，在不丢失关键信息的前提下，有效减少数据的空间尺寸，同时保留图像中的重要特征信息。这种独特的结构设计使得 CNN 能够自动学习图像中的特征，无须人工进行复杂的特征工程，在图像识别、分类等任务中展现出极为出色的性能。

3. **病变分类** 肿瘤分期在恶性肿瘤的诊疗进程中占据着至关重要的地位，是一个系统性评估肿瘤生物学行为特征和疾病进展程度的关键体系。它为临床医师制订科学合理的治疗方案、准确判断患者预后及有效评估治疗效果提供了坚实的科学依据。目前，国际上广泛采用 TNM 分期系统，该系统从解剖学角度出发，全面且细致地评估肿瘤的侵袭范围。其中，T（tumor）代表原发肿瘤的大小及局部浸润程度，反映了肿瘤在原发部位的生长情况；N（node）代表区域淋巴结受累情况，对于判断肿瘤是否发生淋巴转移具有重要意义；M（metastasis）则代表是否存在远处转移，是评估肿瘤扩散程度的关键指标。在临床实践中，大量的数据和案例表明，肿瘤分期与患者预后之间存在着显著的相关性。一般而言，原发肿瘤体积越大、浸润深度越深、累及范围越广，患者的预后往往越差。

计算机辅助技术在早期癌症的检测和综合管理中扮演着日益重要的角色。借助先进的图像处理算法和深度学习模型，计算机辅助技术能够实现整个黏膜表面的高分辨率可视化，让医师能够清晰观察到黏膜的细微变化。同时，它还能够准确识别早期癌症的分化状态，精确描绘肿瘤边界，为后续治疗方案的制订提供不可或缺的重要依据。在肿瘤分期评估方面，计算机辅助技术展现出强大的能力，能够精准评估肿瘤的浸润深度。以胃肠道 T1 期肿瘤为例，它能够自动分析并准确评估 T1a 和 T1b 的深度和分期，为临床诊断提供精准的数据支持。此外，它还能够预测淋巴结转移的风险，估算治愈性切除的概率，为临床医师在权衡内镜治疗与手术治疗方案时提供量化参考，助力医师做出更为科学合理的决策。

如图 10-1、图 10-2。计算机能够凭借其先进的算法，自动识别内镜图像中的异常区域，辅助内镜医师诊断结肠微小病变。

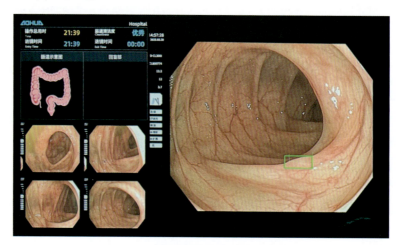

图 10-1　计算机辅助诊断结肠微小病变

图片展示计算机辅助诊断系统在临床结肠镜检查中的应用，绿色方框为计算机通过算法识别并提示结肠微小病变

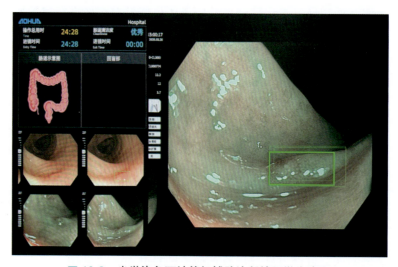

图 10-2　光学染色下计算机辅助诊断结肠微小病变

图片展示计算机辅助诊断系统在临床结肠镜检查光学染色下的应用，绿色方框为计算机通过算法识别并提示结肠微小病变

（三）计算机辅助诊断系统的具体应用

1.病变检测与特征描述　人工智能在消化道早癌的术前检测中展现出显著优势，尤其在多模态内镜影像的整合分析方面。以 Barrett 食管（BE）为例，传统白光内镜（WLI）

对异型增生的漏诊率较高，而 AI 辅助系统通过结合窄带成像（NBI）与深度学习模型，将敏感度大幅提升。有学者开发并验证了基于 ResNet-UNet 混合模型的 CAD 系统用于 BE 早期癌检测，其中 ResNet 模型用于图像分类，UNet 模型用于图像内预测分割。该系统能够将内镜图像分类为非异型增生和异型增生 BE，并确定活检的最佳位置，在检测 BE 早期癌变方面表现出高准确性和近乎完美的定位能力。后续也有研究进一步开发了在实时内镜检查中检测早期 Barrett 食管癌变的 AI 模型，并通过多中心验证证明了其优越性。该系统具有高敏感性、特异性和准确性，能够显著提高普通内镜医师检测癌变的能力，在检测平坦病变方面格外突出。我国四川大学华西医院研究团队开发的 AI 系统在检测早期食管鳞状细胞癌（ESCC）方面表现也十分出色。在多种内镜成像方式下，该系统的准确率、敏感性和特异性均与经验丰富的内镜医师相当，并可能为缺乏经验的内镜医师提供有价值的检测支持，在临床实践中的应用前景广阔。

在早期胃癌（early gastric cancer，EGC）检测领域，2013 年，关于 AI 在检测 EGC 中应用的首批研究之一面世。该研究开发的计算机辅助诊断系统基于放大内镜，结合柔性光谱成像色彩增强（flexible spectral imaging color enhancement，FICE）技术，能够识别胃癌，并有较高的准确性和特异性，有望实现放大内镜图像上更准确、实时的胃癌诊断。我国开发的 GRAIDS 系统（gastrointestinal artificial intelligence diagnostic system）在上消化道癌症方面诊断准确度也很高，其敏感性与专家内镜医师相似，且优于非专家内镜医师，有助于社区医院提高上消化道癌症诊断的有效性。

2. 浸润深度预测　浸润深度是评估是否可以进行 ESD 治疗的主要标准之一，在消化道疾病诊断中意义重大。在 ESCC 浸润深度预测方面，已有多项相关计算机辅助技术成果。2020 年，首个使用视频图像实时评估食管癌浸润深度的 AI 系统问世，相较于以往基于静态图像的研究，视频图像能更真实地反映临床实际情况。该系统在内镜检查中具有潜在的应用价值，尤其是在提高诊断准确性和减少对专家经验的依赖方面潜力巨大。

在预测早期胃癌浸润深度方面，AI 也展现出强大的潜力。2012 年，首个将计算机辅助模式识别应用于内镜图像以诊断胃癌侵袭深度的研究发布。研究表明，计算机辅助诊断系统在内镜图像上诊断胃癌壁内侵袭深度是可行的，尤其是在早期肿瘤（T1a 和 T1b）中表现较好，该系统可能减轻患者的经济和身体负担，并有助于医学的标准化和全球化。而日本团队研发的高质量人工智能系统，可以使用来自不同角度、距离的多幅图像的训练数据集来预测胃癌的侵袭深度，从而实现高度准确的人工智能浸润深度诊断。值得注意的是，不同团队开发的 AI 模型在性能上存在显著差异。例如，日本 Nagao 团队的胃癌浸润深度模型准确率达 94.3%，较美国 Kubota 团队早期研究的 64.7% 提升近 30%，这种差异可能与训练数据的规模和质量有关。

3. 淋巴结转移风险预测　当前计算机辅助诊断技术已经能够辅助预测胃癌、结直肠癌等消化道肿瘤的淋巴结转移风险。传统方法预测淋巴结转移的准确性有限，而 ML 技术在医学领域已广泛用于提高预测准确性。现有研究开发的基于 ML 的针对早期胃癌的预测模型，能够更精准地识别低风险患者，从而减少不必要的手术，同时将遗漏淋巴结转移的风险最小化。针对 T1 期（黏膜下浸润性）、T2 期（侵入肠壁的肌层但尚未侵犯到浆膜层或肠周组织）

结直肠癌，也能通过 AI 系统实现淋巴结转移风险预测。

4. 治愈性切除概率估算 XGBoost 模型整合病灶形态特征（大小、溃疡、位置），构建了能够准确预测早期胃癌治愈性切除的 ML 模型。该模型提高了 ESD 前根治性切除预测的准确性，有助于在临床实践中更精确地筛选 ESD 的适应证。研究通过可解释的人工智能分析指出，病变大小是影响治愈性切除的关键因素，尤其是小于 1cm 的病变治愈性切除概率最高。

四、计算机辅助技术在 ESD 治疗中的应用

（一）病变边界描记

在 ESD 手术中，人工智能精确勾勒病变边界有助于术者更精确地切除肿瘤，减少对周围健康组织的损伤，同时提高手术效率，减轻医生的工作负担。当前，基于 CNN 的图像识别模型已经在病变边界的检测中展现出显著优势。

2018 年，已有团队开发计算机辅助诊断（CADx）系统来帮助内镜医师识别和描绘早期胃癌。中国团队研发出 ENDOANGEL 系统，可用于在染色内镜（CE）和白光内镜（WLE）下描绘早期胃癌的切除边缘，帮助内镜医师在 ESD 过程中确定切除范围，提高内镜下治愈性切除的比率，降低肿瘤残留和复发的风险。2022 年，复旦大学中山医院团队开发了形状感知关系网络（shape-aware relation network，SAR-Net）。这是一种新型网络架构，用于在 ESD 中实现实时、准确的标记点检测，以提高手术的精确性和安全性，促进 ESD 手术中的精准病变切除。

人工智能临床决策支持系统（artificial intelligence clinical decision support solution，AI-CDSS）用于在 ESD 期间实时检测和描绘血管、组织结构和仪器，有助于提高手术的安全性、速度，并减少术中或术后出血和穿孔等不良事件。

（二）术后凝固处理

术中出血是 ESD 治疗过程中常见的并发症，其发生率因手术部位而异，在胃和十二指肠 ESD 中较高，在食管和结直肠 ESD 中相对较低，AI 通过血流动力学建模与实时影像分析，显著降低了出血风险。计算机辅助系统可预测并分层 ESD 后出血（post-ESD bleeding，PEB）风险。ESD 后凝固处理（post-ESD coagulation，PEC）可均匀烧灼 ESD 后溃疡中所有非出血可见血管（nonbleeding visible vessel，NBVV），减少迟发性出血。现有内镜治疗辅助人工智能系统，可以集成到内镜中，实时检测需要 PEC 的血管并提醒医师进行灼烧，以改善患者预后。

（三）机器人辅助技术

机器人辅助技术在 ESD 手术中的应用取得了显著进展。在 ESD 手术过程中，机器人能够在辅助牵引、整体切除等关键环节发挥重要作用。通过精准的操作，它有效缩短了手术时间，降低了穿孔率，极大地提高了手术的精准度和安全性，尤其在处理复杂位置的 ESD 手术时优势尽显。随着技术的持续进步与革新，机器人辅助 ESD 手术有望成为未来内镜手术的重要发展方向，为患者提供更为安全、高效的治疗选择，推动内镜手术领域向更高水平迈进。

　　如图 10-3、图 10-4，目前计算机辅助系统已经投入了临床治疗使用，它能够准确定位微小病变，协助内镜医师更好地切除病变。

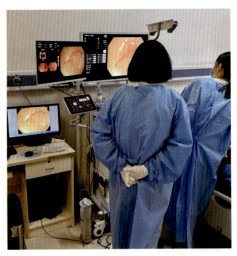

图 10-3　计算机辅助诊断系统辅助结肠微小病变的切除
内镜医师正在计算机协助下对结肠微小病变进行准确切除

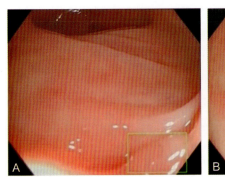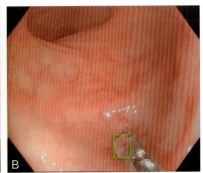

图 10-4　计算机辅助下进行结肠病变切除
A. AI 发现微小病变；B. 计算机辅助引导下切除病变

五、术后 AI 辅助评估的创新应用

（一）病理诊断

　　在病理诊断领域，计算机辅助技术同样发挥着重要作用。它能够协助制作高质量的黏膜恢复图和 ESD 标本的地形图，这些可视化工具不仅大幅提高了病理诊断的准确性，还显著缩短了诊断所需的时间。通过整合多源数据，该技术为病理医师提供了更为全面、直观的诊断依据，有力地推动了更快速、精准的病理诊断的实现。

　　构建 ESD 标本与病理图像之间的映射关系（即黏膜恢复图）是一个耗时且烦琐的过程，需要内镜医师和病理学家的合作。我国研究团队于 2022 年开发的"Pathology Helper"软件工具，用于辅助构建早期胃癌 ESD 术后的黏膜恢复图，有望提高早期胃癌的检测率。同年研发的 AI 辅助地形图绘制系统能够快速、准确地完成 ESD 标本的地形图绘制，显著提高了病理学家的工作效率。

（二）并发症风险预测

ESD 手术虽然在治疗早期胃癌和其他消化道病变方面具有显著优势，但手术过程中仍可能伴随多种并发症。以食管 ESD 手术为例，术中穿孔、术后狭窄和出血等并发症较为常见，这些并发症对患者的恢复及治疗效果会产生重要影响。近年来，基于深度学习的预测模型通过整合临床数据、内镜图像特征及病理参数等多方面信息，显著提高了并发症风险的早期识别能力。其中，术后狭窄是最为常见的并发症之一，利用 AI 进行自动 ESD 技术难度识别，能够帮助医师采取相应措施降低并发症发生的概率。

六、教学与评价

（一）手术培训

在现代医学教育体系中，手术培训是培养合格外科医师的重要环节。然而，传统的培训方式主要依赖于在真实患者身上进行操作，这种方式不仅存在较高的医疗风险，还受到患者数量、手术机会等多种因素的限制。随着科技的飞速发展，虚拟内镜手术培训系统应运而生，为新手医师提供了一个安全、可重复且高效的学习平台。

虚拟内镜手术培训系统通过几何模型重建、位置动力学算法、软组织切割算法等一系列关键技术，能够逼真地模拟手术过程中的形变、切割、穿刺等操作，并通过 GPU 加速确保系统具备良好的实时性。该系统由软件和硬件两部分组成，软件部分集成了多种算法并设计了友好的用户界面，硬件部分则包括主计算机和人机交互设备，能够为使用者提供触觉和视觉上的沉浸感。通过使用该系统，能够规范内镜手术培训流程，降低培训成本和时间，同时，新手医师可以通过重复训练和手术预演，不断提高手术操作技能，进而提高实际手术的成功率，减少对患者可能造成的伤害，降低医疗风险。

（二）手术工作流程识别

人工智能可以对手术流程进行识别与分类，其中 AI-Endo 是一种基于深度学习的人工智能系统，通过构建数据集、ESD 工作流程的注释协议以及模型开发与验证，实现实时识别 ESD 中的手术流程阶段，并通过动物实验验证了其临床应用潜力。

（三）教学和专业技能评估

在医学教育中，教学和专业技能评估是确保医师具备足够临床能力的重要环节。传统的评估方式主要依赖于主观评价和书面考试，存在一定的主观性和局限性。随着计算机技术的发展，基于计算机的内镜模拟系统逐渐成为评估医师技能的重要工具。多项研究表明，基于计算机的内镜模拟能够有效区分不同技能水平的临床医师，并清晰显示临床医师技能是否有所提高，尤其在培训的早期阶段，其作用格外显著。例如，由美国胃肠内镜外科医师学会（SAGES）领导开发的内镜手术基础（fundamentals of endoscopic surgery，FES）训练项目，能够客观地教授和评估进行基本内镜手术所需的知识和技能。此外，美国开发的力反馈系统（ForceSense），建立了机器人辅助手术中基于力的组织处理技能评估的结构效度。这是首次对机器人手术训练中基于力的客观评估进行分析和报告，研究结果对于优化机器人手术训练课程、提高手术技能和降低手术风险具有重要意义。通过这些基于计算机的评估工具,能够更准确地评估医师的专业技能水平,为医学教育和培训提供有力的支持,促进医师专业能力的提升。

七、综合应用与发展

随着现代技术的飞速进步,消化道肿瘤的诊疗系统正经历着革命性的变革,而 AI 在这一过程中扮演了至关重要的角色。AI 技术与多学科的深度融合,正在极大地推动消化道肿瘤的早期诊断与精准治疗,为患者提供更高效、更个性化的诊疗方案。研究表明,AI 与拉曼光谱技术结合为光学诊断提供了一种实时、客观的诊断工具,有望提高胃癌及其癌前病变的诊断效率和准确性,从而改善患者的治疗效果和生活质量。

此外,AI 与分子标志物的联合应用也为消化道肿瘤的诊断和治疗带来了新的突破。AI 与分子标志物(如 miR148a DNA 甲基化)的联合应用,为胃不定型异型增生(GIN)的诊断和治疗提供了一种极具潜力的新途径,而且分子生物学和 AI 的持续进展有望推动新的标志物的发现,这些标志物与光学诊断互为补充,并有助于得到最佳病理诊断结果。

在肿瘤类型的鉴别诊断方面,AI 与内镜超声技术的结合也展现出显著的优势。内镜超声技术能够提供影像信息,而 AI 则能够通过对这些影像数据的深度学习,实现对胃肠道间质瘤(GIST)与其他间充质肿瘤的区分,提高了诊断的准确性,并为个性化治疗方案的制订提供了重要参考。

AI 技术在消化道肿瘤诊疗中的综合应用,不仅为医学领域带来了新的技术突破,也为患者带来了新的希望。未来,随着 AI 技术的不断进步和多学科融合的深入,消化道肿瘤的诊疗将朝着更加精准化、智能化的方向发展。AI 有望在肿瘤筛查、早期诊断、治疗规划及疗效评估等各个环节发挥更大的作用,为患者提供更高效、更安全的诊疗服务。同时,AI 技术的普及也将推动医疗资源的优化配置,使更多患者能够享受到高质量的医疗服务。

八、挑战与限制

尽管 AI 在医疗领域展现出极为广阔的应用前景,但其临床采用和实施仍面临着诸多严峻挑战。法规和临床试验的严格要求、临床应用的限制性、数据隐私和伦理问题、过拟合及模型解释性等问题,都是当前 AI 技术在医疗领域应用中亟待解决的关键难题。这些问题不仅严重影响 AI 技术的推广和应用,还可能对患者的治疗效果和安全性产生负面影响。因此,未来的研究和开发需要在这些领域投入更多的精力,以确保 AI 技术能够在医疗领域安全、有效地应用,最终实现改善患者治疗效果和生活质量的目标。

(一)法规与临床试验

目前,尽管人工智能(AI)在医疗领域的应用前景广阔,但其临床采用和实施仍面临诸多挑战。一个关键问题在于,目前还没有关于新兴和现有 AI 应用的标准、指标和评估方法的系统来帮助其临床采用和实施。这意味着,尽管许多 AI 系统在实验室环境中表现出色,但它们在实际临床环境中的应用仍需经过严格的临床试验和监管审批,以确保其安全性和有效性。这些严格的评估流程不仅耗时耗力,还增加了 AI 技术从实验室到临床的转化难度。

（二）临床应用的限制性

目前的计算机辅助模型常是基于研究的，且数据来源相对单一，又由于不同患者的状况具有独特性，这些模型是否能有效地应用于不同的人群和治疗环境还有待证明。因此，如何确保 AI 模型的普适性和适应性，使其能够在多样化的临床环境中发挥作用，是当前研究和应用中亟待解决的问题。

（三）数据隐私与伦理问题

AI 技术的应用涉及大量患者数据的收集和处理，不可避免地引发了数据隐私和伦理问题，而当前的隐私保护措施仍不足以应对患者数据的保护需求。此外，人工智能应用对医患关系的影响仍然是未知的，因而仍需建立与 AI 模型开发相关的伦理原则。这不仅影响患者对 AI 技术的信任，也可能阻碍 AI 在医疗领域的广泛应用。

（四）过拟合问题

随着算法在有限的数据集上变得更加准确，其预测不能很好地推广到新的数据集，就会发生过拟合。虽然现有模型的开发中使用了几种方法减少过拟合，但该问题仍未得到解决。过拟合不仅降低了模型的泛化能力，还可能导致在实际应用中的误诊和漏诊，从而影响患者的治疗效果和安全性。

（五）模型解释性问题

许多 AI 模型，尤其是 DL 模型通常具有"黑箱"特性，其解释性有限，需要进一步的研究来提高模型的透明度和可解释性。只有更好地解决这个问题，临床医师才能更好地理解和信任 AI 模型的建议，从而更有效地将其应用于临床实践。

九、总结与展望

近年来，计算机辅助技术和人工智能在医学领域，特别是内镜黏膜下剥离术（ESD）中的应用取得了显著进展，主要集中于辅助检测、诊断与治疗及教学与培训等方面。AI 在消化道肿瘤的诊断和治疗中展现出巨大潜力，能够显著提高病变检测的精准度、实现高效的疾病分类及提供强有力的实时决策支持。计算机辅助诊断系统通过有机结合机器学习和深度学习技术，能够高效处理医学影像数据，快速且准确地识别病变区域，为医师提供可靠的诊断支持。AI 技术在 ESD 中的应用涵盖病变边界描记、术后电凝固处理、机器人辅助技术及并发症风险预测等方面，显著提高了手术的精准度和安全性。此外，AI 还在手术培训、工作流程识别和专业技能评估中发挥了重要作用，有力推动了医学教育的规范化和高效化。

尽管 AI 在医疗领域的应用前景广阔，但仍面临法规、临床试验、数据隐私、模型解释性等诸多挑战，未来的研究和开发需要在这些领域投入更多的精力，以确保 AI 技术能够在医疗领域安全、有效地应用，最终实现改善患者治疗效果和生活质量的目标。随着技术的不断进步和多学科融合的深入，在未来，AI 有望在消化道肿瘤的诊疗中发挥更大的作用，为患者提供更精准、个性化的医疗服务，为医学领域带来更多的创新与突破。

（于　森　崔希威）

参 考 文 献

罗衡荣 . 2015. 基于胃镜图像的食管早癌病灶计算机辅助诊断方法研究 [D]. 成都 : 电子科技大学 .

孙同晶 . 2005. 电子内镜医学影像系统的设计与实现 [D]. 哈尔滨 : 哈尔滨工程大学 .

ABDELRAHIM M, SAIKO M, MAEDA N, et al., 2023. Development and validation of artificial neural networks model for detection of Barrett's neoplasia:a multicenter pragmatic nonrandomized trial(with video) [J]. Gastrointest Endosc, 97(3):422-434.

AHMAD OF, SOARES AS, MAZOMENOS E, et al., 2019. Artificial intelligence and computer-aided diagnosis in colonoscopy:current evidence and future directions[J]. Lancet Gastroenterol & Hepatology, 4(1):71-80.

AKBARI A, ADABI M, MASOODI M, et al., 2024. Artificial intelligence:clinical applications and future advancement in gastrointestinal cancers[J]. Fronti Artif Intell, 7:1446693.

AN P, YANG D, WANG J, et al., 2020. A deep learning method for delineating early gastric cancer resection margin under chromoendoscopy and white light endoscopy[J]. Gastric Cancer, 23(5):884-892.

BANG C S, AHN J Y, KIM J H, et al., 2021. Establishing machine learning models to predict curative resection in early gastric cancer with undifferentiated histology:Development and usability study[J]. J Med Internet Res, 23(4):e25053.

BYRNE MF, SHAHIDI N, REX DK, 2017. Will computer-aided detection and diagnosis revolutionize colonoscopy?[J]. Gastroenterology, 153(6):1460-1464.e1.

CAO J, YIP HC, CHEN Y, et al., 2023. Intelligent surgical workflow recognition for endoscopic submucosal dissection with real-time animal study[J]. Nat Commun, 14(1):6676.

CHEN TH, KUO CF, LEE C, et al., 2024. Artificial intelligence model for a distinction between early-stage gastric cancer invasive depth T1a and T1b[J]. J Cancer, 15(10):3085-3094.

DE GROOF AJ, STRUYVENBERG MR, VAN DER PUTTEN J, et al., 2020. Deep-learning system detects neoplasia in patients with Barrett's esophagus with higher accuracy than endoscopists in a multistep training and validation study with benchmarking[J]. Gastroenterology, 158(4):915-929.e4.

EBIGBO A, MENDEL R, SCHEPPACH MW, et al., 2022. Vessel and tissue recognition during third-space endoscopy using a deep learning algorithm[J]. Gut, 71(12):2388-2390.

ENGLAND J R, CHENG P M, 2019. Artificial intelligence for medical image analysis:A guide for authors and reviewers[J]. Am J Roentgenol, 212(3):513-519.

FITZGERALD TN, DUFFY AJ, BELL RL, et al., 2008. Computer-Based endoscopy simulation:Emerging roles in teaching and professional skills assessment[J]. J Surg Educ, 65(3):229-235.

FUJINAMI H, KURAISHI S, TERAMOTO A, et al., 2024. Development of a novel endoscopic hemostasis-assisted navigation AI system in the standardization of post-ESDcoagulation[J]. Endosc Int Open, 12(4):E520-E525.

FURUBE T, TAKEUCHI M, KAWAKUBO H, et al., 2023. The relationship between the esophageal endoscopic submucosal dissection technical difficulty and its intraoperative process[J]. Esophagus, 20(2):264-271.

FURUBE T, TAKEUCHI M, KAWAKUBO H, et al., 2024. Automated artificial intelligence-based phase-recognition system for esophageal endoscopic submucosal dissection(with video)[J]. Gastrointest Endosc, 99(5):830-838.

GONG E J, BANG CS, LEE JJ, et al., 2023. Deep learning-based clinical decision support system for gastric neoplasms in real-time endoscopy:development and validation study[J]. Endoscopy, 55(8):701-708.

HO K Y, 2022. Beyond images:emerging role of raman spectroscopy-based artificial intelligence in diagnosis of gastric neoplasia[J]. Chin J Cancer Res, 34(5): 539-542.

ICHIMASA K, NAKAHARA K, KUDO SE, et al., 2022. Novel "resect and analysis" approach for T2 colorectal cancer with use of artificial intelligence[J]. Gastrointest Endosc, 96(4):665-672.e1.

ICHIMASA K, KUDO SE, MISAWA M, et al., 2024. Accuracy goals in predicting preoperative lymph node metastasis for T1 colorectal cancer resected endoscopically[J]. Gut Liver, 18(5):803-806.

ICHIMASA K, KUDO SE, MISAWA M, et al., 2024. Role of the artificial intelligence in the management of T1 colorectal cancer[J]. Dig Liver Dis, 56(7):1144-1147.

IWAI T, KIDA M, OKUWAKI K, et al., 2024. Deep learning analysis for differential diagnosis and risk classification of gastrointestinal tumors[J]. Scand J Gastroenterol, 59(8):925-932.

JI R, YANG J L, YANG X X, et al., 2022. Simplified robot-assisted endoscopic submucosal dissection for esophageal and gastric lesions: a randomized controlled porcine study(with videos)[J]. Gastrointest Endosc, 96(1):140-147.

KANESAKA T, LEE TC, UEDO N, et al., 2018. Computer-aided diagnosis for identifying and delineating early gastric cancers in magnifying narrow-band imaging[J]. Gastrointest Endosc, 87(5):1339-1344.

KATO M, HAYASHI Y, UEMA R, et al., 2024. A machine learning model for predicting the lymph node metastasis of early gastric cancer not meeting the endoscopic curability criteria[J]. Gastric Cancer, 27(5):1069-1077.

KIM HJ, GONG EJ, BANG CS, 2023. Application of machine learning based on structured medical data in gastroenterology[J]. Biomimetics, 8(7):512.

KIM SH, KIM BG, CHOI HS, et al., 2021. Endoscopic submucosal dissection using a detachable assistant robot:A comparative in vivo feasibility study(with video)[J]. Surg Endosc, 35(10):5836-5841.

KIM SH, KWON T, CHOI HS, et al., 2024. Robot-assisted gastric endoscopic submucosal dissection significantly improves procedure time at challenging dissection locations[J]. Surg Endosc, 38(4):2280-2287.

KOMINAMI Y, YOSHIDA S, TANAKA S, et al., 2016. Computer-aided diagnosis of colorectal polyp histology by using a real-time image recognition system and narrow-band imaging magnifying colonoscopy[J]. Gastrointest Endosc, 83(3):643-649.

KUAI Y, PENG J, JIN J, et al., 2024. Endoscopic submucosal dissection-assistance robot:A miniature surgical manipulator for endoscopic submucosal dissection[J]. Endoscopy, 56(S 1):E67-E68.

KUBOTA K, KURODA J, YOSHIDA M, et al., 2012. Medical image analysis:computer-aided diagnosis of gastric cancer invasion on endoscopic images[J]. Surg Endosc, 26(5):1485-1489.

LEE HL. 2019. Endoscopic submucosal dissection using endoscopic robot:Endoscopist's future destination[J]. Gut Liver, 13(4):381-382.

LING T, WU L, FU Y, et al., 2021. A deep learning-based system for identifying differentiation status and delineating the margins of early gastric cancer in magnifying narrow-band imaging endoscopy[J]. Endoscopy, 53(5):469-477.

LIU DY, GAN T, RAO NN, et al., 2019. Application of convolutional neural network in the diagnosis of the invasion depth of gastric cancer based on conventional endoscopy[J]. Gastrointest Endosc, 89(4):806-815.e1.

LIU Y, WEN H, WANG Q, et al., 2023. Research trends in endoscopic applications in early gastric cancer:a bibliometric analysis of studies published from 2012 to 2022[J]. Front Oncol, 13:1124498.

LUI TKL, 2024. A novel artificial intelligence-assisted gastric dysplasia detection model to streamline its removal via endoscopic submucosal dissection[J]. Gastrointest Endosc, 100(1):144-145.

LUO H, XU G, LI C, et al., 2019. Real-time artificial intelligence for detection of upper gastrointestinal cancer by endoscopy:a multicentre, case-control, diagnostic study[J]. Lancet Oncol, 20(12):1645-1654.

LUO X, WANG J, HAN Z, et al., 2021. Artificial intelligence-enhanced white-light colonoscopy with attention guidance predicts colorectal cancer invasion depth[J]. Gastrointest Endosc, 94(3):627-638.e1.

MARTINEZ M, BARTEL MJ, CHUA T, et al., 2024. The 2023 top 10 list of endoscopy topics in medical publishing:an annual review by the American Society for Gastrointestinal Endoscopy Editorial Board[J]. Gastrointest Endosc, 100(3):537-548.

MIYAKI R, YOSHIDA S, TANAKA S, et al., 2013. Quantitative identification of mucosal gastric cancer under magnifying endoscopy with flexible spectral imaging color enhancement[J]. J Gastroenterol Hepatol, 28(5):841-847.

MOHAN A, ASGHAR Z, ABID R, et al., 2023. Revolutionizing healthcare by use of artificial intelligence in esophageal carcinoma - a narrative review[J]. Ann Med Surg(2012), 85(10):4920-4927.

MULKI R, QAYED E, YANG D, et al., 2023. The 2022 top 10 list of endoscopy topics in medical publishing:An annual review by the American society for gastrointestinal endoscopy editorial board[J]. Gastrointest Endosc, 98(6):1009-1016.

NA JE, LEE YC, KIM TJ, et al., 2022. Utility of a deep learning model and a clinical model for predicting bleeding after endoscopic submucosal dissection in patients with early gastric cancer[J]. World J Gastroenterol, 28(24):2721-2732.

NAGAO S, TSUJI Y, SAKAGUCHI Y, et al., 2022. Highly accurate artificial intelligence systems to predict the invasion depth of gastric cancer:efficacy of conventional white-light imaging, nonmagnifying narrow-band imaging, and indigo-carmine dye contrast imaging[J]. DEN Open, 2(1):866-873.e1.

PATERAS IS, IGEA A, NIKAS IP, et al., 2024. Diagnostic challenges during inflammation and cancer:current biomarkers and future perspectives in navigating through the minefield of reactive versus dysplastic and cancerous lesions in the digestive system[J]. Intl J Mol Sci, 25(2):1251.

RAHIMI AM, HARDON SF, WILLUTH E, et al., 2023. Force-based assessment of tissue handling skills in simulation training for robot-assisted surgery[J]. Surg Endosc, 37(6):4414-4420.

REY JF, 2024. As how artificial intelligence is revolutionizing endoscopy[J]. Clin Endosc, 57(3):302-308.

SHIMAMOTO Y, ISHIHARA R, KATO Y, et al., 2020. Real-time assessment of video images for esophageal squamous cell carcinoma invasion depth using artificial intelligence[J]. J Gastroenterol, 55(11):1037-1045.

SI S, SHOU L, GAO Q, et al., 2024. Worldwide productivity and research trend of publications concerning intestinal polyps:A bibliometric study[J]. Medicine, 103(2):e36507.

TAKADA K, YOSHIDA M, 2023. Simple add-on robotic traction device to the conventional endoscope:Will it be an efficient and safe tool for novice training on endoscopic submucosal dissection?[J]. Dig Endosc, 35(3):352-353.

TAKIZAWA K, ODA I, GOTODA T, et al., 2008. Routine coagulation of visible vessels may prevent delayed bleeding after endoscopic submucosal dissection - An analysis of risk factors[J]. Endoscopy, 40(03):179-183.

TOKAI Y, YOSHIO T, AOYAMA K, et al., 2020. Application of artificial intelligence using convolutional neural networks in determining the invasion depth of esophageal squamous cell carcinoma[J]. Esophagus, 17(3):250-256.

VAN DER SOMMEN F, CURVERS WL, NAGENGAST WB, 2018. Novel developments in endoscopic mucosal imaging[J]. Gastroenterology, 154(7):1876-1886.

VASSILIOU MC, DUNKIN BJ, MARKS JM, et al., 2010. FLS and FES:Comprehensive models of training and assessment[J]. Surg Clini North Am, 90(3):535-558.

WANG J, JIN Y, CAI S, et al., 2022. Real-time landmark detection for precise endoscopic submucosal dissection via shape-aware relation network[J]. Med Image Anal, 75:102291.

WATANABE Y, OIKAWA R, AGAWA S, et al., 2022. Combination of artificial intelligence-based endoscopy and miR148a methylation for gastric indefinite dysplasia diagnosis[J]. J Clin Lab Anal, 36(1):e24122.

WU L, ZHANG J, ZHOU W, et al., 2019. Randomised controlled trial of WISENSE, a real-time quality improving system for monitoring blind spots during esophagogastroduodenoscopy[J]. Gut, 68(12):2161-2169.

XIAO Y, SONG Z, ZOU S, et al., 2022. Artificial intelligence assisted topographic mapping system for endoscopic submucosal dissection specimens[J]. Front Med, 9:822731.

YANG T, MARTINEZ-USEROS J, LIU J, et al., 2022. A retrospective analysis based on multiple machine learning models to predict lymph node metastasis in early gastric cancer[J]. Front Oncol, 12:1023110.

YANG YJ, BANG CS, 2019. Application of artificial intelligence in gastroenterology[J]. World J Gastroenterol, 25(14):1666-1683.

YUAN X, GUO L, LIU W, et al., 2022. Artificial intelligence for detecting superficial esophageal squamous cell carcinoma under multiple endoscopic imaging modalities:A multicenter study[J]. J Gastroenterol Hepatol, 37(1):169-178.

ZHAO Y, WANG H, FAN Y, et al., 2022. A mucosal recovery software tool for endoscopic submucosal dissection in early gastric cancer[J]. Front Med, 9:1001383.

第十一章
内镜黏膜下剥离术操作技巧的总结与展望

内镜黏膜下剥离术的操作技巧需要经过系统培训及不断实践和总结才能持续提升，不能急于求成，ESD技术是一个循序渐进、不断提高的过程，想成为一个ESD手术的高手，需要我们不断总结经验、不断开动脑筋，这是一个系统性工程。

一、术前准备与评估

（1）严格筛选适应证：早期消化道癌（T1a期或部分T1b期无淋巴结转移）、巨大平坦息肉（≥2cm）、黏膜下肿瘤（如间质瘤）是适应证。新手注意相对禁忌证：抬举征阴性、严重心肺功能不全、凝血功能障碍等。

（2）完善术前检查与合理围手术期用药。完善血常规、凝血功能、心电图，术前科学停用抗凝/抗血小板药物。

（3）术前禁食12h，禁水2h，酌情使用祛泡剂（如西甲硅油）或解痉药（山莨菪碱）。

二、黏膜下注射与标记

（一）注射液配制
（1）使用维持性好的混合溶液：例如甘油果糖/透明质酸钠＋肾上腺素＋少量靛胭脂（便于观察注射范围），可以降低手术难度，提高剥离速度。

（2）注射目标：形成稳定的黏膜下液体垫，充分分离黏膜层与固有肌层。

（二）标记与预切开
1. 标记方法　使用高频电刀，在病灶边缘外5mm处标记。

2. 预切开科学设计　①食管：C形切开（保留黏膜桥维持视野稳定）；②胃/结直肠：环形或半月形切开，避免损伤深层组织。

三、黏膜切开与剥离技术

（一）黏膜切开
1. 器械选择　针形电刀（精准切开）或Dual刀（兼顾切割与止血）。

2. 操作要点　沿标记点外缘逐层切开黏膜层、黏膜肌层及黏膜下层，避免过深导致穿孔。

（二）黏膜下剥离

1. 分层剥离策略

（1）胃：在黏膜下层无血管区剥离，保持固有肌层完整。

（2）食管：沿黏膜下层疏松组织分离，避免穿透外膜。

（3）结直肠：利用透明帽辅助暴露，避免肠壁过度牵拉。

2. 器械灵活应用

（1）钩形电刀（Hook 刀）：适合拉式切割纤维条索。

（2）IT 刀：适用于大面积平面剥离。

（3）海博刀（Hybrid Knife）：整合注水功能，减少反复注射。

（三）充分利用牵引技术优化视野

1. 钛夹挂线法　钛夹联合尼龙线牵拉病灶，暴露剥离界面（尤其适用于食管、胃底、胃角等区域）。

2. 双人操作法　助手辅助调整牵引角度，维持术野稳定。

四、术中出血与穿孔处理

（一）出血预防与处理

1. 预防性止血　对裸露血管预凝（软凝固模式，功率 $30 \sim 40W$）。

2. 活动性出血

（1）小血管：热活检钳或电凝止血。

（2）大血管：钛夹夹闭或止血夹联合电凝。

3. 冲洗技巧　冰盐水＋肾上腺素局部喷洒，收缩血管并清晰视野。

（二）穿孔处理

1. 术中识别　黏膜下脂肪组织暴露或气腹征象（膈下游离气体）。

2. 紧急措施　钛夹夹闭穿孔处，胃肠减压，禁食并应用抗生素。

五、术后创面管理与并发症预防

（一）创面闭合

1. 适应证　深肌层损伤、溃疡面积大者，尤其是大肠病变。

2. 常用方法　钛夹对缝或尼龙绳荷包缝合。

（二）并发症预防

1. 迟发性出血　术后质子泵抑制剂（PPI）静脉滴注，监测血红蛋白。

2. 狭窄形成（食管多见）　术后早期球囊扩张或糖皮质激素局部注射。

六、不同部位 ESD 技术难点与应对关键技巧

（一）食管 ESD 的特殊挑战

管腔狭窄与视野限制　采用 C 形切开结合钛夹挂线牵引，利用重力优化剥离方向，减少液体干扰。CO_2 注气减少纵隔气肿风险。

（二）胃 ESD 的血管管理

大血管处理　胃中上部血管丰富，需在固有肌层上方少血管层剥离，避免横向切割血管网。大弯侧采用"推土机式"剥离。

（三）结直肠 ESD 的解剖复杂性

肠壁薄且弯曲　需调整 CO_2 气泵压力，结合透明帽辅助暴露术野，避免过度充气导致穿孔。

七、操作核心原则

（一）"三慢一快"原则

（1）术前评估慢（认真选择，充分掌握适应证，确定病变范围）。

（2）黏膜注射慢（在合适的黏膜下层中，隆起程度合适，利于切开剥离）。

（3）创面处理慢（仔细观察创面，避免残留，对穿孔或者薄弱处夹闭）。

（4）术中止血快（通过冲洗，快速识别出血点，精准钳夹后电凝止血）。

（二）"直视下剥离"原则

始终确保剥离界面在清晰视野内，避免盲目切割。

（三）"解剖导向"原则

根据消化道各层解剖结构选择剥离平面。

八、ESD 未来展望

（一）技术创新与器械改良

新型电刀与牵引装置：开发更灵活、安全的器械（如可旋转电刀或磁性牵引装置），减少操作难度，可以大大提升 ESD 手术切除效率。

（二）AI 与影像增强技术

结合人工智能实时识别病变边界，优化染色和标记精度（如 NBI 或靛胭脂染色）。计算机辅助技术在 ESD 治疗中的应用具有广阔前景，在 ESD 中，人工智能精确勾勒病变边界有助于术者更精确地切除肿瘤，人工智能图像识别模型已经在病变边界的检测中展现出显著优势，精准辅助病变边界标记。计算机辅助系统可预测并分层 ESD 后出血风险，通过人工智能引导可以精准对 ESD 创面进行电凝处理，可均匀烧灼 ESD 后溃疡中所有非出血可见血管，减少迟发性出血。

（三）适应证扩展与精准治疗

1.随着高级切除技术的进步，早期癌的 ESD 适应证可适当放宽、扩大应用　随着超声内镜和病理评估的进步，ESD 与其他技术联合，例如与腹腔镜联合，有望覆盖更多消化道早癌甚至部分进展期癌症及黏膜下肿瘤（如类癌、间质瘤）。

2.联合治疗模式　与免疫治疗或靶向治疗结合，降低复发率并提升远期疗效。

（四）建立规范化培训与多学科协作

1.标准化培训体系　建立分阶段培训（如模拟器训练、动物实验、临床带教），缩短学习曲线。

2. MDT（多学科团队）协作　联合病理科、外科和影像科，优化术前评估与术后管理。

（五）经济性与可及性提升

1. 医保覆盖与成本控制　随着 ESD 纳入医保（如中国部分地区），更多患者可受益于微创治疗。

2. 基层医院推广　通过远程会诊和专家下沉，推动技术普及至资源有限地区。

九、结论与展望

ESD 作为早期消化道肿瘤的根治性手段，凭借其微创、保留器官功能等优势，已成为内镜治疗的金标准。未来通过技术创新、规范化和多学科协作，不断研发新器械、新方法，尤其是随着计算机辅助技术、人工智能的飞速进步，ESD 应用范围将进一步扩大，为更多患者提供更加高效、安全的治疗选择。

（张学彦　崔希威）

参 考 文 献

大圃 研，港 洋平，2019. 大圃流 ESD 手术技巧 [M].林香春，译．沈阳：辽宁科学技术出版社．

王贵齐，2019. 消化道早癌内镜黏膜下剥离术 [M].北京：人民卫生出版社．

中华医学会消化内镜学分会，2024. 中国早期胃癌内镜诊治共识 (2023, 太原)[J]. 中华消化内镜杂志，41(6):421-442.